Helmut Reichardt

DAS IST
SCHONGYMNASTIK

DAS IST SCHONGYMNASTIK

Helmut Reichardt

Der gesunde Weg
zu Beweglichkeit
und Wohlbefinden

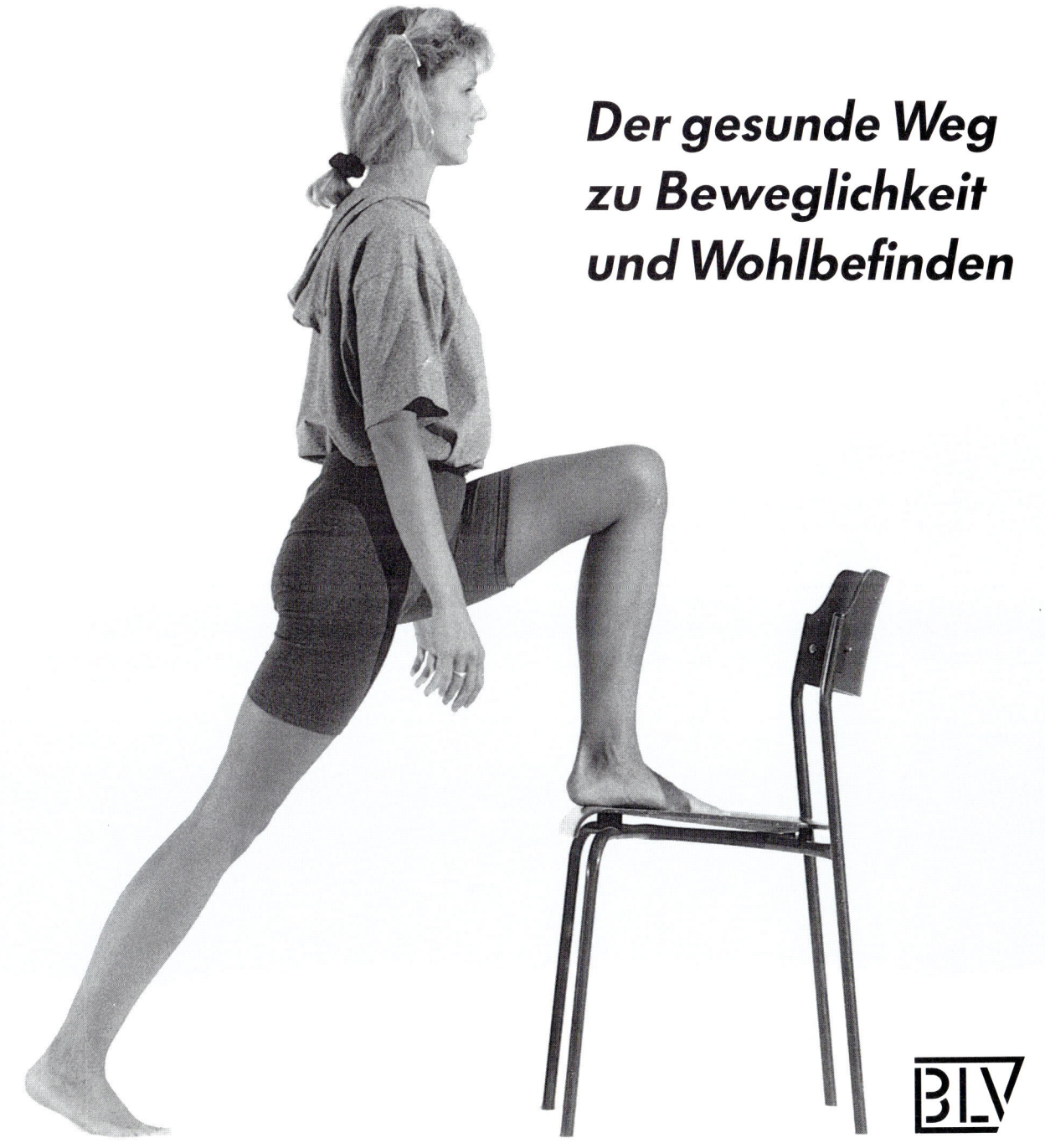

BLV

Die Deutsche Bibliothek -
CIP-Einheitsaufnahme

Das ist **Schongymnastik,**
der gesunde Weg zu Beweglichkeit
und Wohlbefinden/
Helmut Reichardt. [Alle Fotos Sigi Reichardt].
München; Wien; Zürich: BLV, 1993
 ISBN 3-405-14388-8
NE: Reichardt, Helmut; Reichardt, Sigi

Helmut Reichardt, geb. 1953 in Augs-
burg. Nach dem Abitur bis 1977 Studium
an der TH Darmstadt (Lehramt am Gym-
nasium). Nach der Ausbildung zum Krankengymnasten Wiederaufnahme des
Studiums an der Universität Tübingen,
gleichzeitig Ausbildung zum Sportphysiotherapeuten. 1985 Magisterexamen in
den Fächern Sportpädagogik und Sport-
biologie. Bis 1989 wissenschaftlicher Mit-
arbeiter am Institut für Sportwissenschaft
der Universität Tübingen. Danach
freiberuflicher Fachberater im Sport- und
Gesundheitsbereich.
Seit 1981 als physiotherapeutischer Be-
treuer im Leistungssport tätig (Bundesliga
Volleyball, Nationalkader des Deutschen
Basketballbundes). Selbst aktiver Ausdau-
ersportler.

Demonstration der Übungen
Biggi Schweizer
Frank Hudec

Bildnachweis
Alle Fotos: Sigi Reichardt
Titelfoto: Sigi Reichardt
Umschlaggestaltung: F&H Werbeagentur GmbH,
München
Grafiken: Barbara von Damnitz,
Sigi Reichardt (Programmgrafiken)
Layout: Anton Walter, Gundelfingen

BLV Verlagsgesellschaft mbH
München Wien Zürich
8000 München 40

© BLV Verlagsgesellschaft mbH,
München 1993

Satz: Quark-X-Press
bei Walter-Werbegrafik, Gundelfingen
Druck: Wenschow/Franzis, München
Bindung: Conzella, Urban, Meister, München

Printed in Germany: ISBN 3-405-14388-8

Vorwort

Gymnastische Übungen sind ein Anwendungsgut der Menschen seit Jahrtausenden. In neuerer Zeit ist dieser Bereich körperlichen Betätigens (auch im erweiterten Sinne) verschiedenen Modeerscheinungen unterlegen - erinnert sei beispielsweise an die vorwiegend aus Amerika aufgekommenen »Wellen« wie Aerobics, Stretching, Bodyshaping, Callanetics -, was letztlich zu gewissen Verunsicherungen führte.

Es ist das Verdienst des Autors, Helmut Reichardt, mit dem vorliegenden Band (gestützt auch auf die überragenden Erfolge der Schongymnastik-Vorläufer im BLV-Verlag) die Entwicklung der letzten zwei bis drei Jahrzehnte in eine Richtung gelenkt zu haben, die unabhängig von Modetrends ausschließlich den Gesundheitsaspekt und das Wohlbefinden des Menschen in den Vordergrund rückt. Schongymnastik ist eine »Soft-Gymnastik«, eine gelungene Synthese der Anwendung funktional-anatomischer und physiologischer Erkennntnisse. Die in Anlehnung an die Krankengymnastik in diesem Buch dargelegten therapeutischen Übungen sprechen in idealer Weise adaptive Prozesse von Stoffwechsel-, Präventions-, Stabilisierungs- und Rehabilitationsvorgängen an und erfüllen somit einen hohen gesundheitlichen Wert: Sie trainieren den gesamten Bewegungsapparat in schonender Weise, sie erhalten und verbessern die Beweglichkeit und teilweise die Kraft, sie gleichen Alltagsbeschwerden und muskuläre Dysbalancen (Ungleichheiten) aus und wirken vorbereitend und ergänzend für nahezu alle Sportarten. Diese Übungen sind andererseits kein Ersatz für eine ärztlich verordnete Krankengymnastik - jedoch letztlich ein »weicher« Ausgleich gegen die »harten«, »verspannten« Momente des täglichen Lebens.

Mit der Schongymnastik ist dem Sportphysiotherapeuten und Sportbiologen Helmut Reichardt ein Konzept gelungen, das die Haltung und Bewegung des Menschen funktional richtig anspricht, so daß mit der Anwendung dieser einfach nachvollziehbaren Übungen auch ein körperlich-seelisches Wohlbefinden entsteht und der Handelnde mehr und mehr seinen eigenen Körper wiederentdeckt.

Das Buch ist Sportlern aller Disziplinen, Gymnastik-und Sportlehrern, Krankengymnasten und allen Gesundheitsbewußten nachdrücklich zu empfehlen.

Prof. Dr. Manfred Grosser
Lehrstuhl für Bewegungs-
und Trainingslehre
Technische Universität München

Inhalt

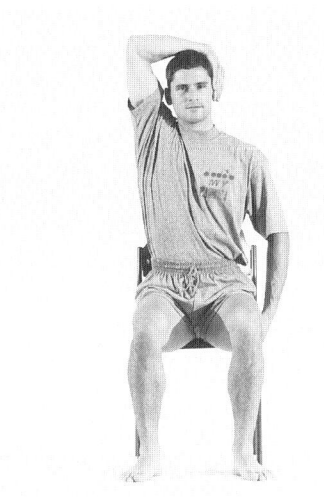

Übungszusammenstellung in Programmform 149

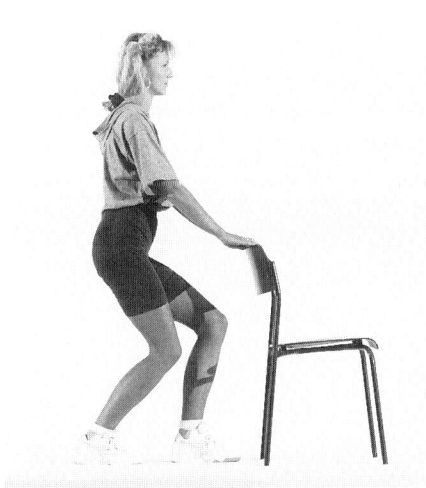

Übungsformen zur Verbesserung der Beweglichkeit 108

Einführung

In der Diskussion um eine gesundheitsbewußte Lebensführung in unserer technisierten Umwelt nehmen Begriffe wie Bewegung, Sport und aktive Freizeitgestaltung einen zentralen Stellenwert ein. Diese werden seit Jahren als die geeigneten Mittel gesehen, den auf Grund der heutigen Lebensweise einseitigen und oft auch stark verminderten Beanspruchungen unseres Bewegungsapparates zu begegnen.

Die Initiativen, Gesundheit und Wohlbefinden mit Bewegung und sportlicher Aktivität zu verbinden, halten nicht nur unvermindert an, sie sind in den letzten Jahren noch weiter ausgebaut worden. Im Zuge dieser Entwicklung haben sich neben dem Ausdauertraining auch verschiedene Gymnastikformen etabliert. Dem liegt die Erkenntnis zugrunde, daß der Bewegungsmangel und die einseitigen Alltagsbelastungen immer häufiger im Zusammenhang mit verschiedenen Funktionsstörungen des Bewegungsapparates gesehen werden. Gerade die von der Wirbelsäule ausgehenden Beschwerdebilder scheinen hier im Vordergrund zu stehen. Diesem Problemkreis wird im praktischen Teil dieses Buches, nicht zuletzt aus diesem Grund, eine verstärkte Aufmerksamkeit gewidmet.

Betrachtet man das Gymnastikangebot der verschiedenen Institutionen und Verbände etwas genauer, so fällt trotz inhaltlicher Unterschiede die eindeutig gesundheitliche Ausrichtung auf. Dabei werden in Ergänzung zu den vielfältigen Übungsformen zumeist auch Tips und Hilfen für die Arbeit und die Freizeit gegeben. Dies schließt bei einigen der Konzepte auch Hinweise für eine gesunde Ernährung und die Vermittlung von Entspannungstechniken ein. Hier wird deutlich, daß die Gymnastik nicht als isolierte Maßnahme betrachtet wird, den angesprochenen Beschwerden zu begegnen.

Die passiven Anwendungen, wie Sauna, Massage und andere Formen der physikalischen Therapie, haben nach wie vor ihren berechtigten Stellenwert, können alleine aber ebenfalls nicht die Problematik der Beschwerdebilder lösen.

Eine gesundheitsorientierte Gymnastik, ebenso wie die aktive Freizeitgestaltung stellen also nur Teilelemente einer bewußteren Lebensführung dar.

Unter diesem Verständnis ist auch das vorliegende Buch zu betrachten. Es will dazu beitragen, den Beschwerdebildern entgegenzuwirken, die durch einseitige Belastungen bedingt werden. Es soll aber vor allem dazu anleiten, mit zweckmäßigen Übungsformen den eigenen Körper etwas besser kennenzulernen.

Die vorgestellte Gymnastik kann ihre beabsichtigte Wirkung nur dann entfalten, wenn auch die Bereitschaft des einzelnen vorhanden ist, aktiv etwas für sich zu tun. Es ist keinesfalls damit getan, gelegentlich einige Übungen auszuprobieren. Erst der konsequente Umgang mit der Praxis kann zum Erfolg führen. Dabei genügt es oft schon, sich auf wenige aber gezielte Übungsformen zu konzentrieren.

Die Gymnastik in einer funktionellen und somit auch einer gesundheitlichen Ausrichtung zu betrachten, ist schon aus früheren Zeiten bekannt. Der Aspekt der Funktionalität tritt bei den neueren Formen jedoch verstärkt in den Vordergrund. Dabei werden die praktischen Anwendungsformen unter immer neuen Namensgebungen, die von Ausgleichsbis Zweckgymnastik reichen, angeboten. Ein gemeinsames Kennzeichen ist die Orientierung an der Funktionellen Anatomie und somit an den Funktionen des Bewegungsapparates. Da sich die Krankengymnastik vielfach auf die gleichen Grundlagen bezieht, erscheint der Hinweis angebracht, daß die Gymnastik unter den genannten Vorzeichen keinen Ersatz für die Therapie darstellt. Therapeutische Maßnahmen nach ärztlicher Diagnose und Verordnung bleiben nach wie vor die Aufgabe der Bewegungstherapie.

Was bedeutet
»Funktionelle Gymnastik«?

Wie in der Einführung bereits erläutert wurde, können sich unsere Alltagsgewohnheiten nicht nur negativ auf das Herz- Kreislauf-System, sondern auch auf den Bewegungsapparat auswirken. Der Begriff der »Funktionsstörungen« steht in diesem Zusammenhang für die Beschwerdebilder, die ihre Ursache in einer Veränderung der Körperstatik haben. Will man nun diesen Störungen mit einer geeigneten Gymnastik begegnen, so setzt dies genauere Kenntnisse von den Grundfunktionen des Bewegungsapparates voraus. An dieser Stelle soll nochmals betont werden, daß die im praktischen Teil zu findenden Übungsangebote bei definierten Krankheitsbildern keinen Ersatz für eine gezielte Therapie darstellen. Die Übungen selbst sind teilweise aus der Bewegungstherapie übernommen und folgen damit einem Funktionsverständnis, das durch die Anatomie und die Physiologie begründet wird. Die Erkenntnisse aus diesen Wissensgebieten sind oft hilfreich, eine Aussage über die Wirkung einer Übung zu treffen. Dabei ist nicht nur die Betrachtung des Übungsinhaltes, sondern oft auch die Übungsausführung von Bedeutung (siehe Seite 12).

Als grundlegende Funktionen des Bewegungsapparates sind zunächst die der Gelenke und die der Muskulatur zu benennen.

Im Zusammenhang mit den Gelenkfunktionen ist für die Gymnastik die Frage von Bedeutung, in welchen Körperpositionen die Gelenke einer vermehrten oder möglicherweise nicht ihren Funktionen entsprechenden Belastung ausgesetzt sind. Die Funktionen der Muskulatur lassen sich sinnvollerweise nochmals in eine mechanische Komponente und in eine den Regel- und Steuermechanismen zugeordnete unterteilen.

Die mechanische Wirkung der Muskulatur leitet sich aus dem Verlauf der jeweiligen Muskelgruppe und der Anzahl der Gelenke ab, die dabei überspannt werden.

Die Regel- und Steuermechanismen der Muskelspannung erklären unter anderem die Anpassungsfähigkeit der Muskulatur an unterschiedliche Belastungssituationen. Insbesondere bei den Dehnübungen wird versucht, dieses Wissen in die Praxis zu übertragen. Für den Sport- und Gymnastikbereich geschah dies bereits auf breiterer Ebene mit dem Aufkommen der »Stretching«-Techniken. Deren auffälligstes Merkmal ist die ruhige, gehaltene Dehnung im Gegensatz zu den bis dahin gebräuchlichen schwungvollen, federnden Vorgehensweisen.

Ein weiterer Gesichtspunkt ergibt sich durch das auffällige Verhalten einiger Muskelgruppen. Es können offensichtlich Anteile, die zu einer erhöhten Ruhespannung neigen, von solchen unterschieden werden, die zu einer Spannungsminderung tendieren. Dies führt zu einer Trennung der Muskelgruppen einerseits in solche, die zu mangelnder Dehnfähigkeit, und andererseits in Muskeln, die zur Abschwächung neigen (vergleiche hierzu die Abb. 12, 13). Dieses sowohl in der therapeutischen Praxis als auch im Sport- und Gymnastikbereich beobachtete Phänomen wird in der Theorie teilweise durch die Muskelphysiologie erklärt.

Bei einer Gymnastik unter funktionell orientierter Zielsetzung wird stets versucht, den aktuellen Kenntnisstand zu den genannten Funktionen des Bewegungsapparates mit einzubeziehen. Da aber gerade die Muskel- und Neurophysiologie mit immer neuen Erkenntnissen aufwartet, bleibt die Praxis davon nicht unberührt. Dies erklärt auch die Tatsache, daß unterschiedliche Dehntechniken beschrieben und durchgeführt werden. So kann beispielsweise die gehaltene Muskeldehnung durch eine vorherige Anspannung der zu dehnenden Muskulatur vorbereitet werden. Auch die Methode der aktiven Dehnung ist gebräuchlich. Dabei wird durch die Kraft einer Muskelgruppe die gegenwirksame Muskelgruppe gedehnt (siehe Beispiel auf Seite 113). In neuerer Zeit findet die leicht federnde, jedoch nur in minimalen Bewegungsausschlägen ausgeführte Muskeldehnung bevorzugt im Leistungssport ihre Verbreitung. Die eindeutige Überlegenheit einer der Methoden ist bis heute weder durch die praktische Erfahrung zu belegen, noch durch objektive wissenschaftliche Untersuchungen abzusichern.

Auch zu einigen Übungsinhalten gibt es aus der Expertensicht keine einheitliche Meinung. In der Praxis haben sich so fast zwangsläufig die unterschiedlichsten Konzepte entwickelt. Dies erfordert im Umgang mit der Funktionellen Gymnastik etwas Offenheit und auch die Bereitschaft anfänglich ein wenig zu probieren. Aus den genannten Gründen können Übungsanleitungen zur Funktionellen Gymnastik deshalb nie wie »Patentrezepte« gehandhabt werden. Je nach Person oder Gruppe muß die Übungsauswahl entsprechend den Möglichkeiten und Bedürfnissen zusammengestellt werden.

Die Funktionelle Gymnastik versucht mit den notwendigen Einschränkungen versehen, sowohl in ihrer Theorie als auch in der Praxis die aufgeführten vier Punkte zu berücksichtigen. Zusammengefaßt sind diese:

o Die mechanische Funktion der Gelenke.
o Die mechanische Funktion der Muskulatur.
o Die Regel- und Steuermechanismen der Muskulatur.
o Die Systematik der Muskulatur mit mangelnder Dehnfähigkeit bzw. verminderter Kraft.

Der praktische Teil des Buches orientiert sich ebenfalls an diesen Grundsätzen, die im folgenden noch näher erläutert werden. Bei der Beschreibung der Übungen wurde stets versucht, mögliche Alternativen aufzuzeigen. So ergibt sich ein offenes Konzept, welches genügend Spielraum für individuelle Bedürfnisse bei der Übungszusammenstellung läßt. Für weniger Erfahrene sei auf die Übungsprogramme am Ende des Praxisteiles hingewiesen, die jedoch nur als Hilfe für die Übungszusammenstellung verstanden werden sollen. Die einzelnen Übungen sind bei Bedarf gegen die Varianten oder die Alternativen auszutauschen. Es sollte nur der gleiche Übungszweck erhalten bleiben.

Die mechanische Funktion der Gelenke

Die Berücksichtigung der Funktion der Gelenke bedeutet für die Übungsauswahl, daß gelenkbelastende Ausgangs- oder Endpositionen vermieden werden solllen. Am Beispiel einer unfunktionellen, jedoch noch sehr verbreiteten Dehnübung für die Muskulatur der Oberschenkelrückseite soll dies aufgezeigt werden.

Die Abbildung 1 zeigt die Endposition der Übung »Tieffedern zum Boden bei gestreckten Beinen«. Betrachtet man, beginnend bei der Ausgangsposition, die zu beobachtenden Teilbewegungen, so sieht man bei langsamer Ausführung der Übung eine Rumpfbeugung und eine Drehbewegung des Beckens im Sinne

Abb. 1
Fehlerbild:
Bei mangelnder Beweglichkeit stellt das Tieffedern bei gestreckten Beinen eine erhebliche Belastung der Lendenwirbelsäule dar.

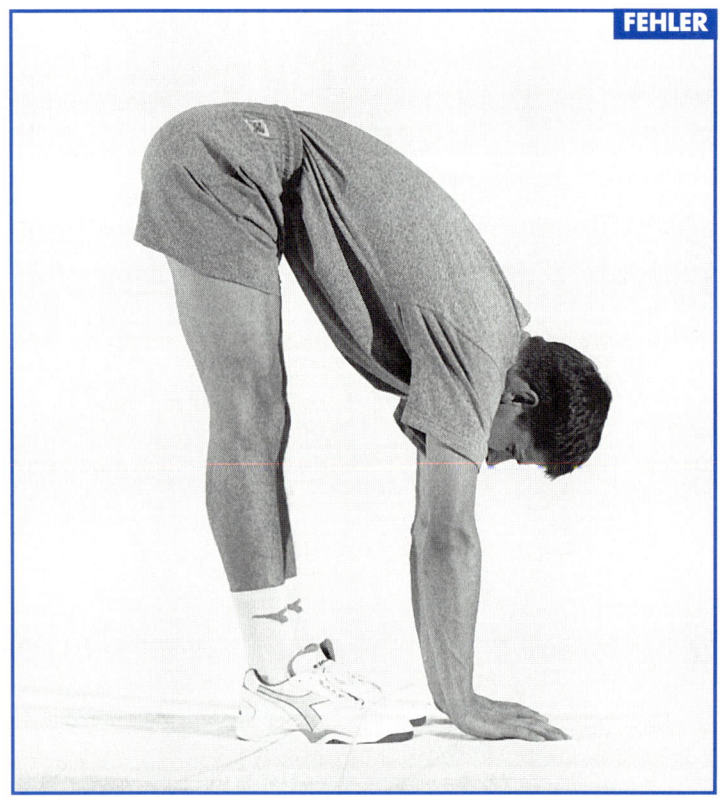

FEHLER

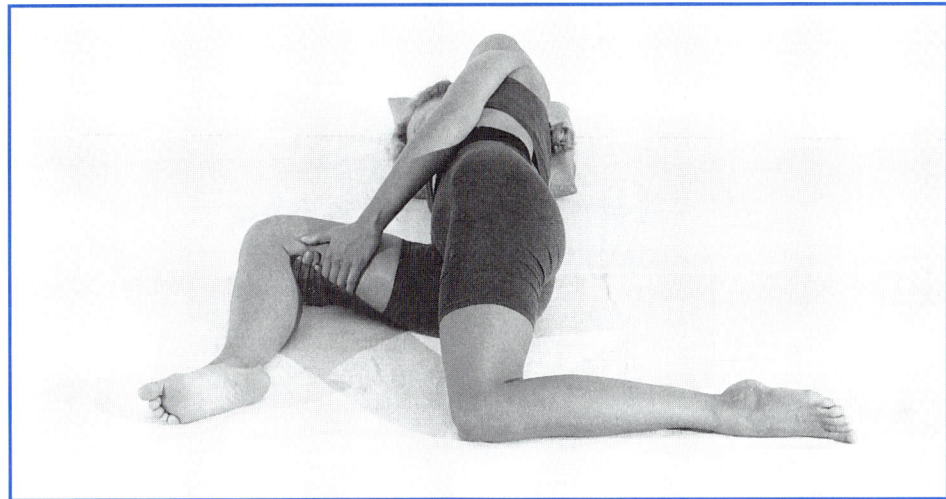

Abb. 2
In der Seitlage greifen
beide Hände in die Knie-
kehle des unten liegen-
den Beines und ziehen
den Oberschenkel in
Richtung des Oberkör-
pers.

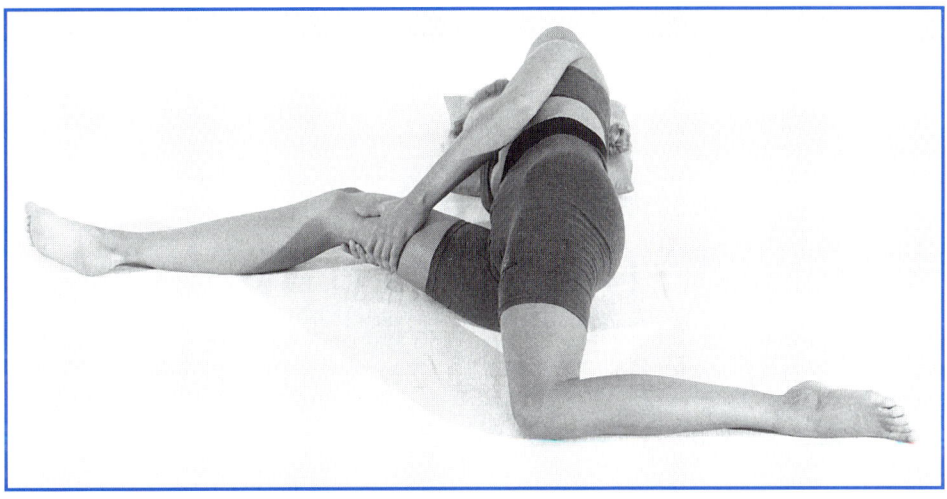

Abb. 3
Während die Hände das
unten liegende Bein fest-
halten, wird das Kniege-
lenk langsam gestreckt.
Das andere Bein bleibt in
der Ausgangsposition
liegen.

einer Beckenkippung. Die Ursprünge der
Muskulatur der Oberschenkelrückseite
werden dabei von den Ansatzpunkten an
den Unterschenkeln entfernt. Dies ist bedingt durch den Verlauf der Muskel-
züge, welche das Becken mit den Unterschenkeln über die dazwischen liegenden
Hüft- und Kniegelenke verbinden. Die beschriebene Bewegung ist jedoch nur soweit möglich, wie die Dehnfähigkeit der
Muskulatur der Oberschenkelrückseite
dies zuläßt. Ist diese erschöpft, wird die
weitere Bewegung des Oberkörpers nicht
mehr über die Beckenkippung, sondern
ausschließlich über die Beugung der Wirbelsäule erreicht. Je schlechter nun die
Dehnfähigkeit der oberschenkelrückseiti-
gen Muskulatur ist, desto früher wird die
Beckenbewegung gebremst. Die gezeig-

te Endposition wird nun durch eine Wir-
belsäulenbeugung erreicht, was keine
weitere Dehnung für die genannte Muskelgruppe bewirkt. Die Gelenke der Lendenwirbelsäule und insbesondere die
Bandscheiben werden dabei einer vermehrten Belastung ausgesetzt. Dieser
Effekt wird bei schwungvoller Ausführung
und bei korpulenten Personen nochmals
verstärkt.
Eine mögliche Alternative, wie die beabsichtigte Dehnung schonender gestaltet
werden kann, ist in den Abbildungen 2
und 3 dargestellt (vergleiche hierzu
auch Seite 113).
In der Seitlage mit geradem Rücken greifen beide Hände in die Kniekehle des unten liegenden Beines. Das oben liegende
Bein wird mit gebeugtem Kniegelenk

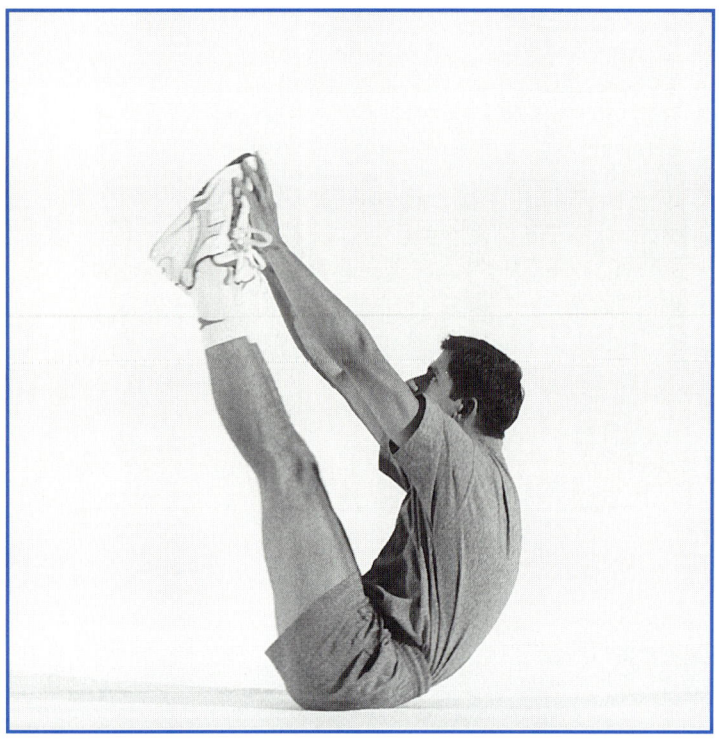

Abb. 4
Bei der »Klappmesser-
übung« kommt es zu
einem kräftigen Einsatz
der hüftgelenkbeugen-
den Muskulatur. Auf
Grund des anatomischen
Verlaufes wird bei einer
plötzlichen starken An-
spannung dieser Mus-
keln die Lendenwirbel-
säule stark belastet.

etwas rückenwärts geschoben. Der Oberschenkel des unten liegenden Beines wird
während der nun folgenden Kniegelenk-
streckung festgehalten. Stellt sich kein
deutliches Dehngefühl ein, so ist die Hüftgelenkbeugung des gehaltenen Beines zu
vergrößern.
Aus einer stabilen Ausgangsposition führt
diese Dehnung zu keiner gelenkbelasten-
den Position der Wirbelsäule. Die Übung
berücksichtigt zudem die mechanische
Funktion der Zielmuskelgruppe, worauf
im folgenden Abschnitt nochmals eingegangen wird.

Die mechanische Funktion der Muskulatur

Die »Funktionelle Anatomie« beschreibt
den Verlauf der einzelnen Arbeitsmuskeln
am Skelett und folgert daraus deren Funktionen. Dabei ist neben der Lage des
Muskelursprunges und des -ansatzes
auch die Anzahl der Gelenke für die
mechanische Wirkung eines Muskels
bedeutsam. Dies kommt, wie im letzten

Beispiel beschrieben bei allen Dehnübungen und ebenso bei den Kräftigungsübungen zum Tragen.
Will man die Muskulatur entsprechend
ihren mechanischen Funktionen gezielt
beanspruchen, hat nicht nur die Bewegung selbst, sondern schon die Wahl der
Ausgangsposition einen entscheidenden
Einfluß auf die Wirkung der Übung. Mit
dem folgenden Beispiel soll dieser Sachverhalt verdeutlicht werden:
Eine verbreitete Übung zur Kräftigung der
Bauchmuskulatur ist das »Klappmesser«
(Abb. 4). Beobachtet man den Bewegungsablauf genau, so erkennt man, daß der
Hauptanteil der Bewegung eine Hüftgelenkbeugung ist. Für die Ausführung dieser Übung werden offensichtlich die Hüft-
beugemuskeln (siehe auch Seite 41) eingesetzt. Ein Teil dieser sehr kräftigen
Muskelgruppe entspringt der Lendenwirbelsäule und setzt an den Oberschenkel-
knochen an. Ein weiterer Anteil kommt
von der Beckenvorderseite und zieht zum
gleichen Ansatzpunkt am Oberschenkel.
Auf die Bauchmuskulatur entfällt bei der
Übung die wichtige Aufgabe, den Rumpf
gegen das Becken zu verspannen, da sie
den Brustkorb mit der Vorderseite des
Beckens verbindet. Kann sie aber auf
Grund mangelnder Kraft dies nur ungenü-
gend erfüllen, ist zu Übungsbeginn meist
eine Ausweichbewegung des Beckens im
Sinne einer verstärkten Beckenkippung
zu beobachten. Die Lendenwirbelsäule
folgt dieser Bewegung, was als »Hohlkreuzstellung« erkennbar wird. Dies erklärt sich durch den Zug der Hüftbeugemuskulatur an ihrem Ursprung, dem die
beckenaufrichtende Bauchmuskulatur
nicht entgegenwirken kann. Das »Klappmesser« ist somit eher eine Übung für die
Hüftbeugemuskulatur und führt bei
schwacher Bauchmuskulatur zu einer
Fehlbelastung der Lendenwirbelsäule.
Die schwunghafte Ausführung dieser
Übung bringt noch einen weiteren Nach-
teil mit sich. Die beteiligte Muskulatur
wird zu Bewegungsbeginn sehr stark eingesetzt, was zu einer Beschleunigung des
Rumpfes und der Beine führt. Die Endposition wird so meist ohne großen weiteren Krafteinsatz erreicht und täuscht einen
Übungserfolg vor.

Auf Grund der vorliegenden Erkenntnisse ist eine Schwäche der Bauchmuskulatur bei einer Mehrzahl von auch sportlich aktiven Personen anzutreffen. So kann davon ausgegangen werden, daß die beabsichtigte Bauchmuskelkräftigung mit Hilfe des »Klappmessers« zumeist auf Kosten der Lendenwirbelsäule geschieht.

Die Regel- und Steuermechanismen der Muskulatur

Das Wissen über die Regel- und Steuermechanismen der Muskulatur, das von der Muskel- und Neurophysiologie beschrieben wird, bildet die Grundlage für das Verständnis von der Haltung und der Bewegung des menschlichen Bewegungsapparates. Wie eingangs beschrieben, kommen in diesen Wissensgebieten ständig Erkenntnisse hinzu. Die Praxis, welche sich nun auf diese theoretischen Aspekte bezieht, erhält auf diese Weise immer wieder Anregungen. So ergeben sich nicht nur neue Übungsformen, sondern häufig auch methodische Veränderungen. Ein Beispiel hierfür sind die bereits genannten »Stretching«-Techniken. Bei diesen nimmt die Beschreibung des Muskeldehnreflexes einen besonderen Stellenwert ein. Da dieser die methodische Vorgehensweise stark beeinflußt, soll auf die Zusammenhänge kurz eingegangen werden:
Spezielle, parallel zu den Muskelfasern angeordnete Meßfühler sind über Nervleitungen mit dem Rückenmark verbunden. Ihre Aufgabe ist es, schnelle und sehr weite Muskeldehnungen zu messen und an das Rückenmark zu melden. Von dort ausgehend kann ein Nervenimpuls den Muskel, aus dem die Meldung kommt, zur Gegenspannung veranlassen. Die Meßfühler erhalten ihrerseits aus dem Rückenmark Zuleitungen, die sie unterschiedlich empfindlich einstellen können. Somit wird das Meß- und Regelsystem anpassungsfähig (siehe hierzu Abb. 5).
Für die Praxis wird daraus gefolgert, daß ein schwungvolles federndes Dehnen zu vermeiden ist, da der Muskeldehnreflex

die eigentliche Dehnung verhindert. Auf der Grundlage dieses Denkens wurde die ruhige, gehaltene Muskeldehnung entwickelt und fand, wie beschrieben, als »Stretching« Einzug im Sport- und Gymnastikbereich.
Die Erfolge, welche erfahrungsgemäß hiermit bei der Verbesserung der Beweglichkeit erreicht werden können, rechtfertigen diese Methode. Auch für die Dehnübungen in diesem Buch wird die Form der gehaltenen Muskeldehnung empfohlen. Bei der Beschreibung der Übungsprinzipien wird darauf noch genauer eingegangen.
Die Muskel- und Neurophysiologie beschreibt die Spannungsregulation der Arbeitsmuskulatur als einen sehr komplexen Zusammenhang, bei dem der Muskeldehnreflex nur ein untergeordneter Teilaspekt ist. Aus diesem Grund muß davon ausgegangen werden, daß es neben der gehaltenen Muskeldehnung noch andere ebenso wirkungsvolle Methoden gibt, welche die Ausbildung einer guten Beweglichkeit begünstigen. So ist beispielsweise die Wirkung einer allgemeinen Entspannung auf den Spannungszustand der Muskulatur hinreichend bekannt. Ebenso

Abb. 5
Das Meß- und Regelsystem der Skelettmuskulatur.

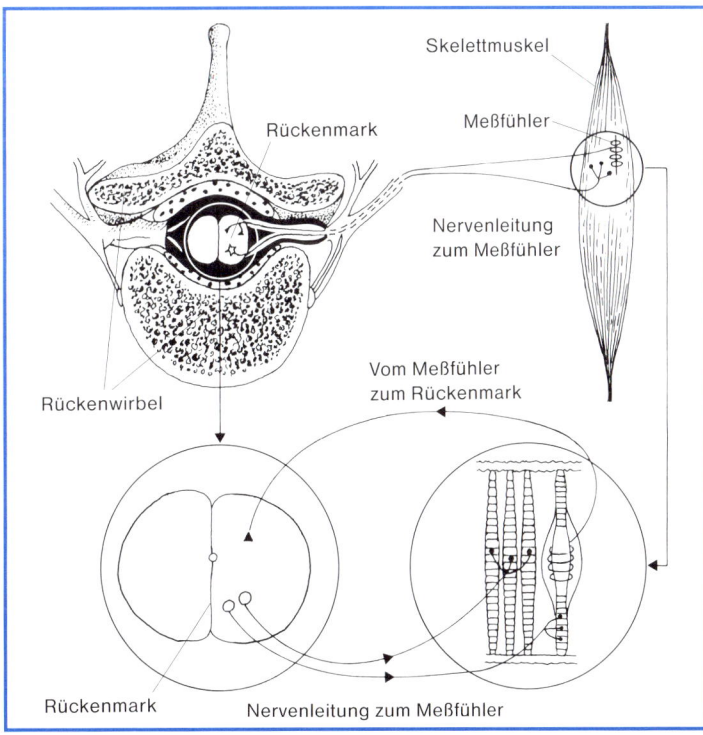

Skelettmuskel

Meßfühler

Rückenmark

Nervenleitung zum Meßfühler

Rückenwirbel

Vom Meßfühler zum Rückenmark

Rückenmark

Nervenleitung zum Meßfühler

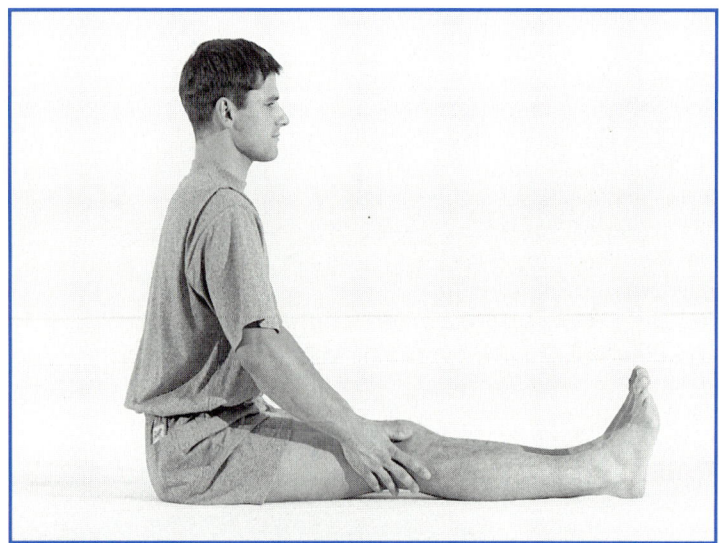

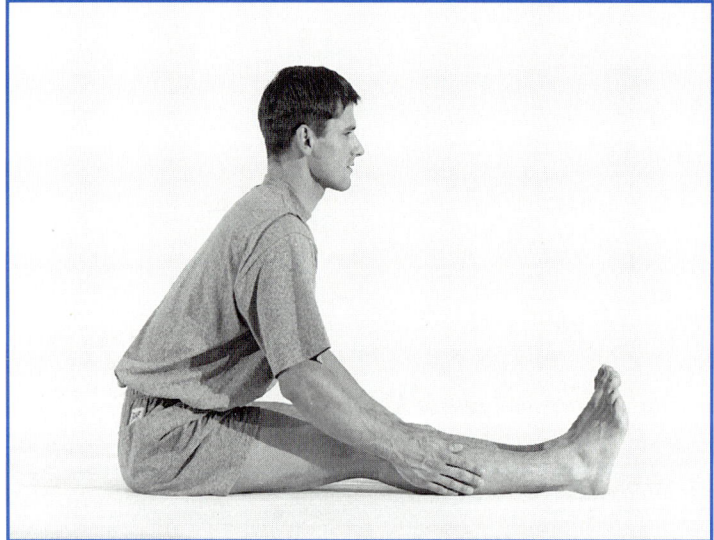

Wie bereits erläutert, kann die Muskelspannung durch körpereigene Regel- und Steuermechanismen verändert werden. Gerade bei Übungen zur Verbesserung der Beweglichkeit ist eine herabgesetzte Muskelspannung ein wesentliche Faktor, der einen größeren Bewegungsausschlag bedingt. Dieser Effekt kann durch die folgende Übungsreihe gut nachempfunden werden.

Im Sitz auf dem Boden mit gestreckten Beinen wird die Wirbelsäule möglichst gerade gehalten (Abb. 6). Aus dieser Position soll der aufrechte Oberkörper und das Becken »wie ein Block« langsam zu den gestreckten Beinen abgebeugt werden. Die Bewegung erfolgt ausschließlich über die Hüftgelenke, nicht über die Beugung des Oberkörpers. Wenn an den Oberschenkelrückseiten ein deutliches Dehngefühl wahrzunehmen ist, behält man diese Position (Abb. 7) einige Sekunden bei. Der Rückweg in die Ausgangsstellung erfolgt dann etwas schneller. Nun wird aus dem Sitzen über die auf Seite 29 beschriebene Methode die Rückenlage eingenommen. Hier angelangt, greifen beide Hände in die Kniekehle eines Beines und ziehen den Oberschenkel dicht zum Oberkörper (Abb. 8). Ohne die Position des Oberschenkels zu verändern, wird das Bein im Kniegelenk gestreckt. Ein deutliches Dehngefühl, jedoch kein Schmerz soll in der Oberschenkelrückseite zu spüren sein. Das andere Bein bleibt gestreckt liegen, während man in dieser Dehnstellung (Abb. 9) ca. 10 Sekunden verweilt. Danach folgt eine kurze Pause von ebenfalls ca. 10 Sekunden Dauer, in welcher die in Abb. 8 dargestellte Position wieder eingenommen wird. Nun folgt eine zweite Dehnung in der gleichen Ausführung wie zuvor. Direkt danach wird der aufrechte Sitz wieder eingenommen (vgl. hierzu Seite 31) und wie zu Beginn der Übung werden der Oberkörper und das Becken mit gerader Wirbelsäule zu den gestreckten Beinen gebeugt. Dabei ist wieder darauf zu achten, daß der Oberkörper nicht in die Beugung einbezogen wird.

Die Aufmerksamkeit soll nun in die Oberschenkelrückseiten gelenkt werden, um einen Seitenvergleich vornehmen zu kön-

Abb. 6
Im Sitz auf dem Boden sind beide Beine gestreckt. Die Wirbelsäule wird möglichst aufrecht gehalten.

Abb. 7
Aus dem aufrechten Sitz wird der Oberkörper möglichst nur über die Beugung der Hüftgelenke nach vorne geneigt, bis die Dehnung in den Oberschenkelrückseiten spürbar ist.

führen bestimmte Atemtechniken zur Lösung muskulärer Verspannungen, welche insbesondere im Yoga ihre Anwendung finden.

Für den praktischen Umgang mit der Funktionellen Gymnastik bietet die Vielfalt der möglichen Methoden sicher eine Bereicherung. Nimmt man diese Vielfalt auch mit der notwendigen Offenheit an, erschließt sich ein breites Übungsgut. Da es sicher schwer fällt, eine Verbindung zwischen den theoretischen Aspekten der Muskel- und Neurophysiologie und der Übungspraxis zu sehen, soll mit Hilfe von drei Beispielen deren Bedeutung veranschaulicht werden.

nen. Das gedehnte Bein ist in der Regel deutlich von der nicht gedehnten Seite zu unterscheiden. Die Wahrnehmungsqualität ist dabei stets subjektiv. So kann ein Gefühl der Wärme im gedehnten Bein ebenso wie der Eindruck unterschiedlich langer Beine entstehen. Entscheidend ist jedoch, daß die vorausgegangene Dehnung offensichtlich zu einer Veränderung des Spannungsverhaltens in der Muskulatur der Oberschenkelrückseite geführt hat. Auf welche theoretische Grundlage dieser Effekt zu beziehen ist, mag für den Praktiker in diesem Moment von nebenrangigem Interesse sein.

Zum Ausgleich ist die Dehnung nun auch für das andere Bein durchzuführen.

Die Auswirkungen der Regel- und Steuermechanismen der Muskulatur sind nicht nur bei den Dehnungen zu verspüren,

sondern genauso bei den Kräftigungsübungen. So kann es zum Beispiel von entscheidender Bedeutung für die Wirkung einer Übung sein, an welcher Stelle der Bewegungsapparat widerlagert wird. Das folgende Beispiel soll diesen Sachverhalt verdeutlichen:

Eine bekannte Partnerübung zur Kräftigung der Bauchmuskulatur ist das »Aufsitzen aus der Rückenlage«.

Sind in der Ausgangsposition beide Beine angestellt, und werden von einem Partner durch den Widerstand an den Fußrücken fixiert, gelingt es normalerweise, den Sitz zu erreichen (Abb. 10). Wird der Widerstand durch den Partner jedoch an den Fersen gegeben (vgl. Seite 50), kann der Sitz nur sehr schwer oder gar nicht erreicht werden. Die Übung ist zumeist mit dem Abheben der Schulterblätter und

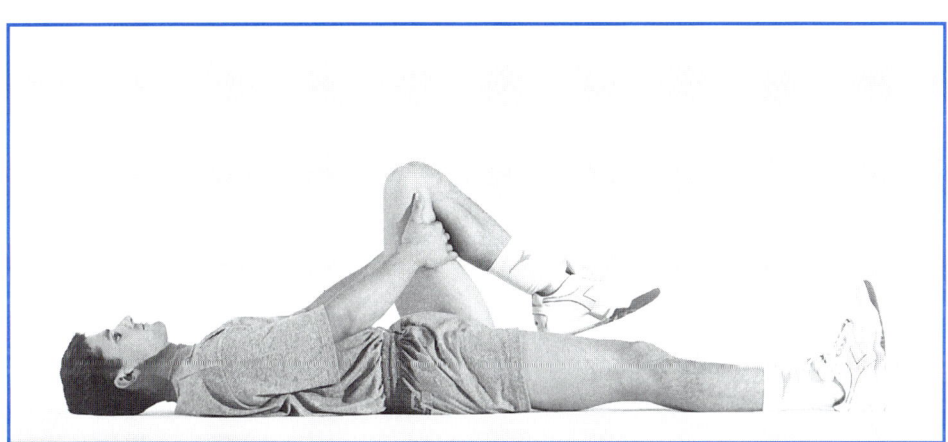

Abb. 8
In der Rückenlage greifen beide Hände in die Kniekehle eines Beines und ziehen den Oberschenkel in Richtung des Oberkörpers.

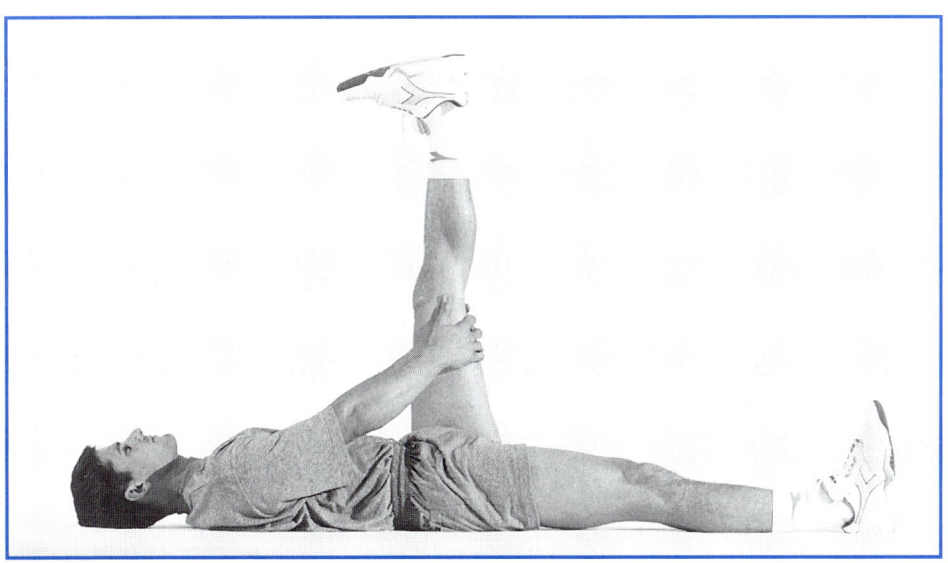

Abb. 9
Das Kniegelenk des angebeugten Beines wird langsam gestreckt. Die Hüftbeugung wird dabei nicht verändert.

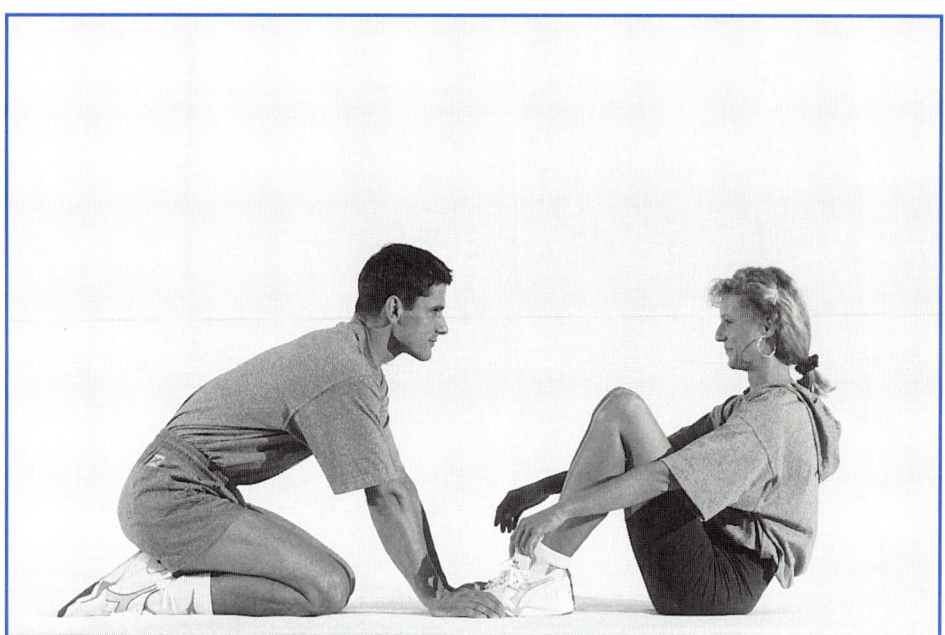

Abb. 10
Durch den Widerstand
an den Zehenspitzen
wird der Einsatz der hüftgelenkbeugenden Mus-
kulatur erleichtert. Der
Sitz als Endposition wird
meist mühelos erreicht.

dem Einrollen der Brustwirbelsäule been-
det. Dies wird folgendermaßen begründet:
Bei der ersten Ausführungsform kommt es
durch den Widerstand an den Fußrücken
innerhalb der angesprochenen Muskelkette zu einer Aktivierung der Hüftbeuge-
und Bauchmuskulatur. Die zu beobachtende Bewegung ist folglich eine kombi-
nierte Hüft- und Rumpfbeuge, was zum
Erreichen des Sitzes führt. Die Bauchmuskulatur übernimmt auf Grund ihres Verlaufes (vgl. Seite 12) ausschließlich den
Anteil der Rumpfbeuge.
In der Bewegungstherapie spricht man
bei dieser Vorgehensweise von der
»peripheren Bahnung«, also der Erhöhung
der Spannungsbereitschaft der Muskulatur durch einen Widerstand an den Füßen,
Händen oder dem Kopf.
Bei der zweiten Ausführung entfällt durch
den veränderten Widerstand die Aktivierung der Hüftbeugemuskulatur. Der Zug
der Fersen gegen die haltenden Hände
bewirkt an den Beinen eine Anspannung
der Oberschenkelrückseiten. Da aber der
Anteil der Hüftbeugung entscheidend
zum Erreichen des Sitzes ist, wird ver-
ständlich, warum diese Endposition nicht
oder nur schwerlich erreicht wird.
Die beschriebene Wirkung eines entsprechend gesetzten Widerstandes am Bewegungsapparat kann durch ein anderes

Beispiel noch eindrucksvoller demon-
striert werden:
In der Rückenlage bei gestreckten Beinen
sollen nur die Zehenspitzen gegen die
haltenden Hände des Partners nach unten
gedrückt werden. Erfolgt der Einsatz der
betreffenden Muskulatur intensiv genug,
gelingt es mühelos, die betreffende Person »wie ein Brett« abzuheben. Wie bei
der ersten Ausführung des voranstehenden Beispieles kommt es zu einer Aktivierung einer Muskelkette, in diesem Fall der
gesamten Streckmuskulatur.
Um die Zehenspitzen nach unten zu
drücken, würde der Einsatz von Muskeln
genügen, deren Wirkung sich auf den
Bereich unterhalb des Kniegelenkes beschränkt. Zur Anspannung kommt jedoch
die gesamte rückwärtige Muskulatur.
Dies ist ein sehr deutlich wahrnehmbarer
Effekt der theoretisch beschreibbaren
»peripheren Bahnung«.
Aus den genannten Beispielen wird deutlich, daß nicht nur die Wahl der Ausgangsposition und die Vorgabe der zu er-
reichenden Endposition die Aktivierung
der Muskelgruppen bestimmt, die unmittelbar an der Bewegung beteiligt sind.
Je nachdem wie die Ausgangsposition
durch einen Partner oder andere Hilfe
stabilisiert wird, verändern sich diese
auch.

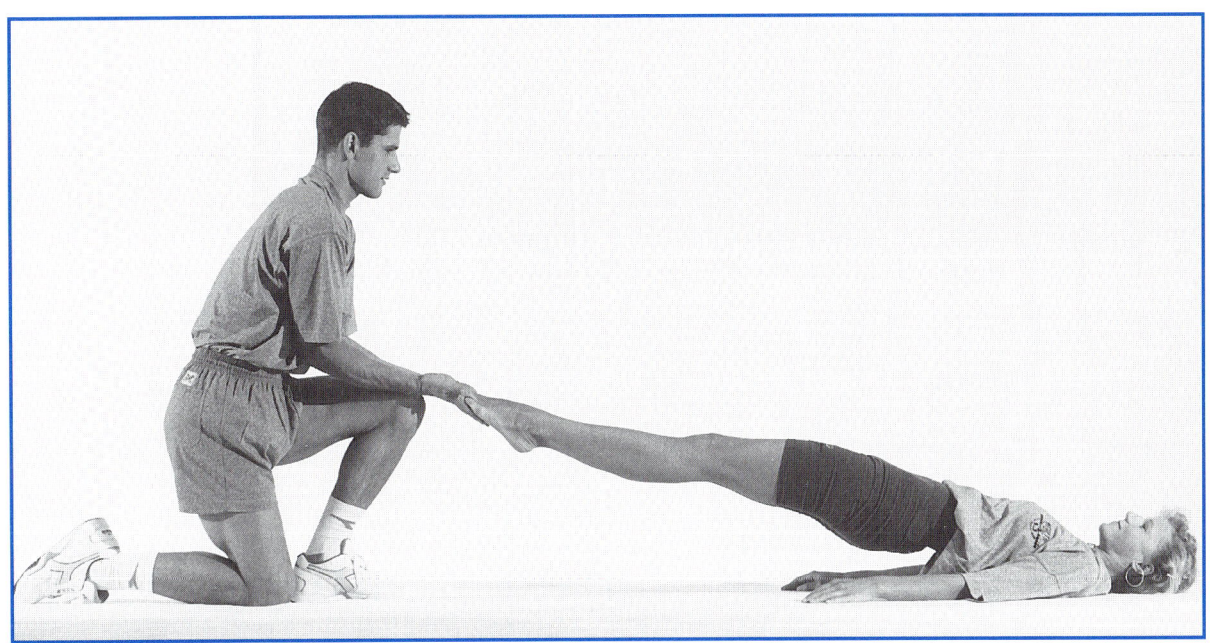

Die Systematik der Muskeln mit mangelnder Dehnfähigkeit oder verminderter Kraft

Die Skelettmuskulatur (Abb. 12) ist aus einzelnen Fasern aufgebaut, die als spezialisierte Zellen des menschlichen Körpers betrachtet werden können. Jede einzelne Faser besitzt im Gegensatz zu den übrigen Zellen mehrere Zellkerne, welche dicht unter einer elastischen Hülle liegen. Diese ist wiederum von einem Gewebegitter umgeben, welches am Ende in die Fasern der zugehörigen Sehnen übergeht. Die einzelnen Muskelfasern sind zu Faserbündeln zusammengefaßt, die wiederum von einer eigenen Haut umschlossen sind, welche das Gleiten der Faserbündel gegeneinander ermöglicht.

Abb. 11
Durch den Druck der Zehen gegen die haltenden Hände des Partners wird die gesamte rückwärtige Muskelkette aktiviert.

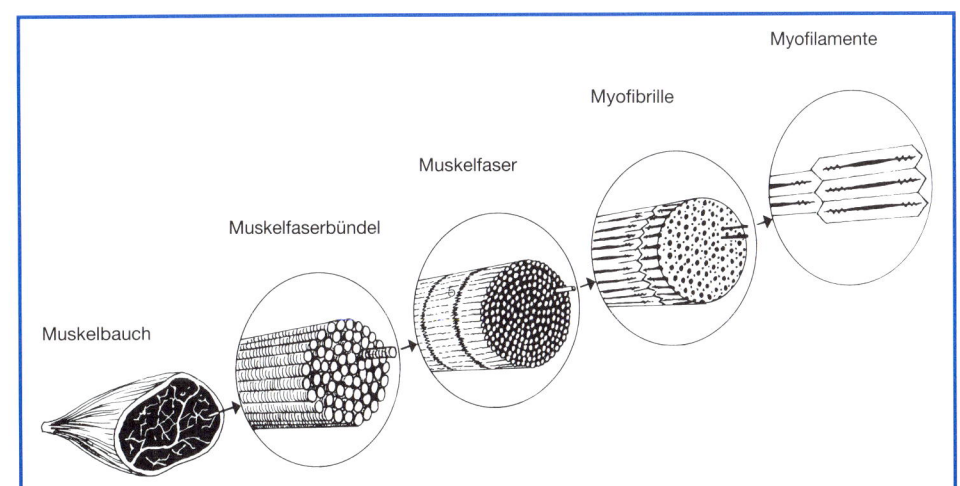

Myofilamente

Myofibrille

Muskelfaser

Muskelfaserbündel

Muskelbauch

Abb. 12
Der Aufbau der Skelettmuskulatur.

Faserbündel in unterschiedlicher Anzahl ergeben schließlich die verschiedenen Muskelbäuche, die am Bewegungsapparat in unterschiedlichen Formen vorkommen. Innerhalb der Muskelzelle sind in Längsrichtung zahlreiche sogenannte Myofibrillen aufgereiht. Die nächst kleineren Bausteine, aus denen die Myofibrillen zusammengesetzt sind, heißen Myofilamente. Bei der Kontraktion eines Muskels werden diese Filamente ineinander gezogen und bewirken eine Verkürzung und Verdickung der Myofibrillen. Damit die Muskulatur sich aktiv zusammenziehen kann, bedarf es eines äußeren Anreizes. Dies geschieht in Form eines Nervenimpulses, der an die Muskelfasern abgege-

ben wird. Dieser elektrische Reiz wird von Nervenzellen im Rückenmark ausgesandt, die wiederum mit dem Gehirn in Verbindung stehen. Von dort wird auch der Befehl zur Anspannung oder zur Bewegung gegeben. Mehrere Muskelfasern eines Skelettmuskels werden von einer Nervenzelle zugleich versorgt. Die Nervenzelle, die Nervenleitung und die zugehörigen Muskelfasern, werden als kleinster Baustein der menschlichen Bewegung auch motorische Einheit genannt. Werden diese motorischen Einheiten etwas genauer betrachtet, was nur im Labor möglich ist, fallen Unterschiede auf. Hinsichtlich ihrer Größe und auch ihrer Form können sie in verschiedene Typen einge-

Abb. 13
Muskeln mit mangelnder Dehnfähigkeit der Vorderseite. Muskeln mit mangelnder Dehnfähigkeit der Rückseite.

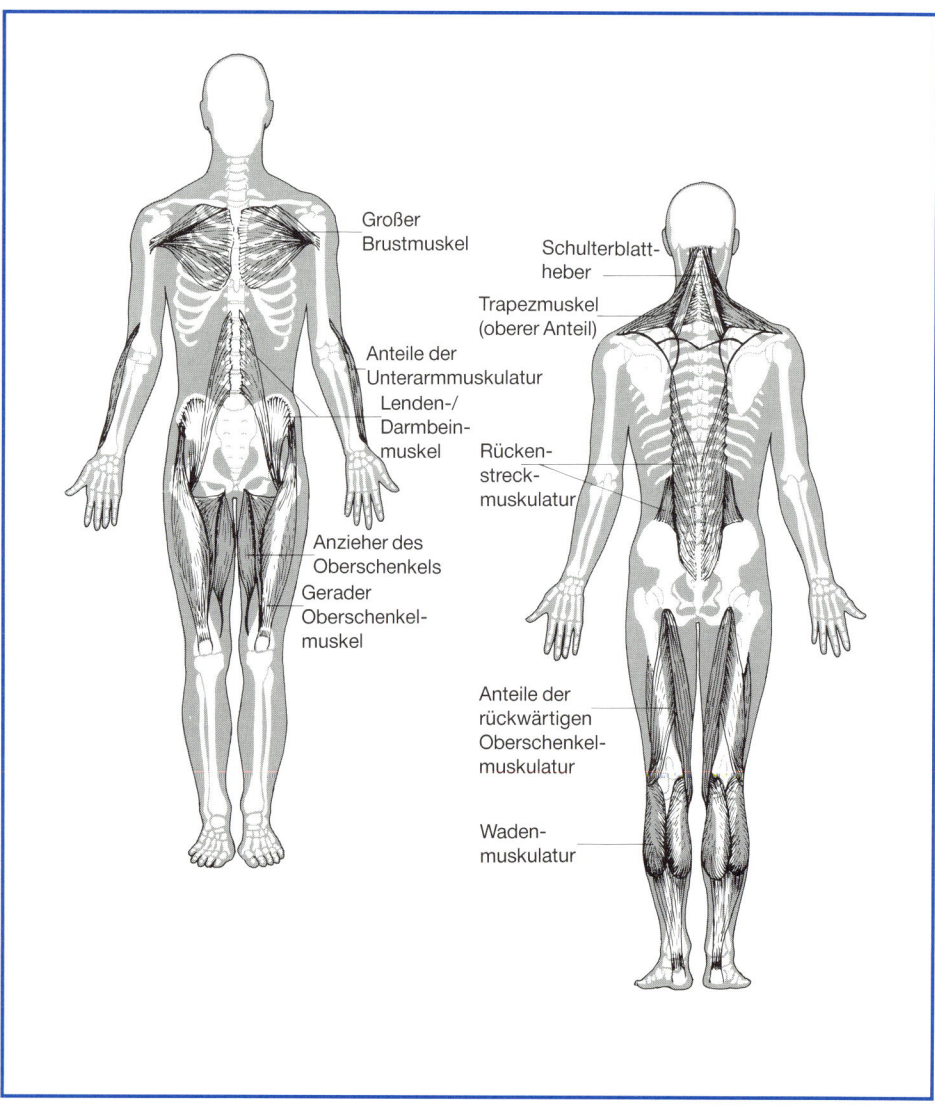

Großer Brustmuskel

Schulterblattheber

Trapezmuskel (oberer Anteil)

Anteile der Unterarmmuskulatur

Lenden-/Darmbeinmuskel

Rückenstreckmuskulatur

Anzieher des Oberschenkels

Gerader Oberschenkelmuskel

Anteile der rückwärtigen Oberschenkelmuskulatur

Wadenmuskulatur

teilt werden. In dem hier interessierenden Zusammenhang ist dabei eine Beobachtung von besonderer Bedeutung. Offensichtlich können einige der motorischen Einheiten ihre Grundspannung dauerhaft erhöhen. Finden sich nun bei einem Skelettmuskel viele solcher Typen, erhöht der gesamte Muskel seine Spannung und wird schlechter dehnfähig. Andererseits scheinen motorische Einheiten eines anderen Typs ihre Spannung eher zu vermindern. Überwiegt dieser Anteil in einem Muskel, fällt er durch seine Neigung zur Abschwächung auf.

Am menschlichen Bewegungsapparat lassen sich nun tatsächlich Muskelgruppen finden, die entweder durch schlechte Dehnfähigkeit oder durch verminderte Kraft gekennzeichnet sind. Große Unterschiede bestehen der praktischen Erfahrung nach im Ausprägungsgrad der Verkürzung beziehungsweise der Kraft zwischen einzelnen Personen. Die in ihrem jeweiligen Verhalten auffälligen Muskeln sind jedoch bei jedem Menschen anzutreffen und lassen sich daher gut systematisieren. Eine solche Einteilung ist in den Abbildungen 13 und 14 dargestellt, wobei hier nur die Muskulatur aufgeführt ist, über welche in der Fachliteratur eine einheitliche Meinung zu finden ist.

Entsteht nun in einem Abschnitt des Bewegungsapparates ein Mißverhältnis zwischen der Kraft und der Dehnfähigkeit der

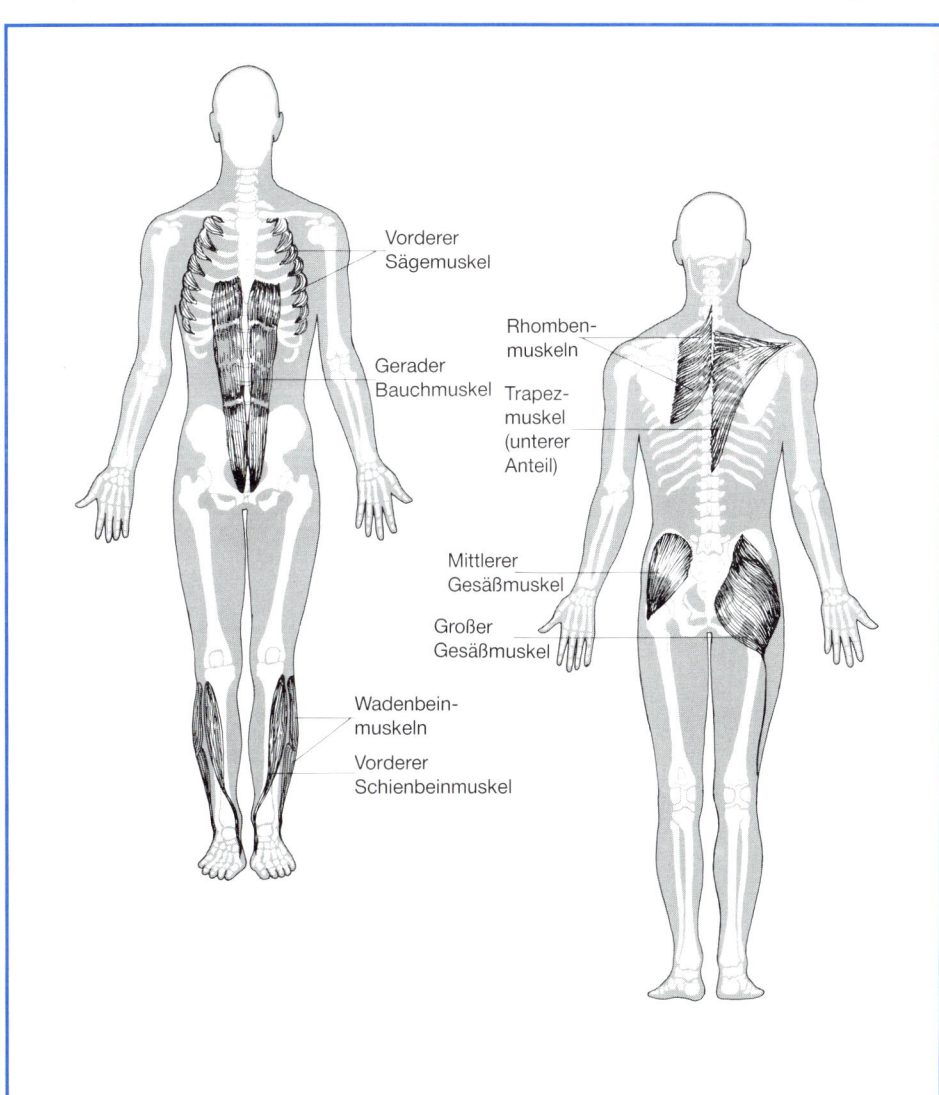

Vorderer
Sägemuskel

Gerader
Bauchmuskel

Rhomben-
muskeln

Trapez-
muskel
(unterer
Anteil)

Mittlerer
Gesäßmuskel

Großer
Gesäßmuskel

Wadenbein-
muskeln

Vorderer
Schienbeinmuskel

Abb. 14
Muskeln mit verminderter Kraft der Vorderseite. Muskeln mit verminderter Kraft der Rückseite.

beteiligten Muskelgruppen, so spricht man von einem muskulären Ungleichgewicht. Diese Veränderung der Statik kann Beeinträchtigungen der Halte- und Bewegungsfunktionen nach sich ziehen, die mit entsprechenden Beschwerdebildern verbunden sind. Dieser Zusammenhang soll durch ein Beispiel erläutert werden, das häufig im Zusammenhang mit dem »Kreuzschmerz« gesehen wird:

Die Bauchmuskulatur hat neben der bereits beschriebenen Bewegungsfunktion auch die Aufgabe, das Becken zu stabilisieren. Dabei wird sie von der Gesäßmuskulatur unterstützt. Beide Muskelgruppen gehören nach der beschriebenen Systematik zu den Anteilen, die ihre Kraft bevorzugt vermindern. Liegt nun tatsächlich eine Schwäche dieser beckenaufrichtenden Muskeln vor, weicht das Becken in eine mehr oder weniger stark gekippte Position aus. Die Lendenwirbelsäule folgt dieser Bewegung und es wird ein sogenanntes »Hohlkreuz« sichtbar. Diese Fehlstellung ist in den meisten Fällen durch eine Spannungserhöhung und somit schlechte Dehnfähigkeit der Hüftbeugemuskulatur begleitet. Auf Grund ihres anatomischen Verlaufes kann diese Muskelgruppe die Beckenkippung und

das damit verbundene »Hohlkreuz« verstärken. Um dieses muskuläre Ungleichgewicht aufzulösen, muß folglich die Hüftbeugemuskulatur gedehnt und die Bauch- und Gesäßmuskulatur gekräftigt werden.

Da das Auftreten der Muskelungleichgewichte einer gewissen Regelmäßigkeit unterliegt, hat die Bewegungstherapie auf dieser Grundlage ein Behandlungskonzept entwickelt. Für die Gymnastik läßt sich daraus ein methodisches Vorgehen ableiten, das die jeweilige Verkürzungsbeziehungsweise Abschwächungstendenz berücksichtigt und gezielte Dehn- oder Kräftigungsübungen einsetzt.

Neben Übungen, die auf bestimmte Muskelgruppen wirken, können auch solche angewendet werden, die den gesamten Bewegungsapparat mit einbeziehen. Derartige eher komplexe Übungsformen sind ebenfalls geeignet, um Verbesserungen an der Statik zu erzielen. An dieser Stelle sei nochmals darauf hingewiesen, daß eine derartige Gymnastik kein Ersatz für eine zielgerichtete Therapie bei einem definiertem Krankheitsbild sein kann. Bei vorliegenden Beschwerden müssen die Ursachen hierfür durch entsprechende Fachleute abgeklärt werden.

Zu den Übungsinhalten

Wie bereits erwähnt, werden in diesem Buch Übungsformen angeboten, die eine gezielte Dehnung beziehungsweise Kräftigung ermöglichen. An einigen Stellen wird diese Vorgehensweise durch komplexe Übungen ergänzt, die mehrere Muskelgruppen zugleich ansprechen. Der Einstieg in die Praxis erfolgt über die Darstellung der verschiedenen Positionswechsel aus einer Ausgangsstellung in eine nächste. Der schonende Umgang mit der Wirbelsäule steht hierbei im Mittelpunkt. Aus diesem Grund sollten die beschriebenen Bewegungsfolgen auch stets eingesetzt werden, um in die verschiedenen Ausgangspositionen zu gelangen. Der hier aufgezeigte Umgang mit dem Bewegungsapparat ist ohne Einschränkungen auf typische Alltagssituationen übertragbar.

Bei einigen Übungsreihen ist die Wahrnehmung des eigenen Körpers ein wichtiger Aspekt, der dazu beitragen soll, einen bewußteren Umgang mit dem Bewegungsapparat zu erreichen. Dabei geht es um die Lenkung der Aufmerksamkeit auf die Muskulatur und die Gelenke und um das bewußte Nachempfinden der Übungsinhalte. Die Veränderungen, welche unmittelbar während des Übens registriert werden und solche die langfristig erfahrbar sind, können auch als Erfolgskontrolle gesehen werden. Fällt zum Bei-

spiel die Aufrichtung der Brustwirbelsäule (siehe Seite 59) zu Beginn sehr schwer, kann dies nach einiger Zeit durchaus spielerisch gelingen.

Wenn diese möglicherweise ungewohnte Umgangsform mit gymnastischen Übungen als Übungsprinzip zur Gewohnheit wird, ist zu erwarten, daß auch Alltagsbewegungen bewußter und kontrollierter vollzogen werden.

In einem weiteren Teil der Übungsbeschreibungen soll die Anspannung durch die Bewegungsvorstellung erreicht werden. Dabei wird in Gedanken eine Bewegung vollzogen, die äußerlich gar nicht oder nur teilweise sichtbar wird. So kann man sich zum Beispiel vorstellen, einen schweren Gegenstand einige Zentimeter von sich wegzuschieben, der in Wirklichkeit gar nicht vorhanden ist. Die sichtbare Bewegung wird sich auf einen kleinen Weg der Hände beschränken, die erreichte Muskelspannung kann sehr stark werden.

Die Verbindung der Bewegungsvorstellung mit der zu empfindenden Muskelspannung bedarf ebenfalls einiger Gewöhnung. Der Effekt solcher Vorstellungsübungen, welcher sich erfahrungsgemäß bald einstellt, ist jedoch groß. Es lohnt sich deshalb, mögliche Einstiegsschwierigkeiten zu akzeptieren und die Übungsvorschläge nicht gleich zur Seite zu legen.

Zur Durchführung der Übungen

Neben den vier übergeordneten Übungsprinzipien (siehe Seite 10) welche die funktionsorientierte Vorgehensweise grundsätzlich kennzeichnen, lassen sich weitere Hinweise zur Durchführung der Übungen formulieren. Sind dabei Besonderheiten zu beachten, so wird in der Übungsbeschreibung direkt darauf verwiesen. Bei den Formen, die erfahrungsgemäß oft unkorrekt oder falsch ausgeführt werden, findet sich ein Fehlerbild mit der entsprechenden Anmerkung. Alle Übungen, die keine symmetrische Belastung des Bewegungsapparates beinhalten, sind stets für beide Seiten durchzuführen.

Dabei gelten für Übungsformen mit mehr kräftigenden Elementen folgende Empfehlungen:

o Stets langsam und genau üben.
o Niemals Schwung holen oder der geforderten Bewegung ausweichen.
o Übungen, die sehr schwer fallen erst dann auswählen, wenn einfachere sicher beherrscht werden.
o Wird in der Endpositiom eine Anspannung verlangt, sollte diese 5 bis 6 Sekunden gehalten werden.
o Nach anfänglich 2 bis 3 Wiederholungen sollten langfristig bis zu 6 Wiederholungen angestrebt werden.
o Während der Anspannung sollte eine ruhige und gleichmäßige Atmung möglich sein. Gelingt dies nicht, ist die Anspannung nur für die Dauer der Ausatmung zu halten.

Für den Teil der Dehnübungen können ebenfalls einige Empfehlungen gegeben werden. Folgendes sollte beachtet werden:

o Die Dehnung der Muskulatur wird ruhig und gehalten ausgeführt.
o Die entsprechende Endposition soll 10 bis 15 Sekunden beibehalten werden.
o Ein guter Effekt ergibt sich erfahrungsgemäß bei einer zwei- bis dreimaligen Wiederholung jeder Übung.
o Die Dehnung darf keine Schmerzen verursachen.
o Die gehaltende Form der Muskeldehnung ist immer die erste vorbereitende Dehnung.

Wie im theoretischen Teil bereits erläutert wurde, kommen in der Praxis verschiedene Dehnmethoden zur Anwendung. Um für Anfänger den Einstieg zu erleichtern, wurde hier eine einfache, aber dennoch wirkungsvolle Vorgehensweise gewählt. Wer im Umgang mit der Gymmnastik bereits Vorerfahrung besitzt, sollte stets die ihm vertraute Methode wählen. Auf das federnde und ruckhafte Dehnen sollte jedoch grundsätzlich verzichtet werden. Dies geschieht nicht nur im Hinblick auf eine mögliche Reflexaktivität des zu dehnenden Muskels (siehe Seite 13), sondern auch mit Rücksicht auf die beteiligten Gewebe. Das Muskelgewebe und alle umhüllenden und füllenden Gewebeschichten können im nicht aufgewärmten Zustand schlechter aneinander gleiten, als dies nach einer aktiven Aufwärmphase der Fall ist. Da in einer Sport- oder Gymnastikstunde die Dehnübungen in der Regel am Anfang stehen, muß davon ausgegangen werden, daß der Bewegungsapparat noch unzureichend auf schnelle Bewegungen eingestellt ist. Wird die Gymnastik zu Hause durchgeführt, beginnt man normalerweise ohne vorheriges Aufwärmen.

Die praktische Anwendung der funktionellen Dehn- und Kräftigungsübungen

Die Auswahl und Zusammenstellung sowohl der Kräftigungs- als auch der Dehnübungen sollte sich nach möglicherweise vorhandenen individuellen Schwächen richten. Aus diesem Grund finden sich im folgenden Praxisteil einige »Testübungen«, die eine entsprechende Hilfestellung leisten. Darüber hinaus können sie als Kontrolle für den Übungsfortschritt verwendet werden. Es ist jedoch zu berücksichtigen, daß keine dieser Kontrollübungen eine absolute Aussage über vorliegende Defizite liefern kann.

Wird bei der Überprüfung der Kraft die Endposition mühelos erreicht, so kann mit schwierigeren Übungen begonnen werden. Diese sind im fortlaufenden Text jeweils beschrieben. Werden jedoch Schwächen erkennbar, so sind die einfacheren Formen auszuwählen.

Die Dehnstellungen sind in ihrer Schwierigkeit nicht unterschieden, da die Intensität der Übung durch das subjektive Dehngefühl bestimmt wird. Die Auswahl der Übungen richtet sich hier nach den individuellen Möglichkeiten. Bereitet zum Beispiel die Dehnung der Anzieher der Oberschenkel aus der Ausgangsposition »Vierfüßerstand« (siehe Seite 141)

Schwierigkeiten, so sollte eine andere Variante gewählt werden.

Fallen bei der Überprüfung der Dehnfähigkeit Defizite auf, so sind die zugehörigen Dehnstellungen bevorzugt anzuwenden. An Hand der schon erwähnten Hüftbeuge- und Bauchmuskulatur soll das Prinzip nochmals verdeutlicht werden:

Bei der Prüfposition für die Hüftbeugemuskulatur wird in der Rückenlage ein Bein mit beiden Händen dicht an den Oberkörper gezogen. Das andere Bein bleibt gestreckt und die Schwerkraft hält es in Richtung der Hüftgelenkstreckung (Abb. 15). Wird durch den Zug am gebeugten das gestreckte Bein vom Boden gehebelt, so kann eine mangelnde Dehnfähigkeit der Hüftbeugemuskulatur auf der gestreckten Seite hierfür die Ursache sein. Zur Dehnung der betreffenden Muskulatur sind hier Übungen der Seiten 125 bis 136 auszuwählen.

Die Prüfung kann durch einen entsprechend starken Umfang des Oberkörpers oder durch ein kräftiges Muskelprofil der Beine stark beeinflußt werden. Sie ist deshalb, wie oben erwähnt, nur als grobe Orientierung zu verstehen.

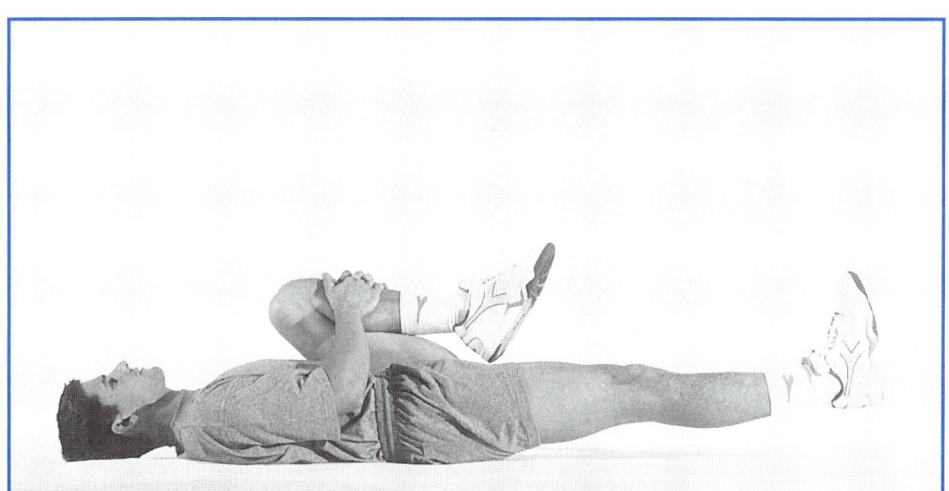

Abb. 15
In der Rückenlage wird ein Kniegelenk mit beiden Händen umgriffen, der Oberschenkel so dicht wie möglich zum Oberkörper gezogen. Das andere Bein bleibt dabei gestreckt liegen.

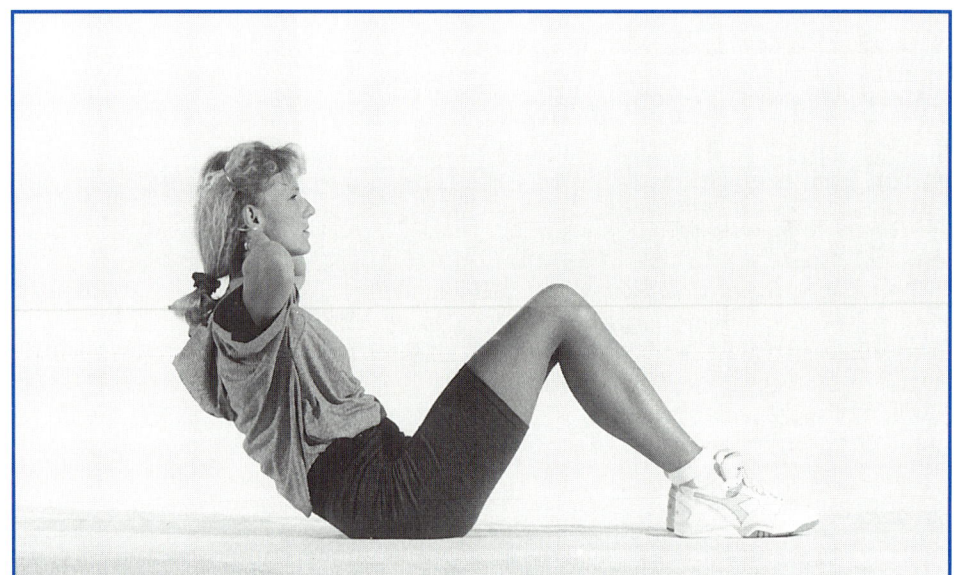

Abb. 16
In der Rückenlage bei
angestellten Beinen wird
der Oberkörper langsam
eingerollt, die Hände
sind in Nackenhalte.
Gelingt es, den Kopf,
den Schultergürtel und
auch die Brustwirbel-
säule zu lösen, liegt eine
sehr gute Kraft der
Bauchmuskulatur vor.

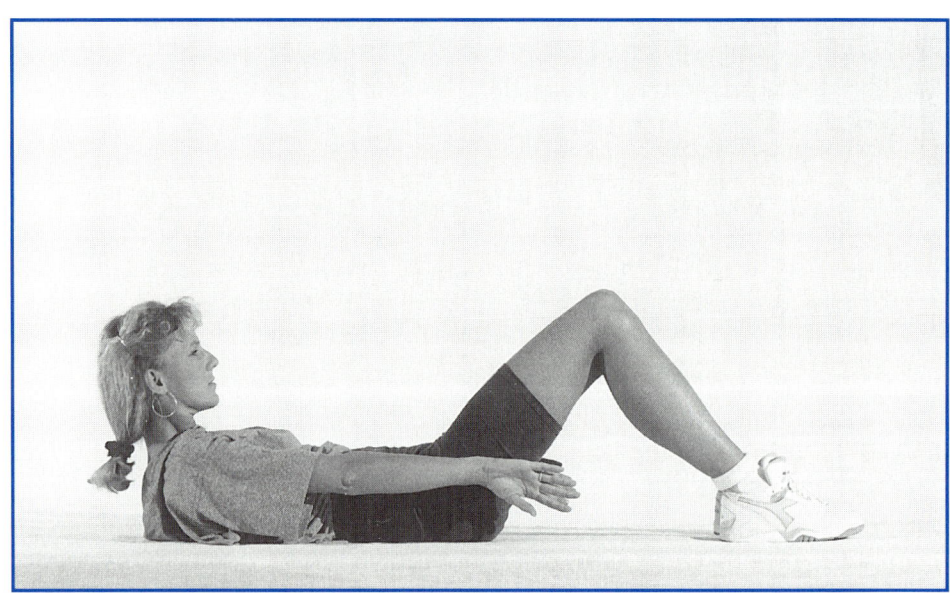

Abb. 17
Bei mangelnder Kraft der
Bauchmuskulatur kann
nur diese Endposition er-
reicht werden.

Bei der Prüfung der Kraft der Bauchmuskulatur wird bei angestellten Beinen der
Oberkörper langsam »eingerollt«. Die
Hände gleiten dabei dicht über den Boden in Richtung der Fersen. Gelingt es,
den Kopf, die Schultern und die Brustwirbelsäule abzuheben, so liegt eine gute
Kraft der Bauchmuskulatur vor. Gelingt
die gleiche Bewegung mit den Händen in
der Nackenhalte (Abb. 16), so kann man
auf eine sehr gute Bauchmuskelkraft
schließen. Wichtig ist, daß diese Überprüfung sehr langsam und genau durchgeführt wird.

Kann nur der Kopf und der Schultergürtel
vom Boden gelöst werden, ist von einer
schwachen Bauchmuskulatur auszugehen
(Abb. 17). Der Einstieg in die Kräftigungsübungen würde in diesem Fall auf Seite
38 beginnen.

Der Wechsel in die verschiedenen Ausgangspositionen

In vielen Gymnastikangeboten, die unter der Überschrift »Wirbelsäulengymnastik« einzureihen sind, ist die Rückenlage eine beliebte Ausgangsposition. An nur wenigen Stellen - und hier meist in der Literatur der Bewegungstherapie - finden sich Hinweise, wie man vom aufrechten Stand in die Rückenlage und wieder zurückgelangt, ohne die Wirbelsäule unnötig zu belasten.

Wer selbst schon einmal Probleme mit dem Rücken gehabt hat, kann nachvollziehen, was dieser vermeintlich einfache Lagewechsel für Schwierigkeiten bereiten kann. Es erscheint deshalb sinnvoll, diesen Umstand zu berücksichtigen, auch wenn keine aktuellen Beschwerden vorhanden sind. Aus diesem Grund werden im folgenden einige Möglichkeiten beschrieben, wie man in die gebräuchlichsten Ausgangspositionen gelangt.

Für einen Großteil der Übungspraxis sind keine Hilfsmittel notwendig. Als Unterlage sollte eine Übungsmatte oder eine mehrfach gefaltete, möglichst weiche Decke verwendet werden.

Aus dem Stand in die Rückenlage

Bei den hier dargestellten Möglichkeiten sollte die Aufmerksamkeit besonders auf die Wirbelsäule gerichtet sein. Der gesamte Bewegungsablauf wird dann mit der Vorstellung begleitet, daß die Wirbelsäule sich wie ein »starrer Stab« verhält. Da besonders beim ersten Vorschlag viele Teilschritte zu berücksichtigen sind, kann man die Bewegung auch etappenweise üben. Wird nun zum Beispiel der Weg vom aufrechten Stand in den einbeinigen Kniestand probiert, sollte abwechselnd mit beiden Beinen geübt werden. Hierbei wird insbesondere die Oberschenkelmuskulatur im Sinne einer Kräftigung beansprucht. Auch der Wechsel in alle anderen Zwischenpositionen kann mehrfach vorgenommen werden, da dies für die Wirbelsäulenmuskulatur stets eine Stabilisationsforderung darstellt.

Möglichkeit 1

Im aufrechten Stand hängen beide Arme locker neben dem Körper. Das Gewicht ist auf beide Fußsohlen gleichmäßig verteilt. Ohne aus dem Gleichgewicht zu geraten, wird ein Fuß entlastet und mit den Zehenspitzen aufgesetzt, wobei der Fußrücken zum Boden zeigt. Das andere Bein trägt nun das gesamte Körpergewicht. Der entlastete Fuß wird langsam nach hinten geschoben, das Kniegelenk des Standbeines gleichzeitig gebeugt. Mit gerader Wirbelsäule wird der einbeinige Kniestand als Zwischenposition erreicht. Nun werden beide Hände stützbereit nach vorne genommen, die Ellenbogen bleiben leicht gebeugt. Während der Oberkörper »wie ein Block« weiter zum Boden abgesenkt wird, muß gleichzeitig der vordere Fuß unter dem Körper nach hinten geschoben werden. Die Bewegung erfolgt über das Hüftgelenk des Stützbeines. In der sich ergebenden nächsten Zwischenposition sind beide Hände und die nun nebeneinander liegenden Unterschenkel aufgesetzt.

Der Oberkörper wird weiter dem Boden angenähert, indem der Arm und das Bein einer Körperhälfte auf dem Boden ausgestreckt werden. Die Wirbelsäule kann auch bei dieser Bewegung gerade bleiben. Das Absenken des Oberkörpers ist mit einer gleichzeitigen Gewichtsverlagerung auf die sich streckende Körperhälfte verbunden. Zur Erleichterung ist es oft notwendig, das noch stützende Kniegelenk ein wenig zur Seite zu schieben. Als weitere Zwischenposition ergibt sich nun eine stabile Seitenlage, wobei der Arm und das Bein der untenliegenden Körperhälfte ausgestreckt sind. Die Drehung in die Rückenlage erfolgt über diese Seite, wobei zum Schluß die Hände neben dem Gesäß abgelegt werden.

Abb. 18
Im aufrechten Stand ist das Gewicht gleichmäßig auf beide Fußsohlen verteilt. Die Arme hängen locker neben dem Körper.

Abb. 19
Ein Fuß wird entlastet und mit dem Fußrücken auf den Boden gesetzt. Das Kniegelenk des anderen Beines wird langsam gebeugt.

Abb. 20
Die Hände werden stützbereit nach vorne genommen und die Bewegung bis zum einbeinigen Kniestand fortgeführt.

Abb. 21
Das vordere stützende Bein wird nach hinten geschoben und das Gewicht gleichmäßig auf die Unterschenkel und die stützenden Hände verteilt.

Abb. 22
Der Oberkörper wird durch das gleichzeitige Strecken des Armes und des Beines einer Körperhälfte abgesenkt. Während das Gewicht auf die streckende Körperhälfte verlagert wird, soll die Wirbelsäule gerade gehalten werden.

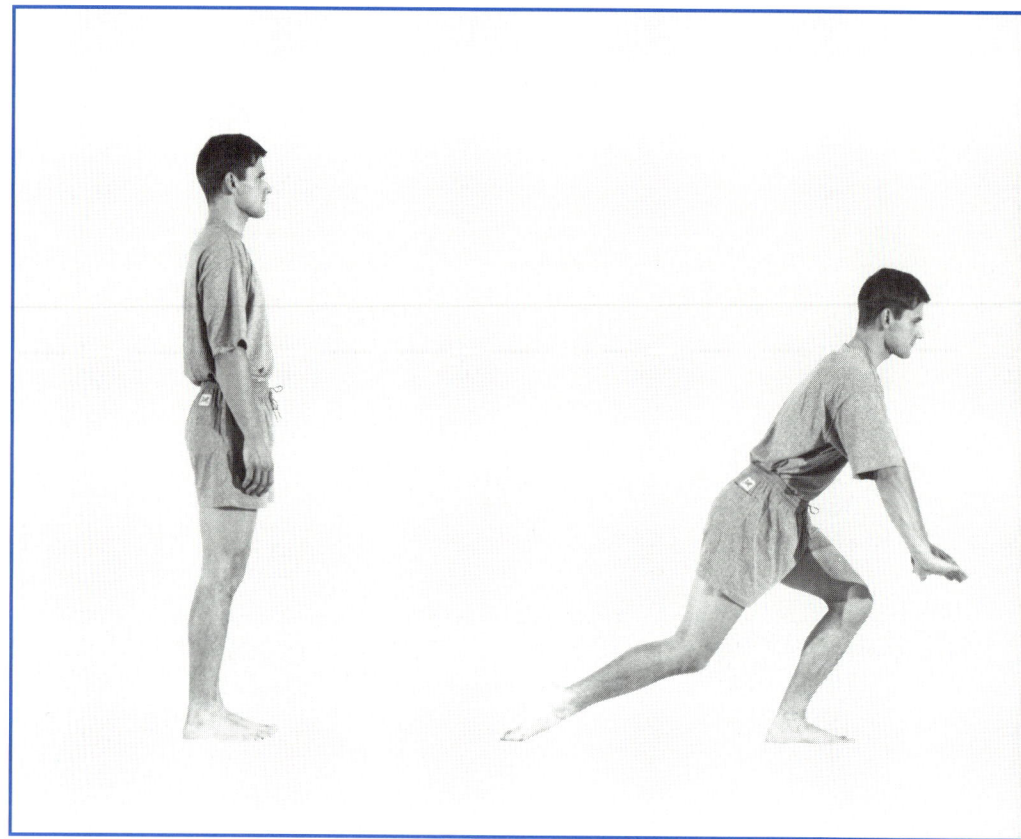

Dieser erste Vorschlag, sich vom aufrechten Stand in die Rückenlage zu begeben, beinhaltet zwei Zwischenpositionen im Kniestütz. Diese können auch auf einem weichen Untergrund gelegentlich als unangenehm empfunden werden. Hier sollte der zweite Vorschlag, der mehr Bewegungsfluß beinhaltet, versucht werden.

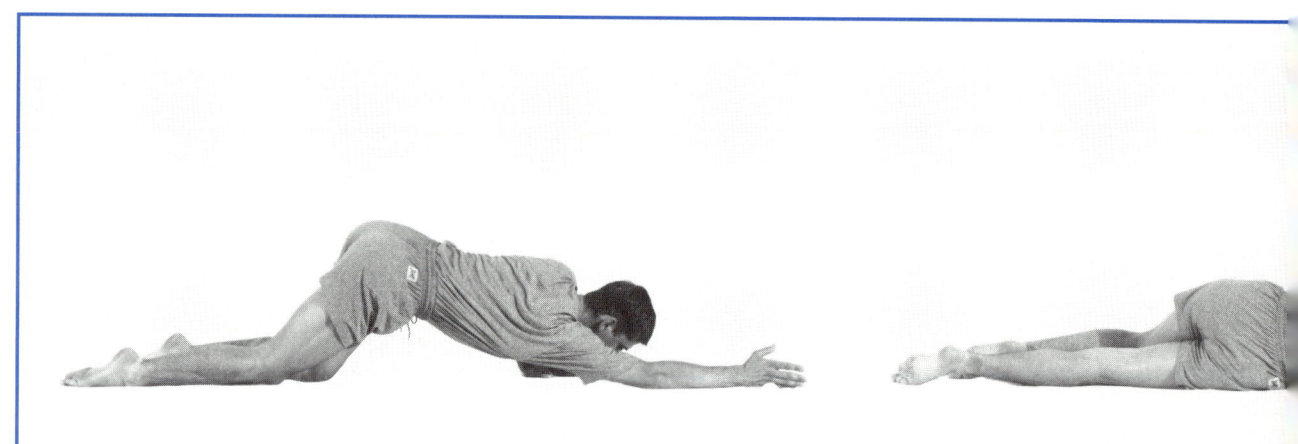

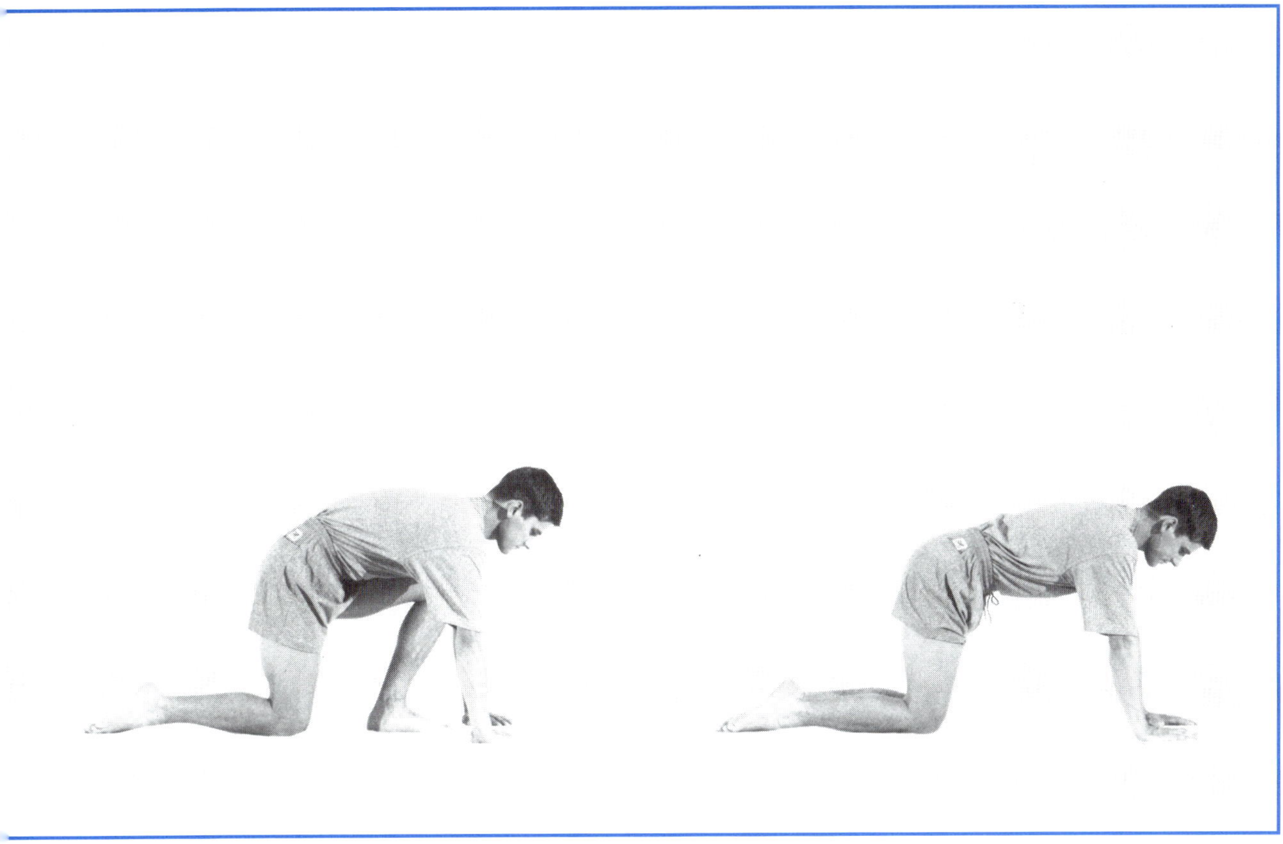

Abb. 23
In der stabilen Seitlage
sind das unten liegende
Bein und der Arm ausge-
streckt. Das obere Bein
ist angebeugt, der Arm
liegt bequem auf.

Abb. 24
Während der Drehung in
die Rückenlage werden
das zuvor gebeugte Bein
und der Arm der
gleichen Körperhälfte
ausgestreckt und auf
den Boden abgelegt.

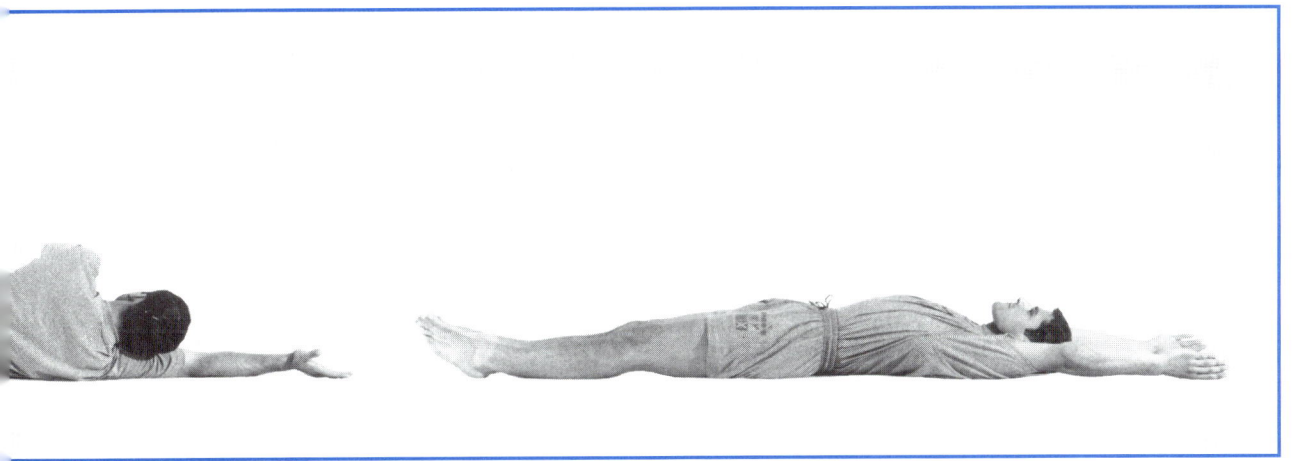

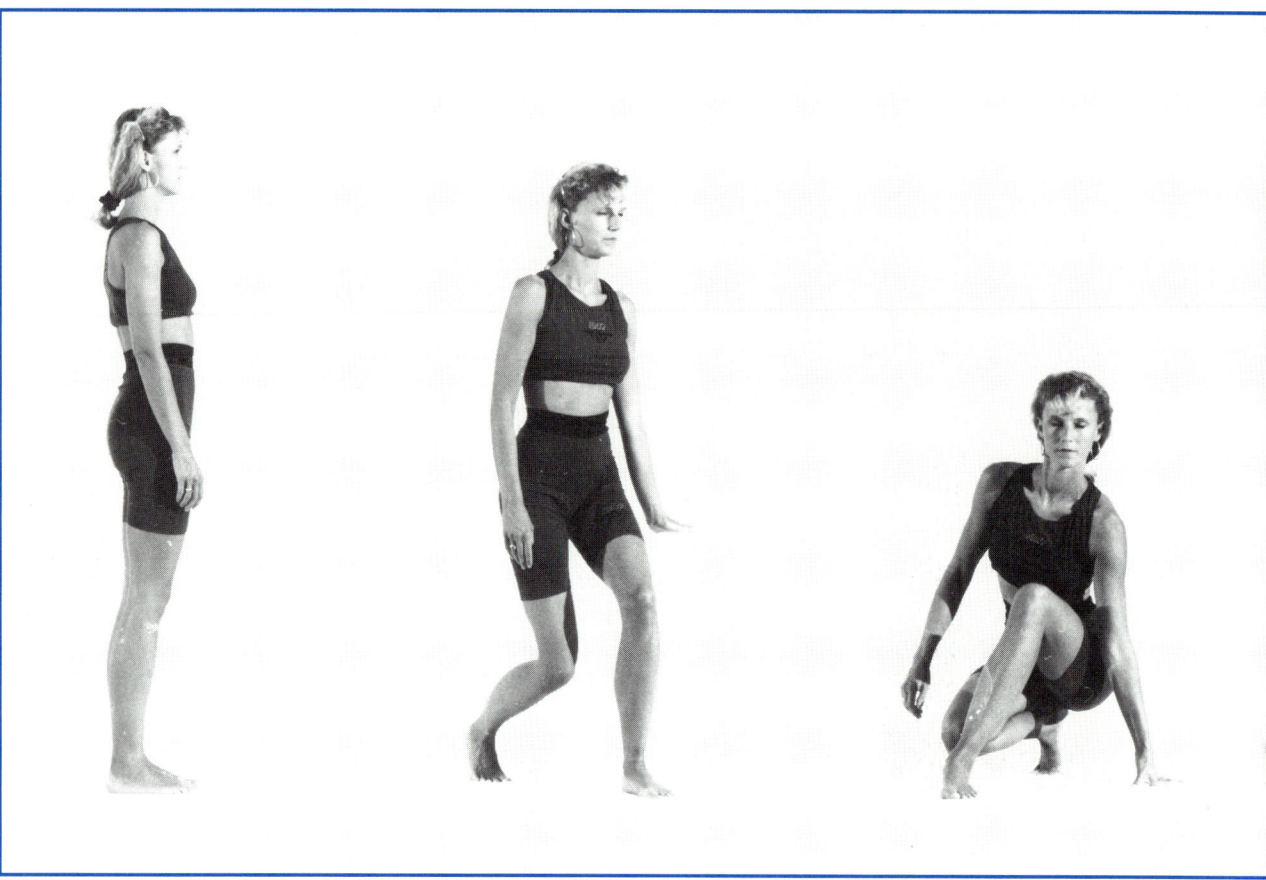

Abb. 25
Im aufrechten Stand ist das Gewicht gleichmäßig auf beide Fußsohlen verteilt. Die Arme hängen locker neben dem Körper.

Abb. 26
Ein Fuß wird auf einem gedachten engen Kreisbogen nach hinten gesetzt, das Gewicht wird gleichzeitig auf diesen Fuß verlagert. Eine Hand zeigt mit der Handfläche stützbereit auf den Kreismittelpunkt.

Abb. 27
Durch zunehmende Beugung beider Kniegelenke bekommt die Hand Bodenkontakt. Der Übergang zum Sitzen erfolgt weich.

Abb. 28
Im aufrechten Sitz auf dem Boden stützen beide Hände den Oberkörper ab.

Möglichkeit 2
Die Bewegungsfolge beginnt mit einem kleinen Schritt rückwärts in der Vorstellung, daß man sich auf einer engen Kreisbahn bewegt. Eine Hand zeigt dabei auf den gedachten Mittelpunkt dieser Kreisbahn, der zugehörige Arm bildet also die Drehachse. Der bogenäußere Fuß wird zuerst zurückgesetzt. Mit drei oder vier kleinen Schritten dreht man sich weiter ein und wird dabei so klein, daß die Hand in der Mitte stützen kann. Der sich nun anschließende Übergang zum Sitz sollte weich erfolgen. Gelingt dies nicht, geht man den Kreis wieder vorwärts bis zum aufrechten Stand zurück und probiert es noch einmal.

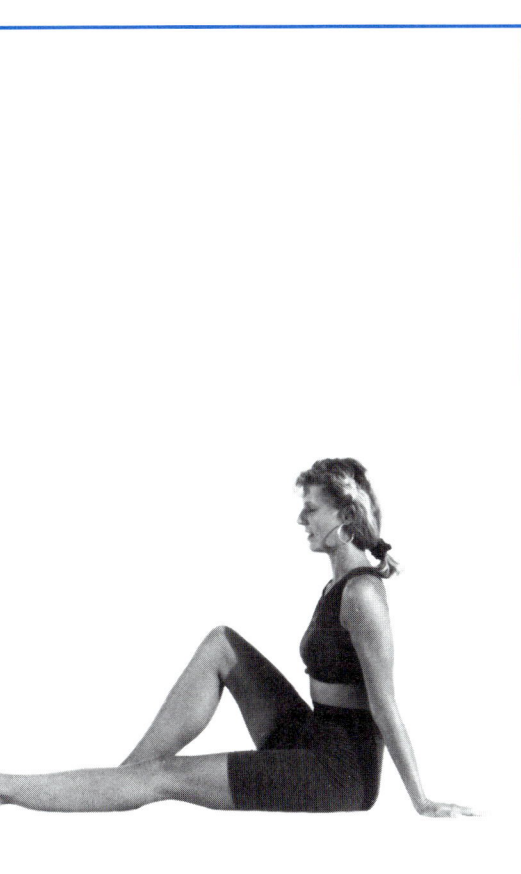

Abb. 29
Im Sitz wird ein Bein mit beiden Händen am Kniegelenk gefaßt und der Oberschenkel dicht an den Oberkörper gezogen. Das andere Bein liegt gestreckt auf dem Boden.

Abb. 30
Durch den Zug mit beiden Händen am Kniegelenk des angebeugten Beines kann das Abrollen in die Rückenlage kontrolliert werden.

Abb. 31
In der Rückenlage sind beide Beine angestellt, die Hände liegen bequem neben dem Gesäß.

Aus dem Sitz in die Rückenlage

Im Sitz greifen beide Hände über ein Kniegelenk und ziehen den Oberschenkel dicht zum Oberkörper, das andere Bein bleibt gestreckt liegen. Während das angebeugte Bein festgehalten wird, läßt man sich in die Rückenlage abrollen. Zur weiteren Entlastung der Lendenwirbelsäule können beide Beine angestellt werden. Mit dem Zug beider Hände am Kniegelenk kann diese Bewegung gut kontrolliert werden. Dies sollte besonders kurz nach Beginn des Bewegungsablaufes beachtet werden, wo häufig das Gefühl auftaucht, daß man zu schnell in die Rückenlage kippt.

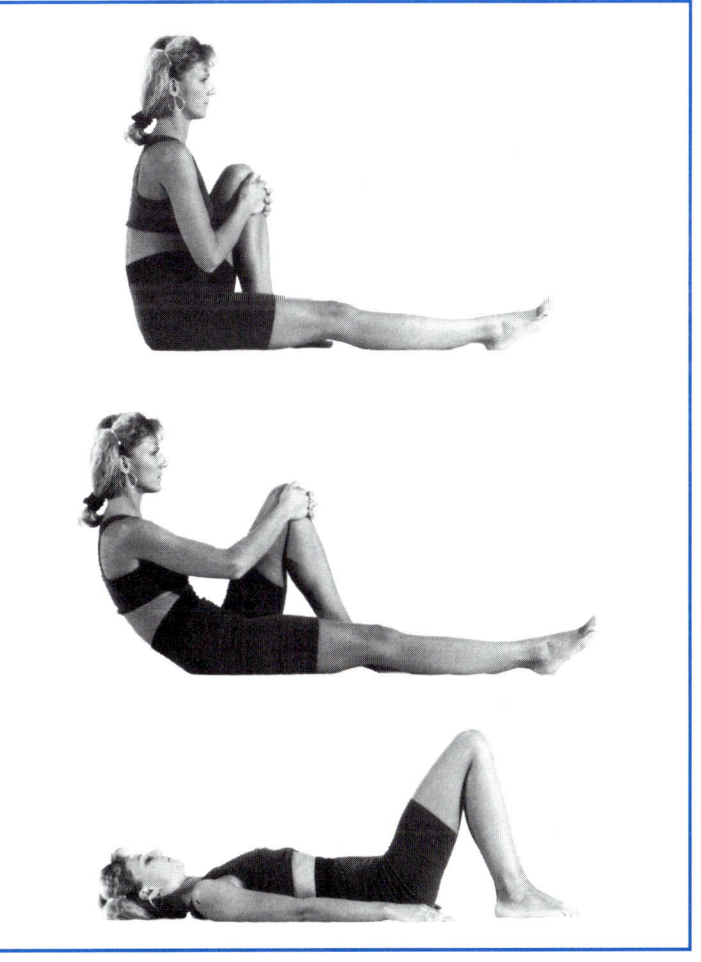

Aus der Rückenlage in die Bauchlage

In der Rückenlage werden beide Arme gestreckt hinter dem Kopf abgelegt. Ein Bein wird vom Boden abgehoben und dabei im Hüft- und im Kniegelenk ungefähr im rechten Winkel gebeugt. Der gleichseitige Arm wird so gehalten, daß der Ellenbogen zum Oberschenkel zeigt.

Die Drehung erfolgt über die ausgestreckte Seite, wobei sich der Oberkörper, das angebeugte Bein und der Arm dieser Seite »wie ein Block« bewegen. Die Hand des nun oben liegenden Armes bremst die weitere Drehung ab, indem sie gegen den Boden gestützt wird. Gegen Ende der Drehung werden Arm und Bein wieder ausgestreckt, bis die Bauchlage erreicht ist.

Abb. 32
In der Rückenlage werden beide Arme gestreckt über dem Kopf abgelegt. Die Beine sind ebenfalls gestreckt.

Abb. 33
Ein Bein wird bis zum rechten Winkel im Hüft- und Kniegelenk angebeugt. Der gleichseitige Arm zeigt mit dem Ellenbogen zum Oberschenkel, die Hand wird stützbereit gehalten.

Abb. 34
Die Drehung erfolgt über die gestreckte Seite, bis die stützende Hand den Oberkörper stabilisieren kann. Das angebeugte Bein wird in die Drehung mitgeführt.

Abb. 35
Der zuvor stützende Arm und das angebeugte Bein werden mit der weiteren Drehung ausgestreckt, bis die Bauchlage erreicht ist.

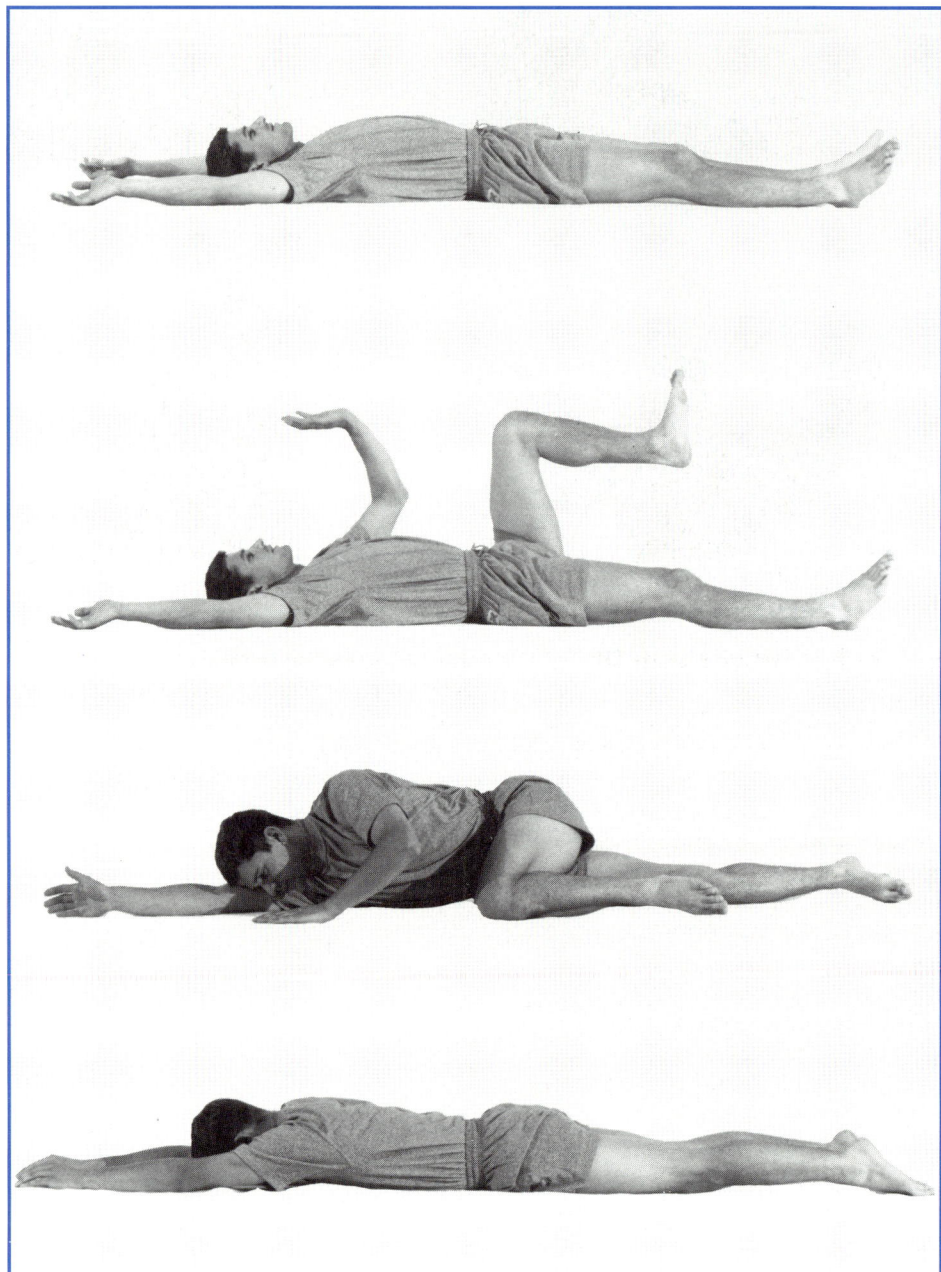

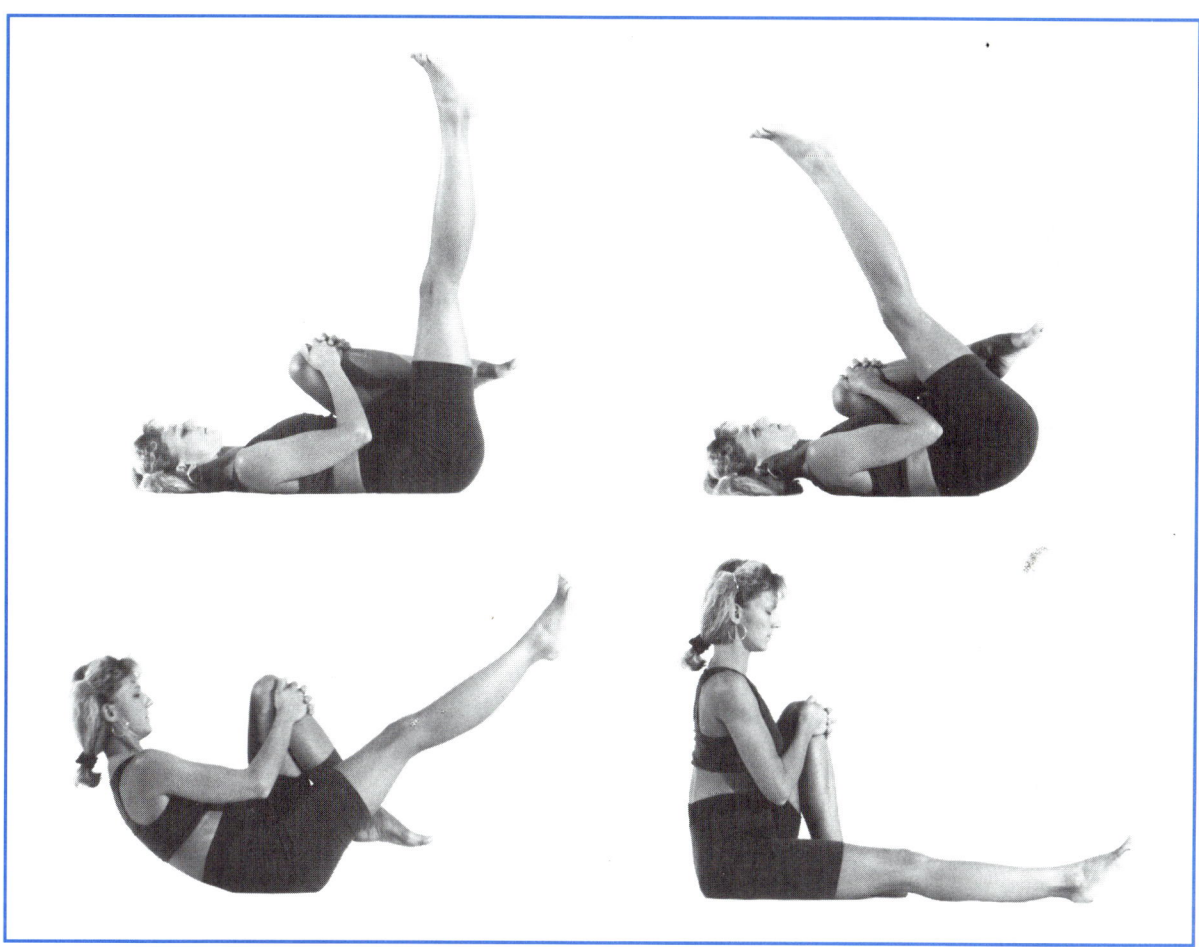

Aus der Rückenlage zum Sitz

Beim Wechsel aus der Rückenlage zum Sitz können besonders häufig für die Wirbelsäule belastende Bewegungsabläufe beobachtet werden. Dabei erfolgt die Aufrichtung mit Hilfe der gestreckten Beine und somit über die Kraft der Hüftbeugemuskulatur. Dies bedeutet für die Lendenwirbelsäule eine vermehrte Belastung (vgl. hierzu Seite 12). Eine mögliche Alternative ist folgender Vorschlag: In der Rückenlage greifen beide Hände über ein Kniegelenk und ziehen den Oberschenkel dicht an den Oberkörper.

Danach wird das andere Bein senkrecht nach oben gestreckt. Ohne das angebeugte Bein loszulassen, führt man das gestreckte mit leichtem Schwung zurück gegen den Boden, wobei das Hüftgelenk nicht gestreckt wird. Der Oberkörper folgt dieser Bewegung und der Sitz wird bequem erreicht.

Abb. 36
In der Rückenlage umfassen beide Hände ein Kniegelenk und ziehen den Oberschenkel zum Oberkörper. Das andere Bein wird senkrecht nach oben ausgestreckt.

Abb. 37
Die Hüftbeugung des gestreckten Beines wird zum »Schwungholen« verstärkt.

Abb. 38
Das gestreckte Bein wird in Richtung des Bodens geschwungen, wobei die Hände das angebeugte Bein nicht loslassen.

Abb. 39
Der aufrechte Sitz wird mühelos erreicht.

Aus der Rückenlage zum Stand

Dieser Positionswechsel beginnt wie die Drehung in die Bauchlage. Es werden also beide Arme hinter dem Kopf abgelegt, ein Bein und der gleichseitige Arm nähern sich und die Drehung über die gestreckt gebliebene Seite beginnt. Die Hand des oberen Armes stützt wiederum gegen den Boden, wobei nun der Oberkörper etwas mit aufgerichtet wird. Gleichzeitig wird der Ellenbogen der gestreckt gehaltenen Seite unter den Oberkörper gezogen, der Unterarm liegt dabei auf. Mit der weiteren Drehung wird das angebeugte Kniegelenk zunehmend belastet, die kurze Stützphase auf dem Unterarm wird zum Stütz auf die Handfläche weitergeführt. Dabei wird das andere Bein ebenfalls angebeugt und unter den Oberkörper gezogen, bis die Fußsohle aufgesetzt ist.

Die Aufrichtung erfolgt durch eine Gewichtsverlagerung nach vorne und gleichzeitigen Schub des angestellten Beines. Dabei ist darauf zu achten, daß die Bewegung nach vorne oben und nicht nur nach oben gerichtet ist.

Abb. 40
In der Rückenlage werden beide Arme gestreckt über dem Kopf abgelegt. Die Beine sind ebenfalls gestreckt.

Abb. 41
Ein Bein wird bis zum rechten Winkel im Hüft- und Kniegelenk angebeugt, die Hand des gleichseitigen Armes ist stützbereit. Die Drehung erfolgt über die gestreckte Seite.

Abb. 42
Mit der weiteren Drehung wird das Becken vom Boden gelöst, beide Hände werden aufgestützt.

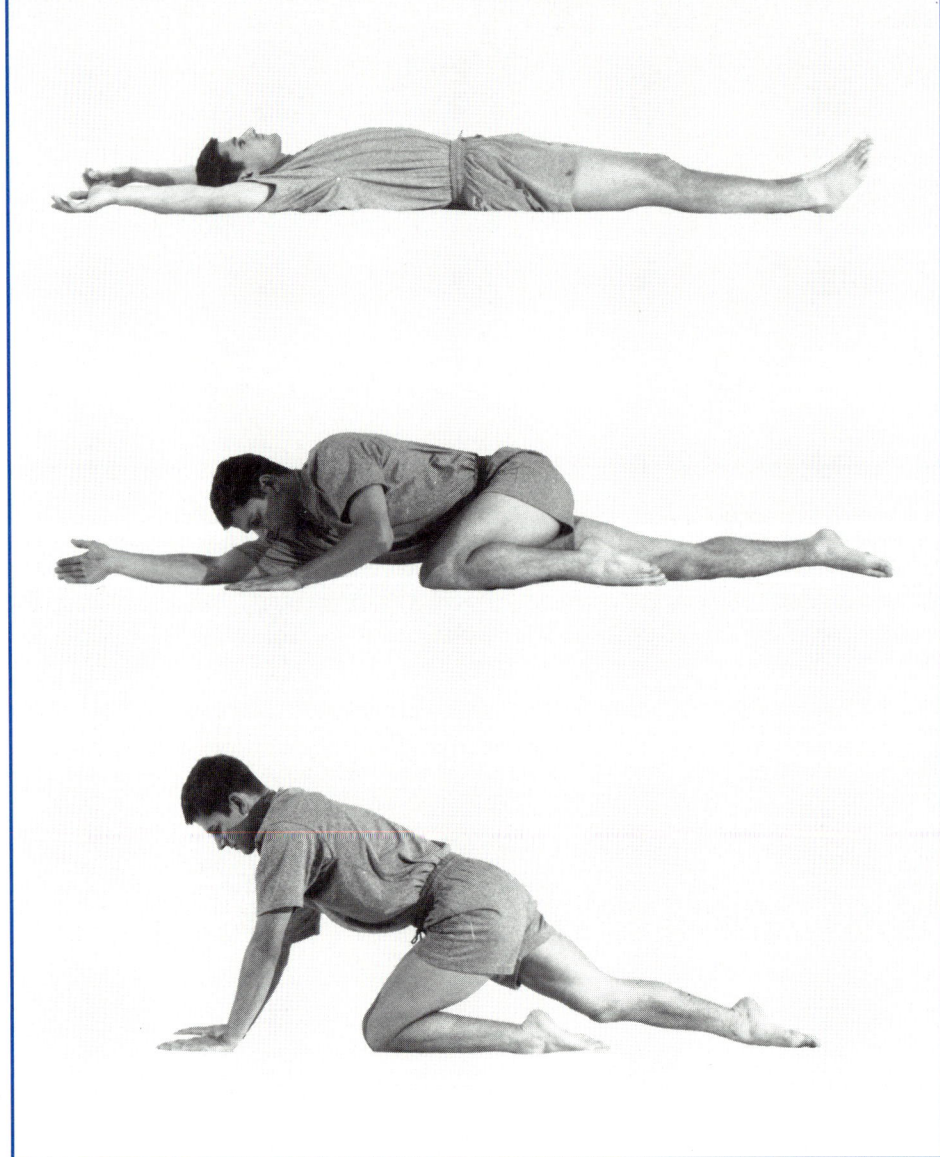

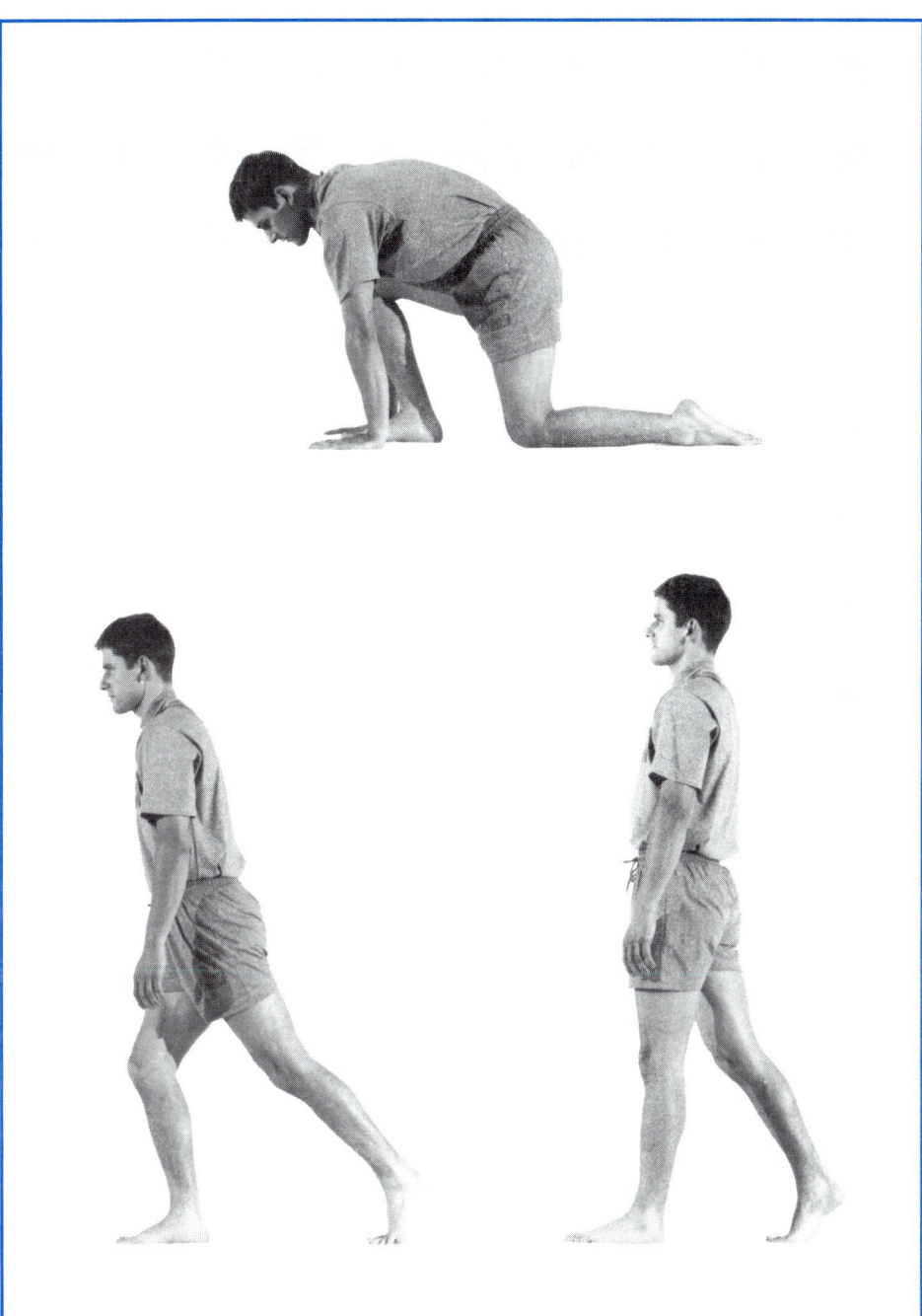

Abb. 43
Das gestreckte Bein wird
soweit unter den Ober-
körper gezogen, daß der
Fuß aufgestellt werden
kann.

Abb. 44
Das Gewicht wird zuneh-
mend nach vorne verla-
gert und durch gleich-
zeitiges Strecken des
angestellten Beines die
Aufrichtung begonnen.

Abb. 45
Der aufrechte Stand wird
mühelos erreicht.

Aus dem Stand zum Sitzen auf einem Stuhl und zurück zum Stehen

Es mag zunächst verwundern, daß ein ebenso einfacher wie alltäglicher Bewegungsablauf hier als Übungsform aufgenommen wird. Wer jedoch bereit ist, in der beschriebenen Art und Weise das Hinsetzen und Aufstehen einmal bewußt und langsam durchzuführen, wird erkennen, daß dies durchaus in das Gesamtkonzept der Übungszusammenstellung paßt.

Im aufrechten Stand etwa einen halben Schritt vor dem Stuhl zeigt der Rücken zur Sitzfläche. Das Gewicht ist auf beide Fußsohlen gleichmäßig verteilt, die Arme hängen locker neben dem Körper. Nun wird ein Fuß nach hinten zwischen die Stuhlbeine gesetzt, der Oberkörper zugleich »wie ein Block« etwas nach vorne genommen. Die Kniegelenke sind leicht gebeugt und das Körpergewicht wird zunehmend mehr vom hinteren Bein übernommen. Dies kann durch die beginnende Muskelspannung in den Oberschenkeln, gut kontrolliert werden.

Bei weiterhin gerade gehaltenem Oberkörper erfolgt das Absitzen ausschließlich über das Beugen der Knie- und Hüftgelenke.

Bei sehr langsamer Ausführung stellt dies für die Muskulatur der Oberschenkel insbesondere des rückgestellten Beines, eine deutliche Kraftbeanspruchung dar. Bei mehrmaliger Wiederholung sollte deshalb die Schrittstellung gewechselt werden.

Um vom Sitzen zurück in den Stand zu gelangen, wird in umgekehrter Reihenfolge des letzten Bewegungsablaufes vorgegangen. Ein Fuß wird in leichter Schrittstellung aufgesetzt, der Oberkörper mit aufgerichteter Wirbelsäule nach vorne genommen. Durch etwas stärkeren Schub des hinteren Beines erfolgt die Aufrichtung nach vorne und nach oben in Schrittrichtung.

Abb. 46
Mit dem Rücken zu einem Stuhl, der etwa einen halben Schritt entfernt ist. Im aufrechten Stand das Gewicht auf beide Fußsohlen gleichmäßig verteilt.

Abb. 47
Ein Fuß wird bei gleichzeitiger Beugung beider Kniegelenke zwischen die Stuhlbeine gesetzt. Das Gewicht wird zunehmend vom rückgestellten Bein übernommen.

Abb. 48
Durch die weitere Beugung beider Kniegelenke wird der Sitz erreicht.

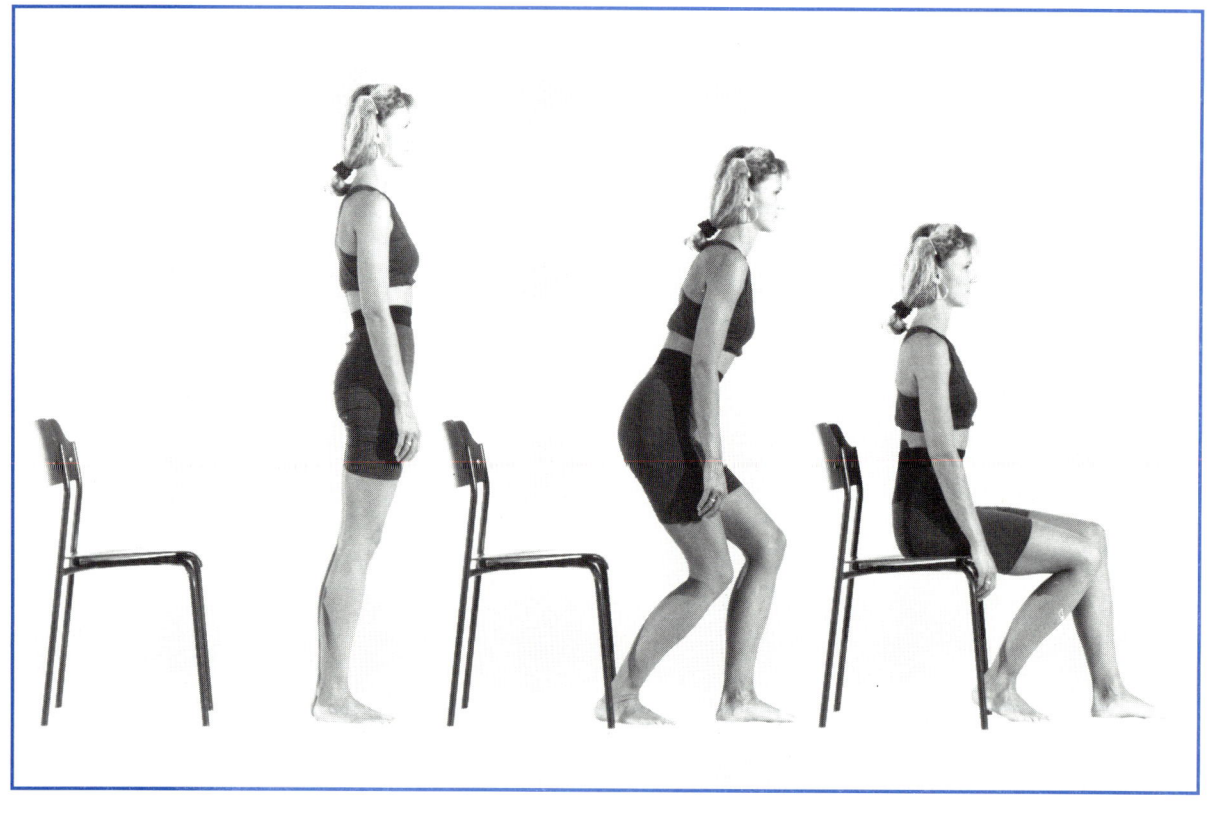

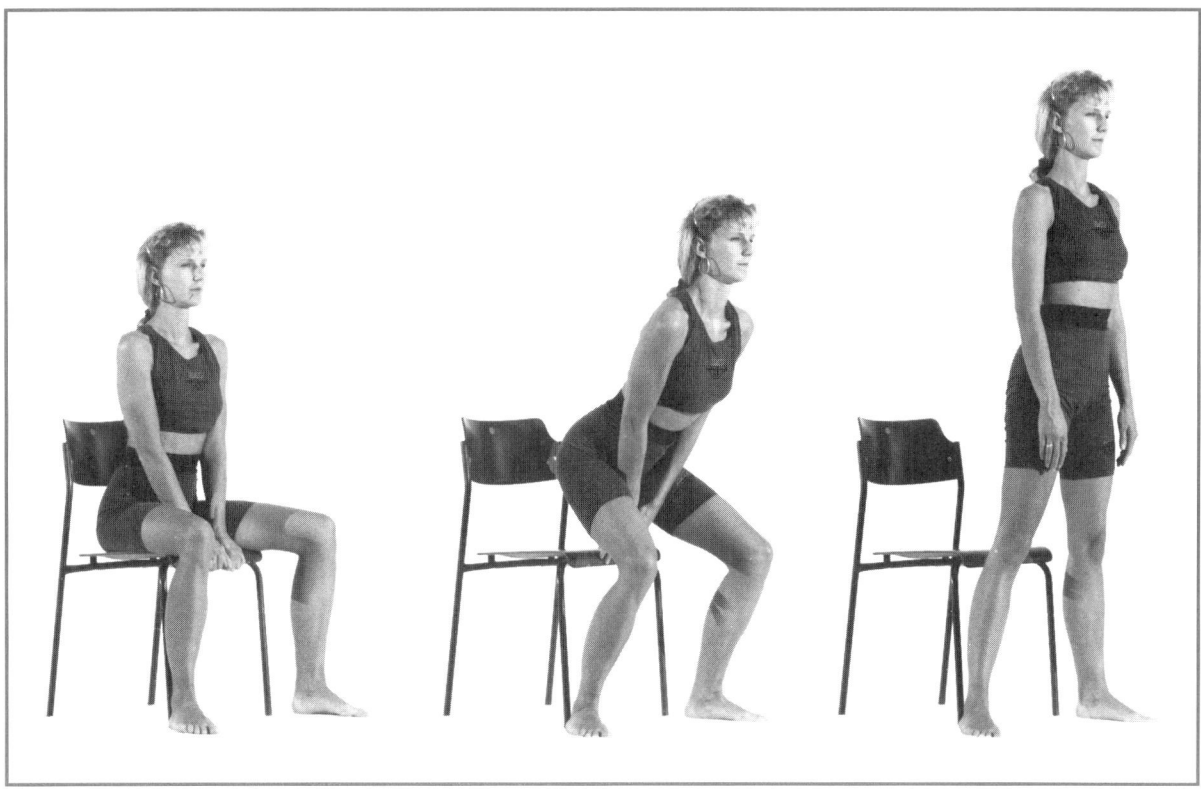

Hat man das Gefühl, daß der Rücken bei den beschriebenen Bewegungsabläufen nicht ausreichend stabilisiert werden kann, ist der Einsatz der Hände als Stützhilfe empfehlenswert.

Dazu sind im Sitz die Füße weit auseinandergesetzt, die Oberschenkel bilden folglich ein großes V. Beide Hände werden zwischen die Oberschenkel am vorderen Ende der Sitzfläche aufgestützt, die Arme sind gestreckt. Der Oberkörper und das Becken werden nach vorne geneigt, wobei die Hände zunehmend mehr Gewicht übernehmen. Wenn das Gesäß sich von der Sitzfläche zu lösen beginnt, wird der Druck der Hände etwas verstärkt. Das Strecken der Kniegelenke führt die Aufrichtung fort.

Der Moment des Aufrichtens wird vom Bewegungsgefühl mitbestimmt. Um sich etwas darauf einzustellen, kann man mehrmals bis zu dem Punkt gehen, wo der Kontakt des Gesäßes zum Stuhl weniger wird. Dabei sollte darauf geachtet werden, daß der Oberkörper und das Becken ausschließlich über die Beugung in den Hüftgelenken vorgeneigt werden. Diese Bewegung ist im Sitzen sehr gut zu kontrollieren.

Abb. 49
Im Sitz auf einem Stuhl sind die Füße mehr als stuhlbreit auf dem Boden aufgesetzt. Beide Hände stützen am vorderen Ende der Sitzfläche zwischen den Oberschenkeln.

Abb. 50
Mit dem Vorneigen des Oberkörpers übernehmen die Hände zunehmend mehr Stützarbeit. Wenn das Gesäß sich von der Sitzfläche löst, erfolgt die weitere Aufrichtung durch das Strecken der Kniegelenke.

Abb. 51
Im aufrechten Stand ist das Gewicht auf beide Fußsohlen gleichmäßig verteilt.

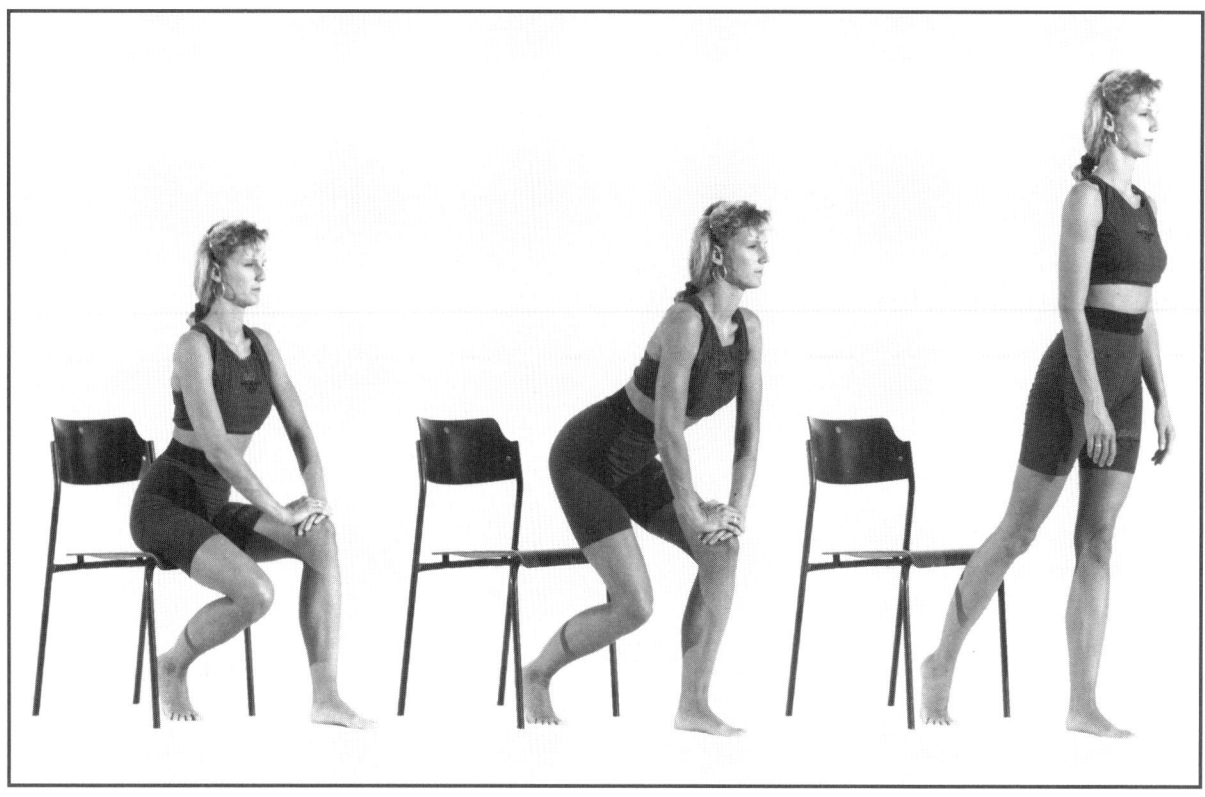

Abb. 52
Im Sitz wird ein Fuß unter den Stuhl auf die Zehenspitzen gestellt. Beide Hände stützen gegen den Oberschenkel des vorgestellten Beines.

Abb. 53
Mit dem Vorneigen des Oberkörpers übernehmen die Hände zunehmend mehr Stützarbeit. Wenn das Gesäß den Kontakt zur Sitzfläche verliert, wird die weitere Aufrichtung hauptsächlich durch das vordere Bein fortgeführt.

Abb. 54
Im aufrechten Stand ist das Gewicht vollständig auf dem vorderen Fuß.

Variation

Der zuletzt beschriebene Bewegungsablauf kann variiert werden, indem ein Bein als Stütze für die Hände eingesetzt wird. Die Ausgangsposition dazu ist wieder der Sitz, wobei jetzt die Beine parallel aufgesetzt sind.

Beide Hände stützen auf einen Oberschenkel dicht oberhalb des Kniegelenkes. Die Fingerspitzen zeigen zueinander, die Ellenbogen folglich nach außen. Der Fuß des anderen Beines wird unter die Sitzfläche nach hinten gestellt. Das Aufstehen beginnt wie zuvor mit dem Vorneigen des Oberkörpers und des Beckens. Wenn das Gesäß den Kontakt zur Sitzfläche verliert, stützen sich beide Hände gegen den vorderen Oberschenkel und unterstützen das weitere Aufrichten, das zum Großteil vom vorderen Bein übernommen wird.

Übungsformen zur Verbesserung der Körperstatik

Kräftigung der Bauchmuskulatur

Einen Hinweis über die vorhandene Kraft der Bauchmuskulatur erhält man mit der auf der Seite 24 beschriebenen Vorgehensweise. Eine weitere Möglichkeit wird im folgenden vorgestellt.
Wie erläutert, können diese Prüfungen dazu dienen, eine angemessene Übungsauswahl zu treffen. Sie sind ebenso gut geeignet, die Übung zu kontrollieren.

Prüfung der Bauchmuskelkraft

Diese Prüfung wird entweder für sich oder oft als Ergänzung zu der ersten Methode eingesetzt. Der Bewegungsapparat wird dabei bewußt in eine Belastungssituation gebracht, die bei schwacher Bauchmuskelkraft zu einer Ausweichbewegung der Lendenwirbelsäule führt. Daher sollte dieser Bewegungsablauf nicht als ständige Übungsform gewählt werden.

In der Rückenlage werden die gestreckten Beine in den Hüftgelenken rechtwinkelig gebeugt. Die Handrücken befinden sich unter der Lendenwirbelsäule. Diese wird durch den kräftigen Einsatz der Bauchmuskeln gegen die Hände gedrückt. Unter Beibehalt dieses Kontaktes werden die gestreckten Beine langsam abgesenkt. Gelingt es nicht mehr, die Wirbelsäule flach zu halten (Abb. 57), ist die Prüfung abzubrechen und die Beine werden in den Kniegelenken gebeugt und abgestellt. Können die Beine sehr weit abgesenkt werden, sind die Bauchmuskeln kräftiger, als wenn bereits zu Bewegungsbeginn die »Hohlkreuzstellung« provoziert wird. Können die Beine ohne Ausweichbewegung des Beckens bis auf den Boden abgelegt werden, liegt eine überdurchschnittliche Stabilisationskraft vor.

Abb. 55
In der Rückenlage werden beide Beine senkrecht nach oben gestreckt, die Handrücken befinden sich unter der Lendenwirbelsäule, der Kopf liegt auf.

Abb. 56
Aus der Ausgangsstellung werden die gestreckten Beine langsam abgesenkt. Durch kräftigen Druck der Lendenwirbelsäule gegen die Handrücken, soll der Kontakt zu den Händen möglichst lange beibehalten werden.

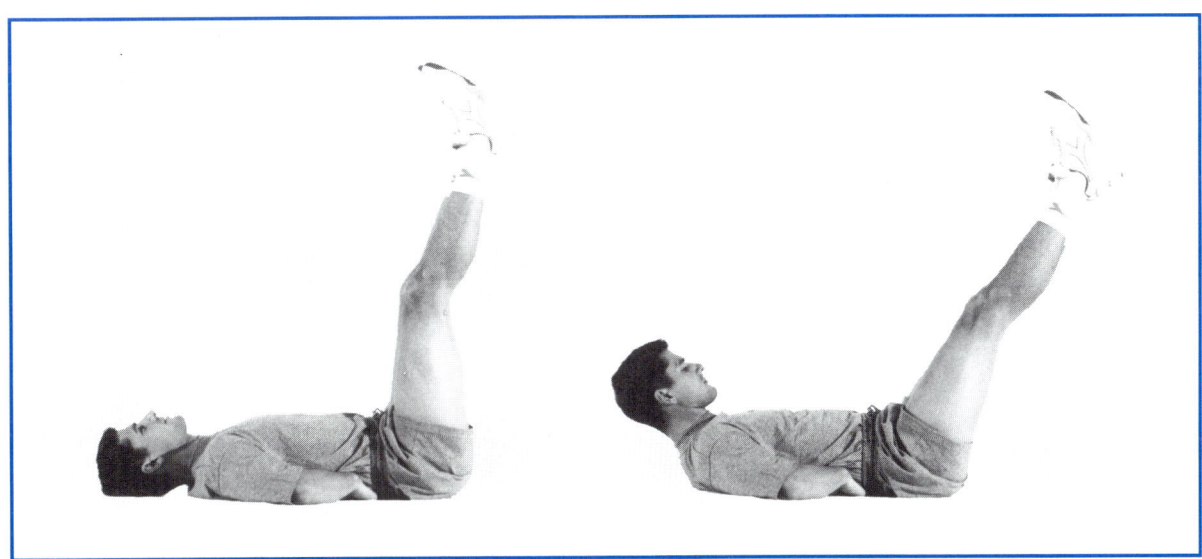

Abb. 57
Beginnt die Lendenwirbelsäule sich vom Boden zu lösen, ist der Test zu beenden und die Beine werden abgestellt.
(Zur Verdeutlichung der Ausweichbewegung sind die Hände auf der Abbildung in einer Position über dem Kopf.)

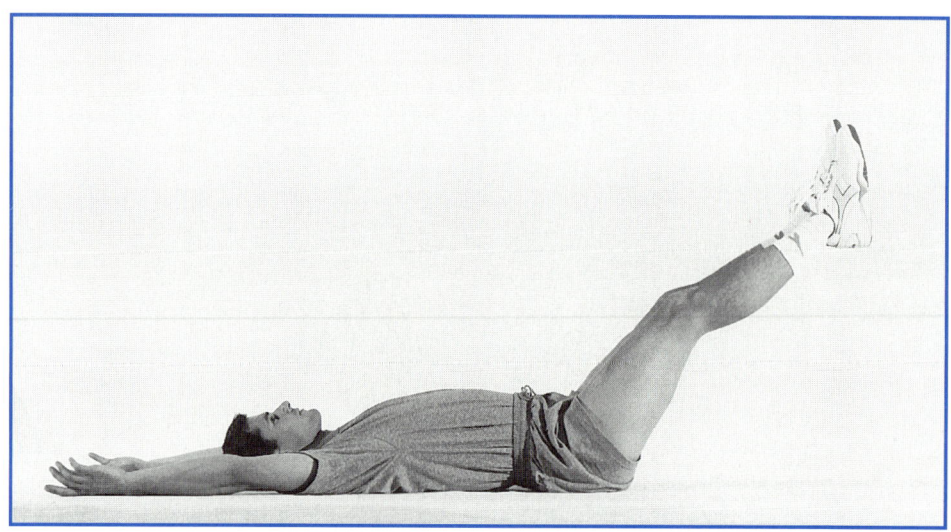

Beckenstabilisation

Da der bewußte Einsatz der Bauchmuskulatur für Gymnastikanfänger erfahrungsgemäß schwierig ist, werden im folgenden zunächst einfache Beispiele beschrieben, die zugleich die Aufgaben der Bauchmuskulatur verdeutlichen können.

Übung

Um zunächst einmal das Gefühl für die Wirkung der Bauchmuskulatur auf die Stellung des Beckens und der Wirbelsäule zu verbessern, soll mit einer einfachen Übung begonnen werden. Der Unterarmstütz in der Rückenlage mit angebeugten Beinen ist hierfür eine günstige Ausgangsposition. Zieht man beide Beine weiter zum Oberkörper heran, bis die Oberschenkel den Brustkorb berühren, führt dies zu einer Aufrichtung des Beckens und zu einer Flachstellung der Lendenwirbelsäule. Diese Begleitbewegungen können gut erspürt werden. Stellt man die Beine wieder in die Ausgangsposition zurück, folgen das Becken und die Wirbelsäule auch dieser Bewegung.
Um nun die Aufrichtung des Beckens zu stabilisieren, ist der Einsatz der Bauchmuskulatur notwendig. Dazu beugt man beide Beine erneut so weit wie möglich

an. In der Endposition stellt man sich vor, den unteren Teil des Rückens, also die Lendenwirbelsäule, gegen den Boden zu drücken. Die so erreichte Bauchmuskelspannung sollte so dosiert werden, daß beim langsamen Absenken der Beine mit gebeugten Kniegelenken die Position des Beckens und der Wirbelsäule weiter erhalten bleibt. Erst wenn die Fußsohlen den Boden berührt haben, wird die Bauchmuskelspannung gelöst. Während der gesamten Anspannungszeit sollte auf eine ruhige und gleichmäßige Atmung geachtet werden.
Obwohl der geforderte Bewegungsablauf sehr einfach ist, kommt es bei genauer Ausführung zu einer gut spürbaren Bauchmuskelaktivität. Die beckenaufrichtende Wirkung dieser Muskelgruppe ist ebenfalls gut nachvollziehbar.

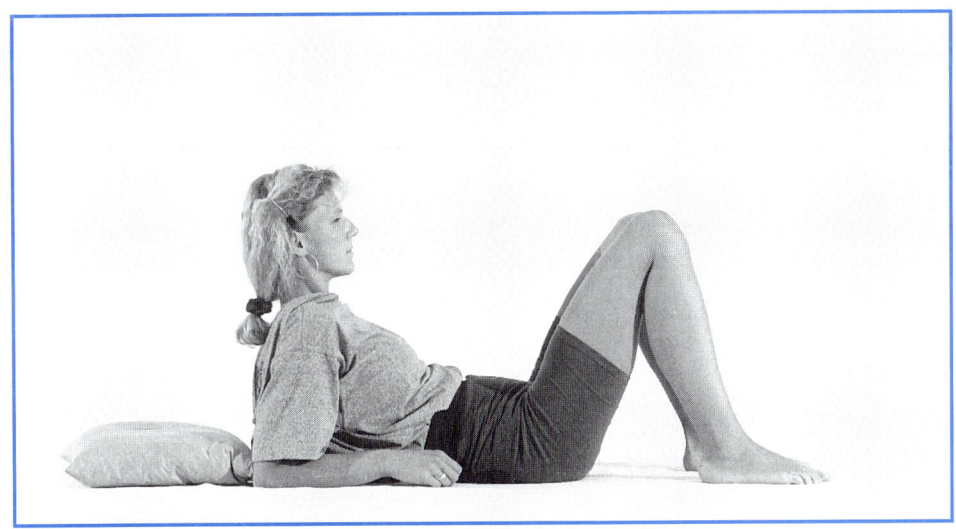

Abb. 58
Die Unterarme und die
Ellenbogen stützen den
Oberkörper, die Beine
sind angestellt.

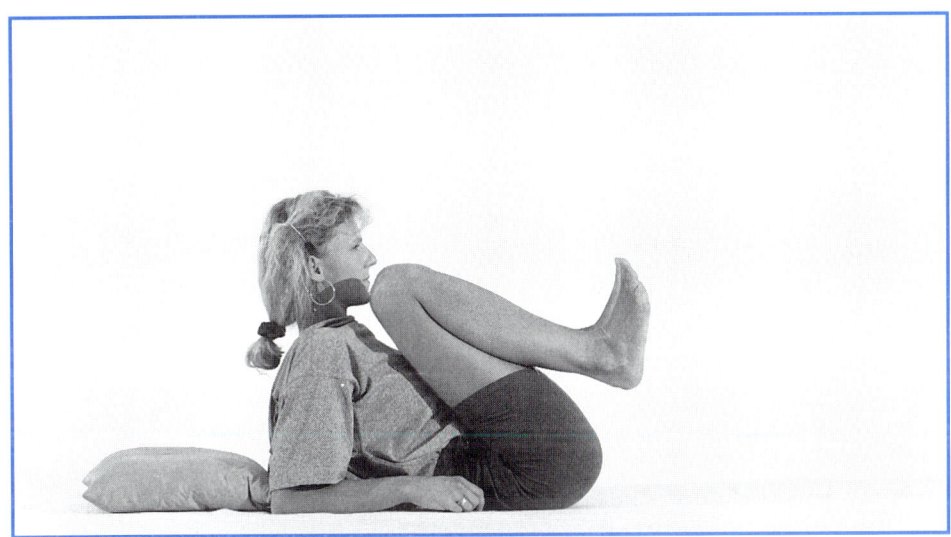

Abb. 59
Das Anbeugen der Beine
bewirkt eine stärkere
Beckenaufrichtung und
Rundung der Wirbelsäule
zum Boden.

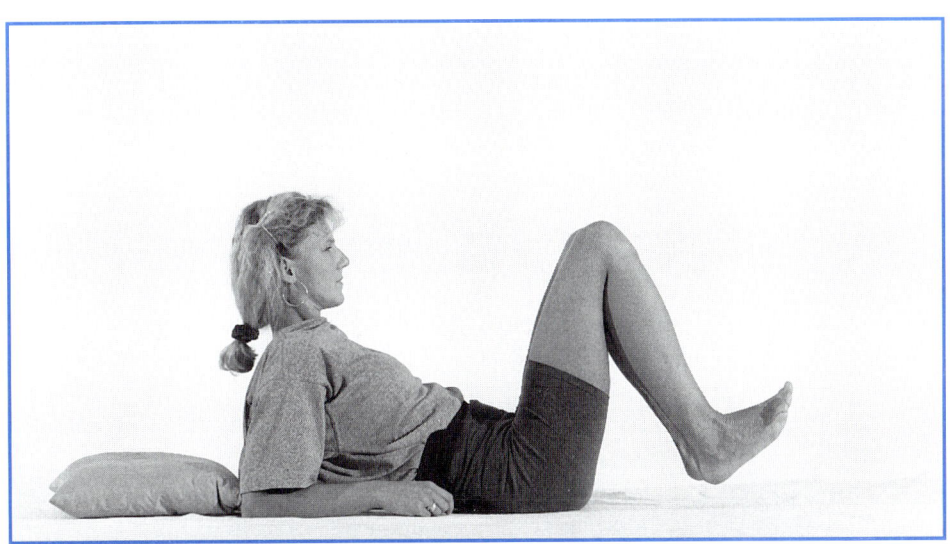

Abb. 60
Die Bauchmuskulatur
hält die Beckenaufrich-
tung, während die Füße
langsam zum Boden
zurückgeführt werden.
Die Kniegelenke bleiben
dabei angebeugt.

Erschwerte Ausführung

Eine erschwerte Ausführung der gleichen Übung erfolgt aus der Rückenlage mit angestellten Beinen. Dabei sind beide Arme über dem Kopf abgelegt und die Ellenbogen gebeugt. Die Oberschenkel werden zum Oberkörper gezogen und die flachgestellte Lendenwirbelsäule gegen den Boden gedrückt. Nun sinken beide Beine mit gebeugten Kniegelenken langsam zurück in die Ausgangsposition. Genau wie zuvor, kontrolliert die Bauchmuskulatur die zu Beginn der Übung eingestellte Becken- und Wirbelsäulenposition. Auch hier sollte die Spannung erst gelöst werden, wenn beide Füße auf dem Boden stehen.

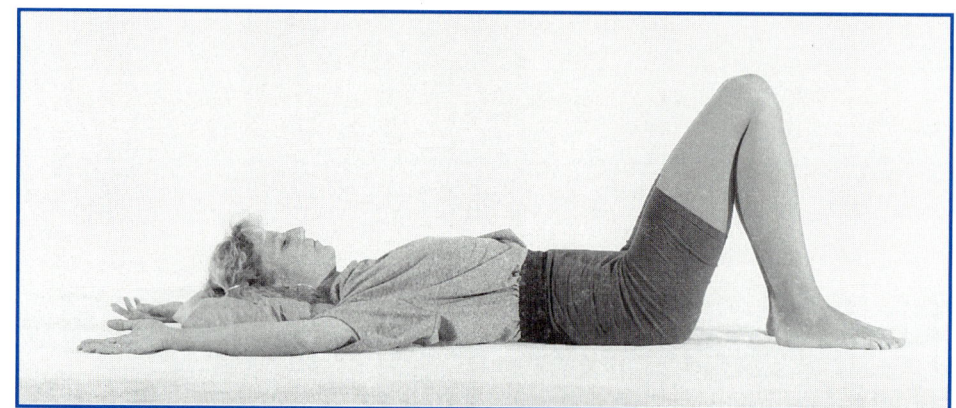

Abb. 61
In der Rückenlage werden die Beine angestellt, die Arme sind mit gebeugten Ellenbogen über dem Kopf abgelegt.

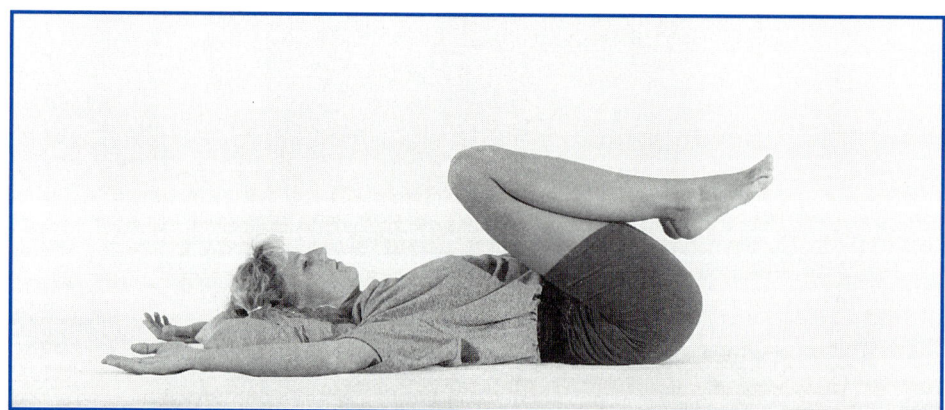

Abb. 62
Das Anbeugen der Beine bewirkt eine weitere Beckenaufrichtung und Flachstellung der Lendenwirbelsäule.

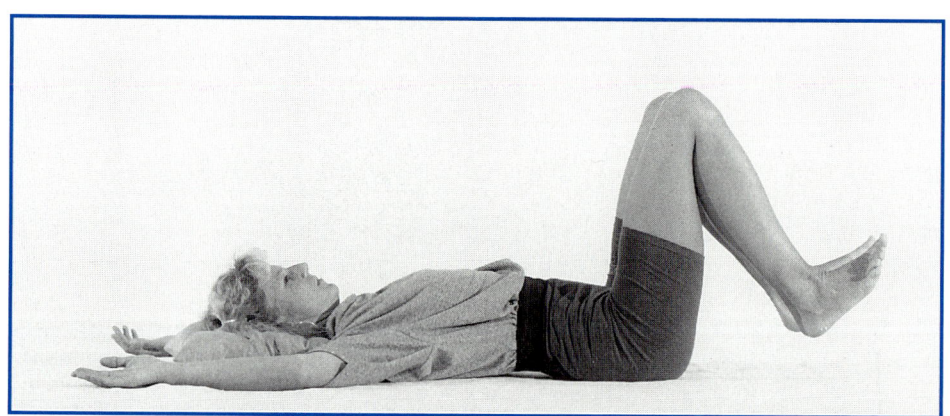

Abb. 63
Die Bauchmuskulatur hält die Beckenaufrichtung, während die Füße langsam zum Boden zurückgeführt werden. Die Kniegelenke bleiben angebeugt.

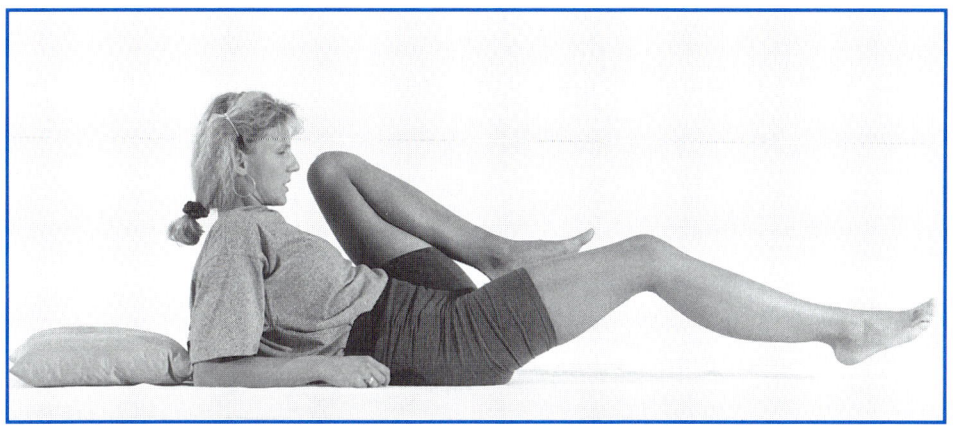

Abb. 64
Die Unterarme und die Ellenbogen stützen den Oberkörper. Ein Bein wird langsam parallel zum Boden ausgestreckt.

Variation

Eine weitere Bewegungsfolge, die nun weniger als Übung zu verstehen ist, kann die beschriebene Stabilisierungsfunktion ebenfalls spürbar machen. Da in der Endposition eine wirbelsäulenbelastende Stellung erreicht werden kann, sollte der Bewegungsablauf sehr genau kontrolliert werden.

Im Unterarmstütz in der Rückenlage werden beide Beine mit den Oberschenkeln zum Oberkörper gezogen. Die Bauchmuskulatur wird kräftig gespannt, wobei wiederum die Vorstellung hilfreich sein kann, die Lendenwirbelsäule gegen den Boden zu drücken. Nun wird ein Bein langsam parallel zum Boden ausgestreckt. Die Bauchmuskulatur muß um so stärker angespannt werden, je weiter das Bein gestreckt wird. Normalerweise gelingt es, das Becken und somit auch die Wirbelsäule zu stabilisieren, wenn nur ein Bein eingesetzt wird. Beginnt man zusätzlich das zweite Bein zu strecken, sollte der Punkt sehr genau beobachtet werden, an dem das Becken nicht mehr gehalten werden kann und eine »Hohlkreuzposition« provoziert wird. Hier ist der Bewegungsablauf zu beenden, und beide Beine sollten abgestellt werden.

Mit diesem Beispiel kann gezeigt werden, daß Übungen im Sitzen mit gestreckten Beinen eine erhebliche Anforderung an die Bauchmuskelkraft stellen, wenn sie tatsächlich mit stabilisiertem Becken durchgeführt werden. Da nach den vorliegenden Erkenntnissen eine Schwäche der Bauchmuskulatur sehr verbreitet ist, kann davon ausgegangen werden, daß derarti-

ge Übungen häufig zu einer Fehlbelastung der Wirbelsäule führen. Die Abbildung 65 zeigt hierfür ein Beispiel, das »Scheren« der gestreckten Beine. Auch in anderen Ausgangspositionen treten gleiche oder ähnliche Belastungsmomente auf, wenn durch den Hebel der Beine das Becken gekippt und die Lendenwirbelsäule nach vorne gezogen wird. Das »Hängen an der Sprossenwand mit gestreckten Beinen« ist eine vergleichbare Übung.

Abb. 65
Fehlerbild:
Werden die gestreckten Beine in einer Hüftbeugestellung gehalten, bedeutet dies für die Wirbelsäule eine starke Belastung.

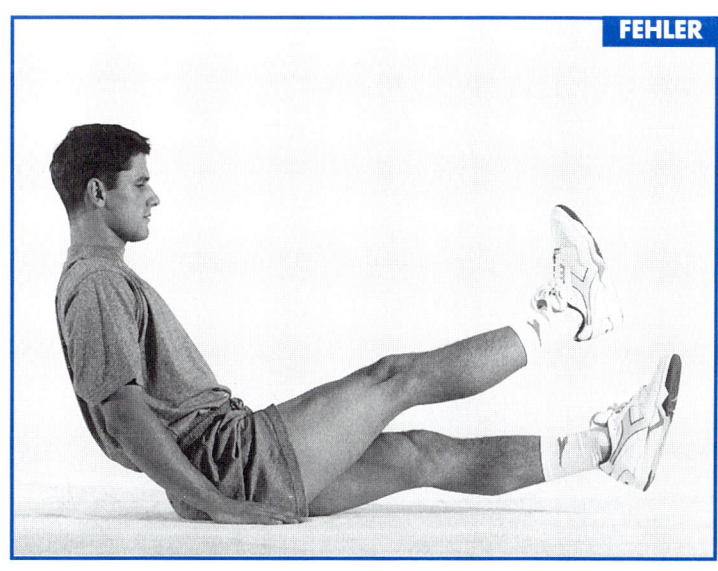

FEHLER

Rumpfstabilisation

Wie auf der Seite 38 beschrieben, führt das Anbeugen der Beine zu einer Aufrichtung des Beckens und einer Abflachung der Lendenwirbelsäule. Außerdem wird die sehr kräftige Hüftbeugemuskulatur in ihre angenäherte Stellung gebracht (vgl. Seite 12). Dies sind günstige Voraussetzungen für eine gezielte Bauchmuskelbeanspruchung vom Oberkörper her.

Übung

In der Rückenlage werden beide Beine soweit angebeugt, daß die Knie- und Hüftgelenke ungefähr rechtwinkelig eingestellt sind. Die Hände werden neben den Ohren abgelegt. Ohne die Position der Beine zu verändern, wird der Kopf und der Schultergürtel langsam angehoben, der Blick zu den Kniegelenken gerichtet. Die Atmung sollte durch die Anspannung nicht behindert werden (vgl. Seite 22). Die zu erreichende Endposition wird von der individuellen Kraft bestimmt. Sie ist jedoch in jedem Fall erreicht, wenn der Schultergürtel vom Boden gelöst ist.

Variation

Aus der gleichen Ausgangsposition wie zuvor wird mit dem Abheben des Kopfes und des Schultergürtels eine leichte Drehung des Oberkörpers eingeleitet. Dabei zielt der linke Ellenbogen zum rechten Kniegelenk und in der Gegenrichtung der rechte Ellenbogen zum linken Kniegelenk.

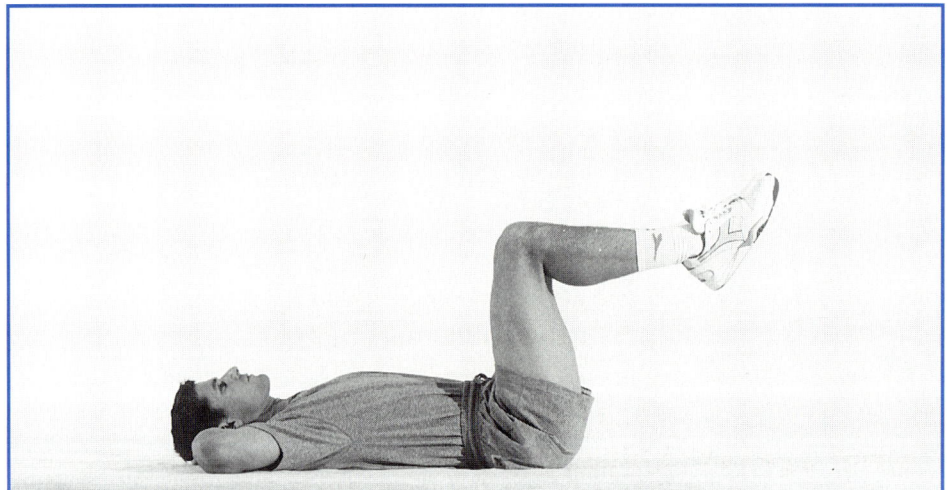

Abb. 66
In der Rückenlage werden die Unterschenkel parallel zum Boden gehalten, die Hände liegen neben den Ohren.

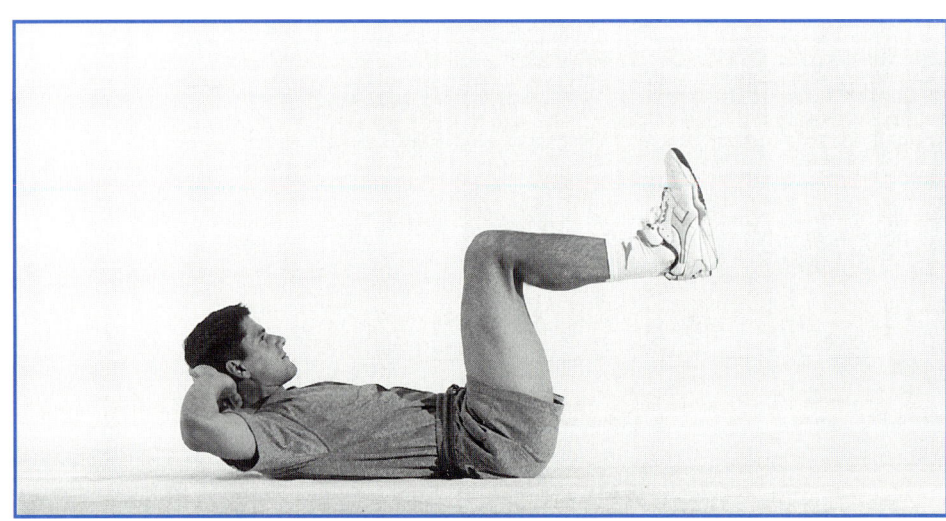

Abb. 67
Ohne die Position der Beine zu verändern, wird der Kopf und der Schultergürtel vom Boden gelöst. Die Ellenbogen sollen nicht nach vorne genommen werden.

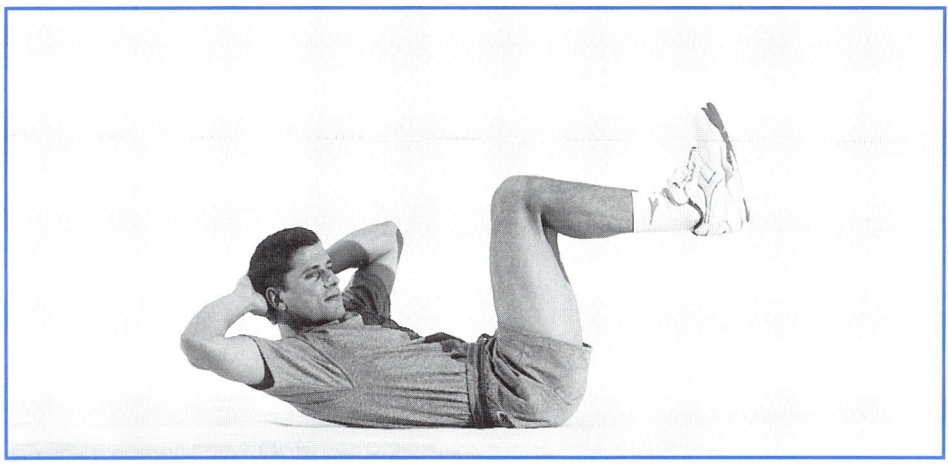

Abb. 68
Mit dem Abheben des Kopfes und des Schultergürtels zielt eine Schulter zum gegenüberliegenden Kniegelenk. Die Arme bleiben im rechten Winkel zum Oberkörper.

Erschwerte Ausführung

In der Ausgangsposition werden beide Arme über dem Kopf abgelegt, die Beine sind wiederum angewinkelt. Mit dem Abheben des Kopfes werden die Arme gestreckt, wobei die Oberarme neben dem Kopf geführt werden. Sie sollten keinesfalls nach vorne schwingen, da dies den Übungszweck nicht erfüllt.

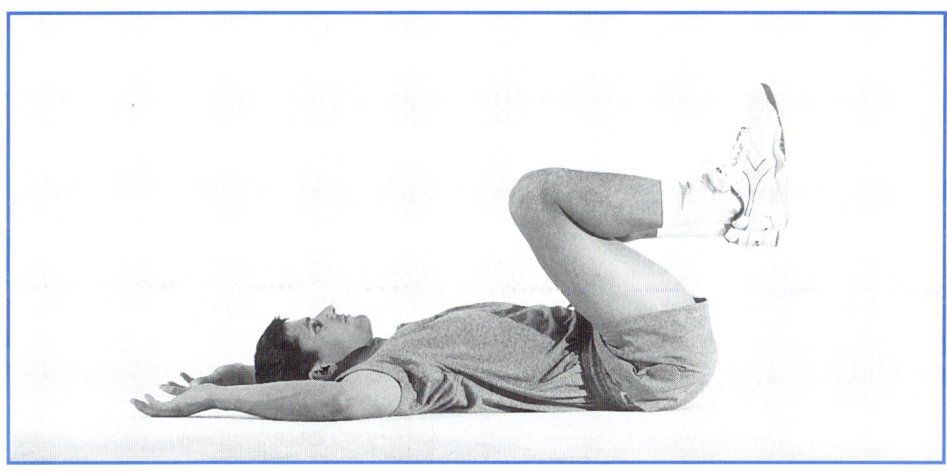

Abb. 69
In der Rückenlage werden die Unterschenkel parallel zum Boden gehalten, die Arme liegen über dem Kopf.

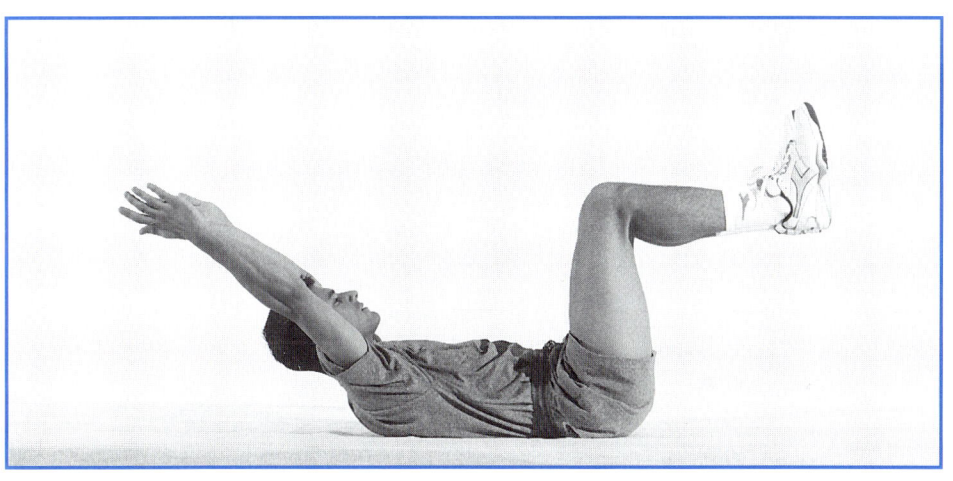

Abb. 70
Ohne die Position der Beine zu verändern, wird der Kopf und der Schultergürtel vom Boden gelöst. Die Arme werden gestreckt über dem Kopf gehalten.

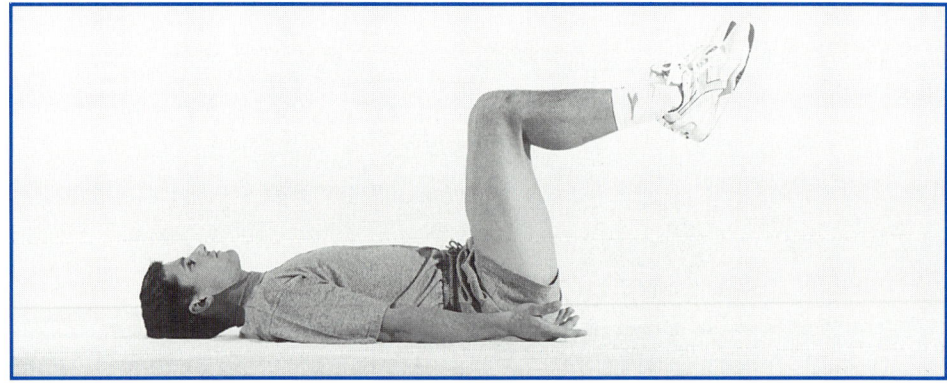

Abb. 71
In der Rückenlage werden die Unterschenkel parallel zum Boden gehalten, die Hände liegen neben dem Gesäß.

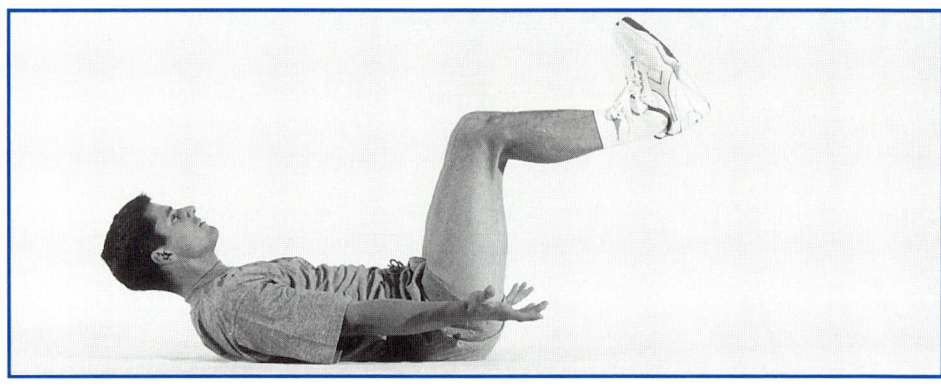

Abb. 72
Ohne die Position der Beine zu verändern, wird der Kopf und der Schultergürtel vom Boden gelöst. Die gestreckten Arme werden dicht über dem Boden gehalten.

Erleichterte Ausführung

Die Beine werden in der gleichen Position wie bei den letzten Beispielen gehalten. Die Arme sin d neben dem Körper abgelegt, wobei die Handflächen nach oben zeigen. Dies führt zu einer leichten Außendrehung in den Schultergelenken, wobei das Gefühl entstehen kann, »der Brustkorb richtet sich auf«.

Der Kopf wird vom Boden gelöst, wobei der Blick nach oben gerichtet bleibt. Es sollte also zu keinem »Einrollen der Halswirbelsäule« kommen. Die Hände und die Arme sind abgehoben und werden in Richtung der Füße geschoben. Bei korrekter Ausführung der Übung ist kein großes Bewegungsausmaß möglich.

Weitere Erleichterung

Legt man die Beine auf einen Stuhl oder einen Hocker auf, entfällt die nötige Haltearbeit, was zu einer weiteren Entlastung führt. Diese »Stufenlagerung« wird insbesondere von Personen mit Rückenbeschwerden als sehr angenehm empfunden.

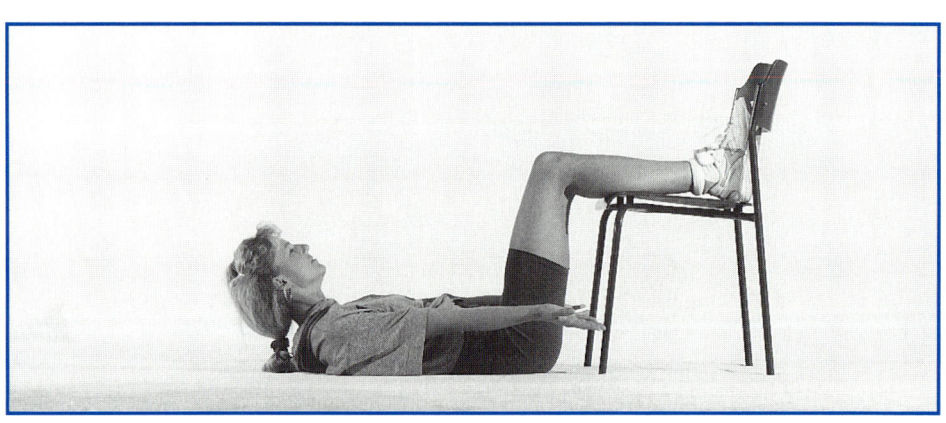

Abb. 73
In der Rückenlage liegen beide Unterschenkel auf der Sitzfläche eines Stuhles. Mit dem Abheben des Kopfes und des Schultergürtels werden die gestreckten Arme am Gesäß vorbeigeführt.

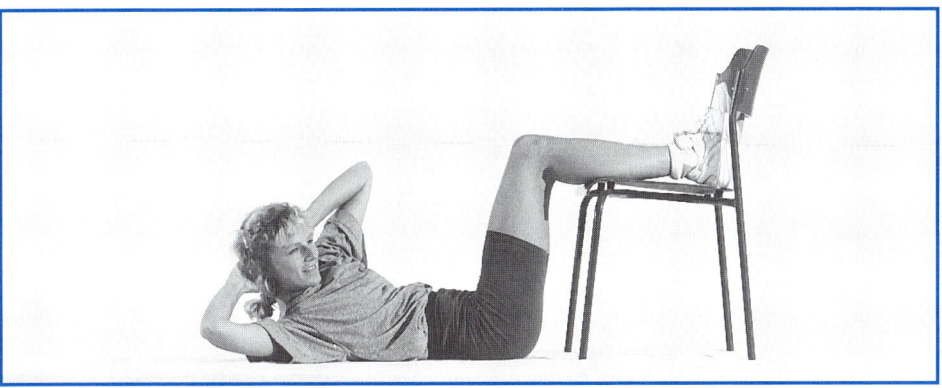

Abb. 74
In der Rückenlage liegen beide Unterschenkel auf der Sitzfläche eines Stuhles, die Hände werden neben den Ohren gehalten. Mit dem Abheben des Kopfes und des Schultergürtels, zielt eine Schulter zur gegenüberliegenden Hüfte.

In dieser Ausgangsstellung können die bisher beschriebenen Übungsformen aus der Rückenlage mit angestellten Beinen in gleicher Weise ausgeführt werden.

Übung

In der Rückenlage werden beide Beine soweit angebeugt, daß die Handflächen gegen die Oberschenkel dicht oberhalb der Kniegelenke gelegt werden können. Der Kopf bleibt dabei entspannt liegen.

Die Anspannung wird eingeleitet, indem die Hände gegen die Oberschenkel drücken, die Beine dabei gegen die Hände ziehen. Mit zunehmendem Druck der Hände wird der Kopf etwas angehoben und der Blick gegen die Handrücken gelenkt. Die entstehende Bauch- und Rumpfmuskelspannung sollte die Atmung nicht behindern.
Die Intensität dieser Übung wird ausschließlich durch den Druck der Hände und den Gegenzug der Beine bestimmt.

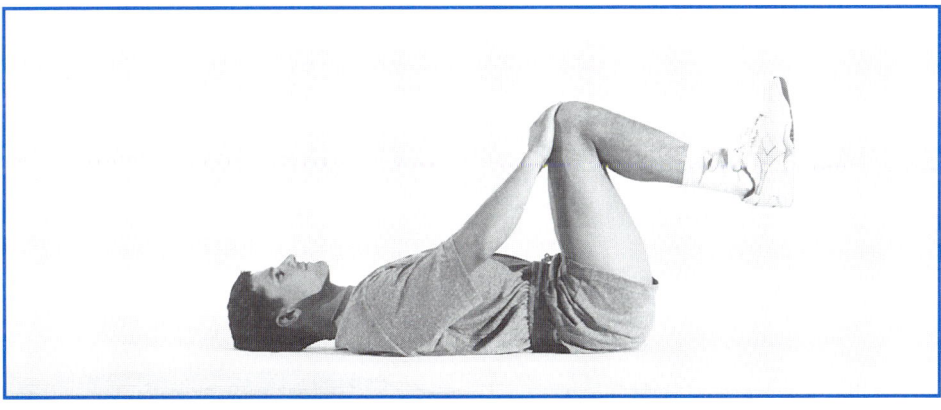

Abb. 75
In der Rückenlage werden beide Beine soweit angebeugt, daß die Handflächen gegen die Oberschenkel dicht oberhalb der Kniegelenke gelegt werden können. Der Kopf liegt bequem auf.

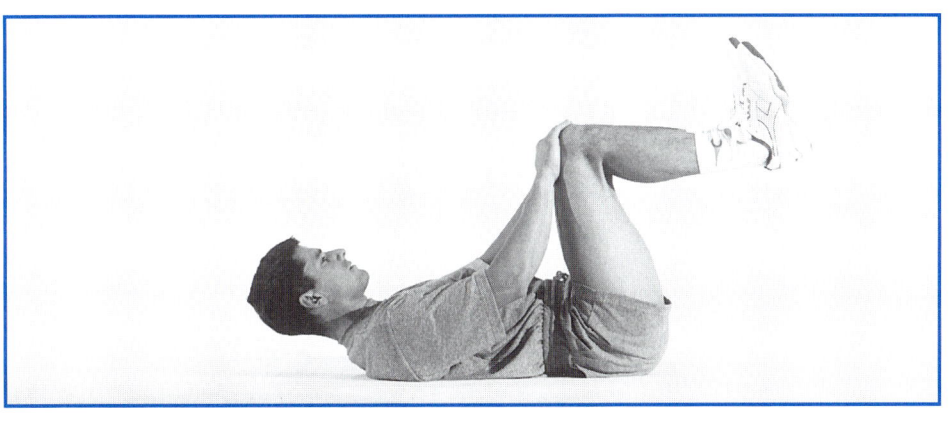

Abb. 76
Während die Hände gegen die Oberschenkel drücken, ziehen diese gegen die Handflächen. Der Kopf wird abgehoben und der Blick zu den Kniegelenken gerichtet.

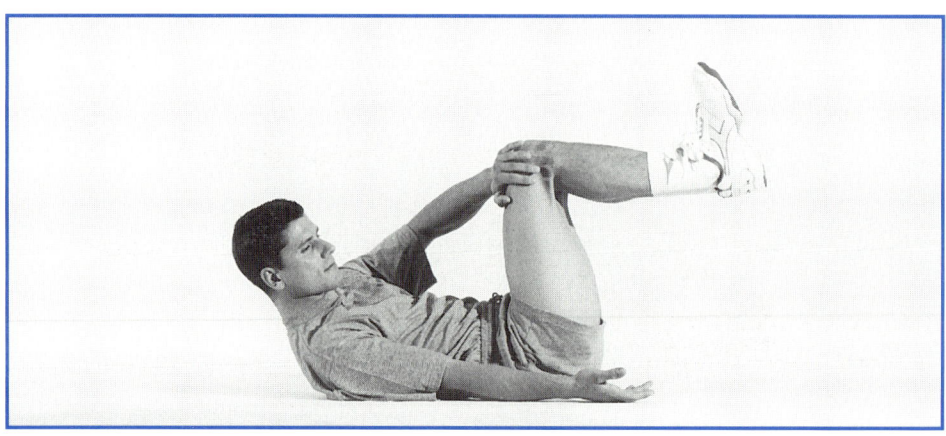

Abb. 77
In der Rückenlage sind beide Beine soweit angebeugt, daß eine Hand gegen den Oberschenkel der Gegenseite gelegt werden kann. Während die Hand drückt, zieht das Bein dagegen, der Blick wird am Oberschenkel vorbeigelenkt.

Variation

In der gleichen Ausgangsposition wie in der letzten Übung werden die linke Hand und das rechte Kniegelenk so zueinandergeführt, daß sie sich über dem Bauchnabel treffen. Die andere Hand und der Arm bleiben auf dem Boden liegen. Mit dem langsamen Spannungsaufbau durch den Druck der Hand, beziehungsweise dem Zug des Beines wird die linke Schulter angehoben und mit einer leichten Drehung des Oberkörpers zur rechten Seite nach vorne geführt.

Zur anderen Seite wird die Übung entsprechend gegengleich ausgeführt.

Beckenaufrichtung

In den letzten Beispielen wurde die Bauchmuskulatur hauptsächlich durch eine Rumpfbeugebewegung angesprochen. Wie auf der Seite 38 beschrieben, ist eine ebenso wichtige Aufgabe die der Beckenaufrichtung. Um aus der Rückenlage diesen Bewegungsablauf etwas vorzubereiten, kann folgende Übung probiert werden.

Übung

In der Rückenlage umfassen beide Hände die Kniegelenke von außen, so daß die Kniescheiben in den Handflächen liegen. In der Vorstellung, die Kniegelenke senkrecht nach oben zu drücken, wird die Anspannung eingeleitet. Die Hände ziehen gleichzeitig in die Gegenrichtung. Die Spannung sollte so kontrolliert werden, daß das Gesäß minimal angehoben werden kann.

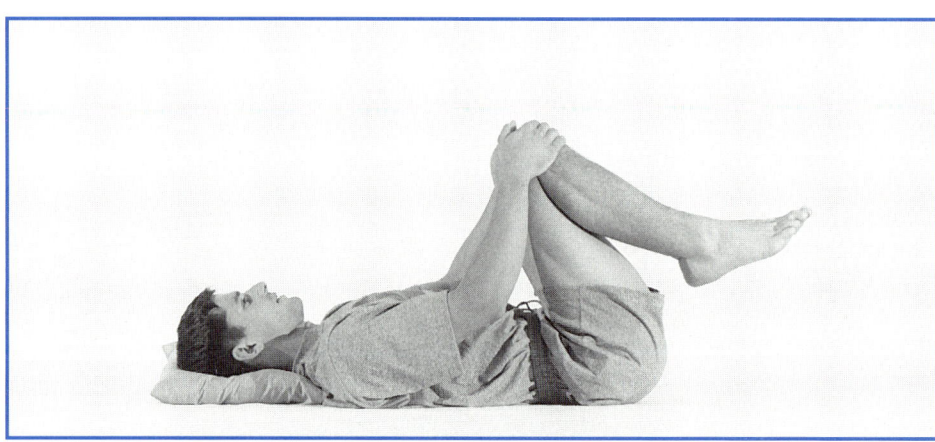

Abb. 78
In der Rückenlage greifen beide Hände von außen auf die Kniescheiben der angebeugten Beine. Der Kopf liegt bequem auf.

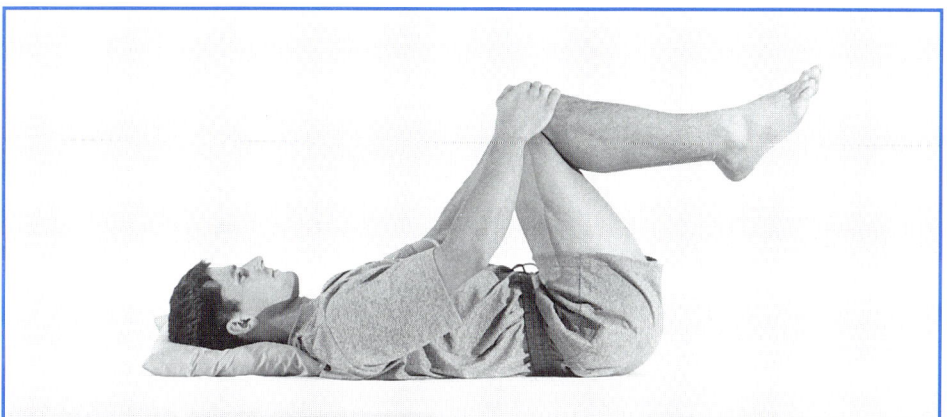

Abb. 79
Die Kniegelenke drücken
gegen die haltenden
Hände, die in die Gegen-
richtung ziehen.

Vermittelt diese Vorübung nicht die gewünschte Bauchmuskelspannung, kann
möglicherweise die in Abbildung 88 dargestellte Partnerübung eine Hilfe sein.

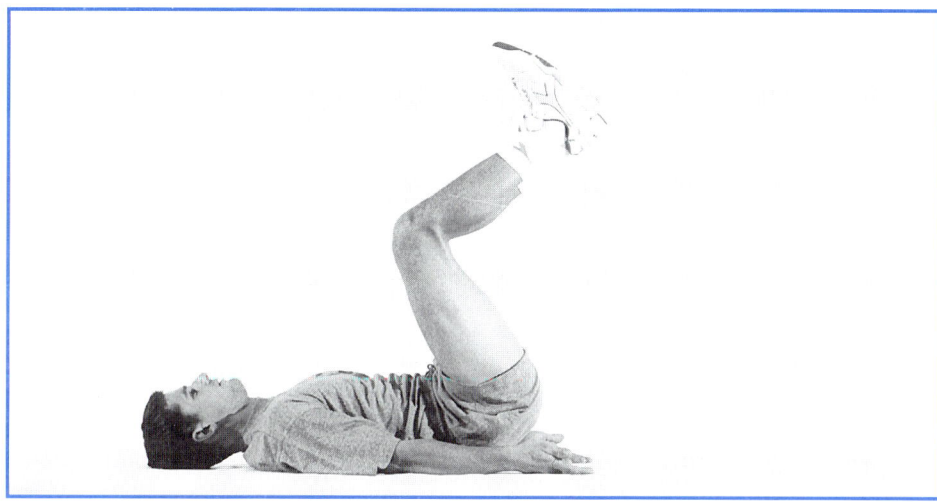

Abb. 80
In der Rückenlage
drücken die gestreckten
Arme gegen den Boden.
Die Kniegelenke werden
möglichst senkrecht nach
oben geführt, das Becken
dabei etwas abgehoben.

Abb. 81
Fehlerbild:
Das »Zurückrollen« auf
die Schultern führt nicht
zu der gewünschten
Muskelanspannung und
außerdem zu einer
verstärkten Belastung
der Halswirbelsäule.

Übung

In der Rückenlage werden beide Beine
angebeugt und die Oberschenkel nicht
ganz zum Oberkörper herangezogen.
Die Hände liegen neben dem Gesäß, die
Handflächen zeigen nach oben. Während
die Hände und die Arme kräftig in den
Boden drücken, wird das Gesäß etwas
angehoben. Dabei darf man sich nicht
in den Schulter- oder Nackenstand
zurückrollen, wie auf dem Fehlerbild dargestellt.
Je weiter die Beine bei dieser Übung angebeugt sind, um so leichter ist es, sie
auszuführen. Eine Vergrößerung des
Hüftbeugewinkels erschwert sie entsprechend.

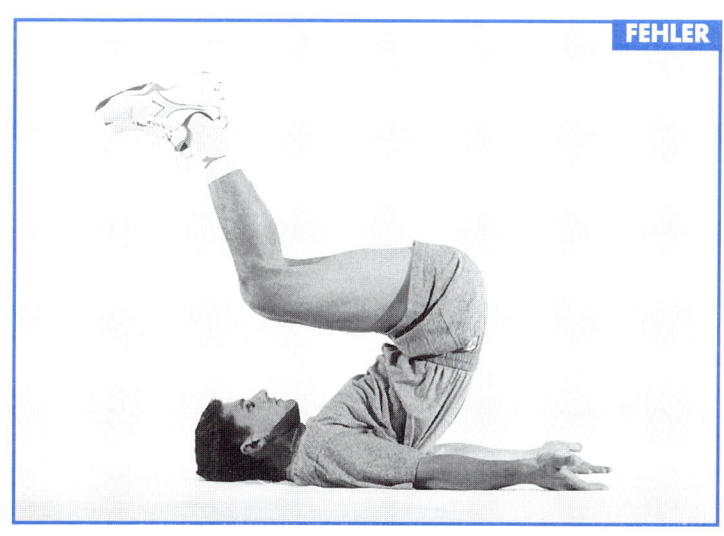

FEHLER

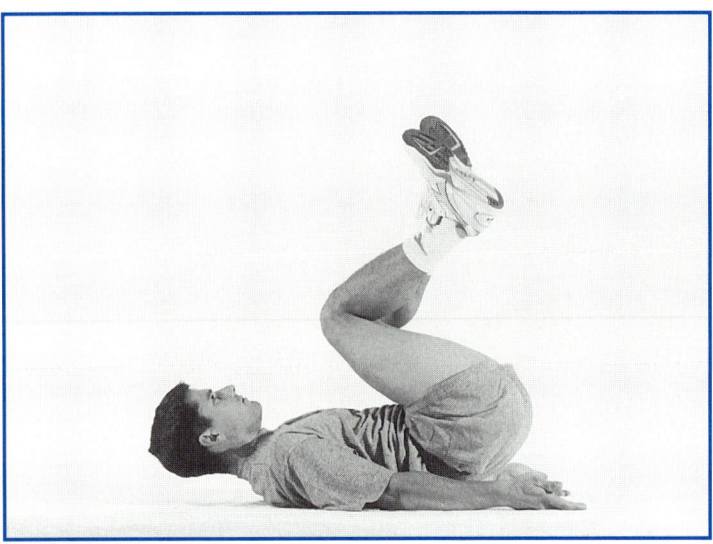

Abb. 82
In der Rückenlage drücken die gestreckten Arme gegen den Boden. Die Kniegelenke werden bei leicht abgehobenem Becken in Richtung einer Schulter geführt.

Variation

Gelingt das Abheben des Gesäßes und somit die Aufrichtung des Beckens mühelos, kann diese Übung auch über die Körperdiagonalen ausgeführt werden. Die Spannung wird wie zuvor aufgebaut, nur erfolgt das Abheben des Gesäßes mit einer leichten Drehung des Beckens. Dazu zieht man mit beiden Kniegelenken in Richtung einer Schulter. Um zu vermeiden, daß man sich bei dieser Übung mit dem Hinterkopf gegen den Boden abstützt, sollte dieser leicht mit angehoben werden.

Bereitet die Bewegungsausführung als Einzelübung Schwierigkeiten, kann die in Abbildung 88 dargestellte Partnerübung eine Hilfe sein.

Stabilisation der Halswirbelsäule

Erfahrungsgemäß gibt es bei den Bauchmuskelbeanspruchungen, die mit einer Rumpfbeuge verbunden sind, immer wieder Probleme mit dem Nacken und bisweilen auch mit der Atmung. Ein häufiger Grund ist die mangelnde Stabilisationsfähigkeit der Muskulatur der Halswirbelsäule. Mit einer einfachen und sehr angenehmen Übung kann diese langsam aufgebaut werden.

Übung

In der Rückenlage sind beide Beine angestellt, die Hände liegen neben dem Gesäß. Der Kopf liegt auf einem Handtuch, das mehrfach gefaltet ist. Ein Partner hält das Handtuch so, daß der Kopf damit leicht angehoben werden kann, ohne daß er verrutscht. Die Bewegung sollte so ausgeführt werden, daß die Nasenspitze stets senkrecht nach oben zeigt. Zudem sollten nur sehr kleine Bewegungsausschläge versucht werden.

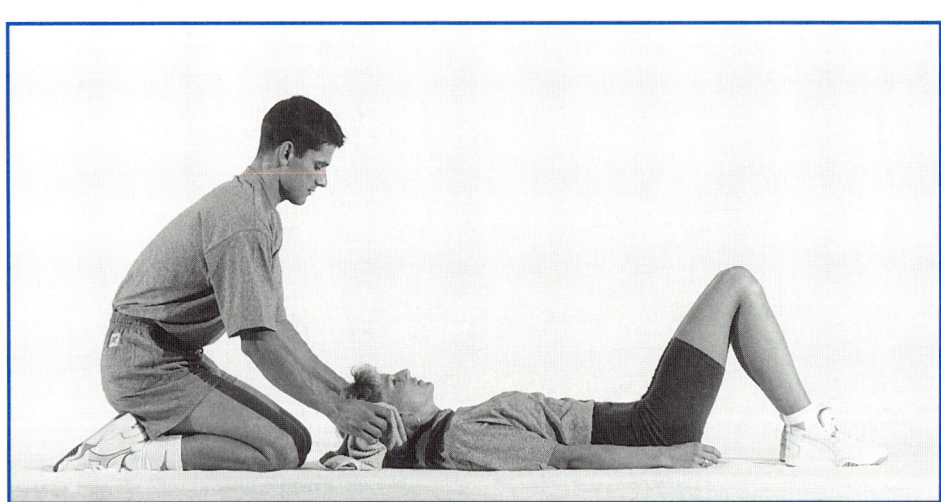

Abb. 83
In der Rückenlage wird der Kopf in ein Handtuch gelegt, welches ein Partner am Kopfende hält.

Zu Beginn übernimmt der Partner mit dem Handtuch viel Gewicht, die gesamte Eigenschwere des Kopfes. Die oder der Liegende versucht nach und nach den Kopf selbst zu tragen, ohne dabei das Kinn in Richtung des Brustbeines zu ziehen. Die Halswirbelsäule bleibt also aufgerichtet. Dies kann unterstützt werden, indem man sich vorstellt, »wie von einem Marionettenfaden gezogen, den Hals lang zu machen«. Die Atmung sollte ruhig weiterfließen.

In den Spannungspausen läßt man sich wieder in das tragende Handtuch zurücksinken.

Variation

Auch ohne Partnerhilfe kann die Stabilisation der Halswirbelsäule in der Rückenlage gut erarbeitet werden. Dazu sind beide Beine angestellt, die Hände liegen neben dem Körper, wobei die Handflächen nach oben zeigen. Der Kopf liegt etwas erhöht auf einem Kissen. Die Anspannung beginnt, indem man die Nasenspitze mit einer kleinen Bewegung senkrecht nach oben führt. Zugleich wird mit dem bekannten Bild des Marionettenfadens die Halswirbelsäule aufgerichtet. Wichtig sind dabei langsame und dosierte Bewegungsausschläge.

Gelingt diese isolierte Bewegung des Kopfes, so kann die Aufrichtung der Wirbelsäule folgendermaßen unterstützt werden:

Mit dem Abheben des Kopfes werden die gestreckten Arme ebenfalls vom Boden gelöst, die Handflächen zeigen dabei nach oben. Beide Daumen drehen weiter in Richtung des Bodens, was zu einer Außendrehung in den Schultergelenken führt. Während nun die Halswirbelsäule gestreckt wird, ziehen die Fingerspitzen in Richtung der Füße, was das Spannungsgefühl deutlich verstärken kann.

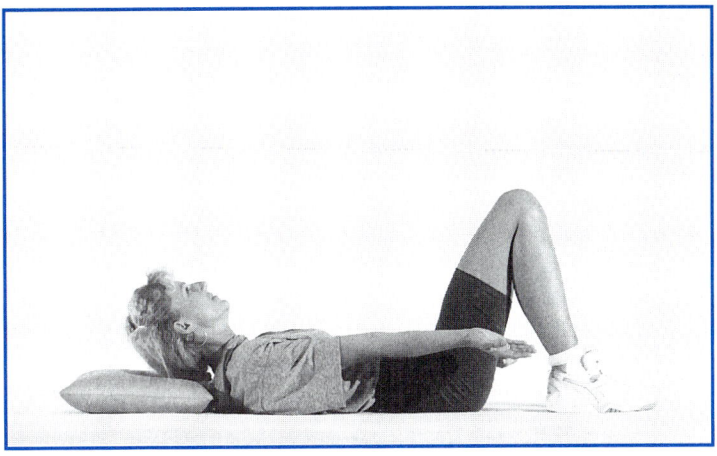

Abb. 84
In der Rückenlage mit angestellten Beinen wird der Kopf und der Schultergürtel nur wenig vom Boden abgehoben. Die Daumen beider Hände zeigen vom Körper weg.

Rumpfstabilisation als Partnerübung

Wie bereits beschrieben, sind die gebeugten Hüftgelenke für den gezielten Einsatz der Bauchmuskulatur eine günstige Ausgangsposition. Auch bei Partnerübungen läßt sich dieses Prinzip gut einsetzen.

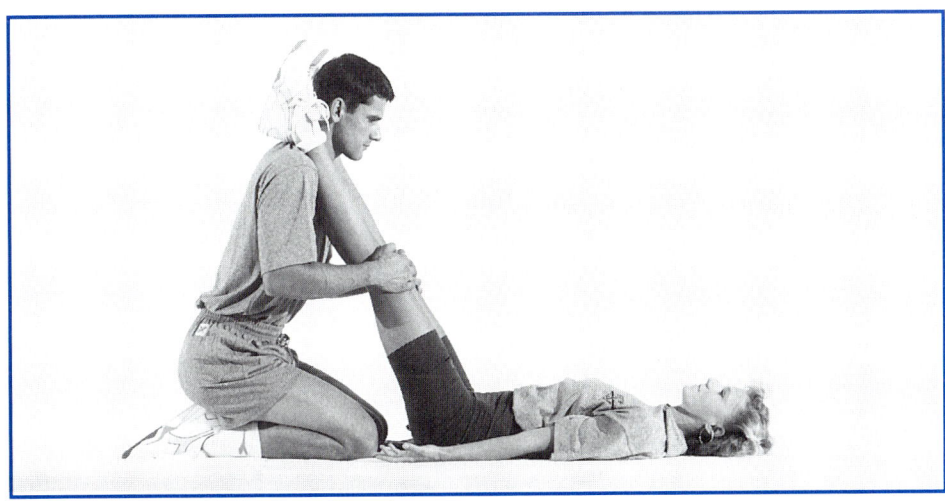

Abb. 85
In der Rückenlage werden die Unterschenkel auf die Schultern eines Partners, der am Fußende kniet, gelegt. Die Arme liegen neben dem Körper, die Daumen beider Hände zeigen vom Körper weg.

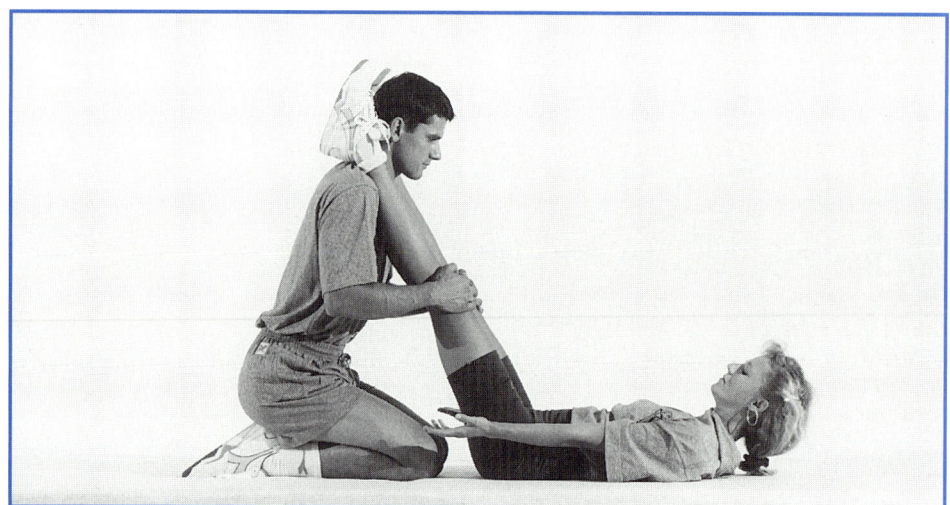

Abb. 86
Mit dem Abheben des Kopfes und des Schultergürtels wird die Außendrehung in den Schultergelenken verstärkt.

Übung

In der Rückenlage sind die Unterschenkel eines Partners gegen die Schultern des zweiten Partners gestützt. Dieser ist im Fersensitz nicht allzuweit vom Gesäß des anderen entfernt und sieht ihn an. Die Hüftgelenke sind somit in einer deutlichen Beugestellung.

Die Arme der oder des Liegenden befinden sich neben dem Gesäß, wobei die Handflächen nach oben zeigen. Mit dem Abheben des Kopfes werden die Fingerspitzen in Richtung der Füße geschoben, der Blick ist zum Partner gerichtet. Der Oberkörper sollte während der Übung nicht eingerollt, sondern eher »wie ein Block« abgehoben werden. Auf diese Weise ist zwar kein großer Bewegungsausschlag möglich, aber eine sehr intensive Bauchmuskelspannung.

Übung

Wie auf der Seite 15 erläutert wurde, ist bei der nun folgenden Partnerübung wichtig, daß der Widerstand an den Fersen gegeben wird.

Während ein Partner mit angestellten Beinen auf dem Rücken liegt, kniet der andere am Fußende und umfaßt die Fersen des Liegenden. Vor Beginn der Übung werden die Arme in den Schultergelenken wieder nach außen gedreht, die Handflächen zeigen also nach oben. Die Hände und die Arme werden vom Boden gelöst und langsam parallel zum Boden in Richtung der Füße geführt. Gleichzeitig werden der Kopf und der Schultergürtel leicht angehoben. Der Oberkörper sollte dabei nicht wie gewohnt eingerollt, sondern »wie ein Block« angehoben sein.

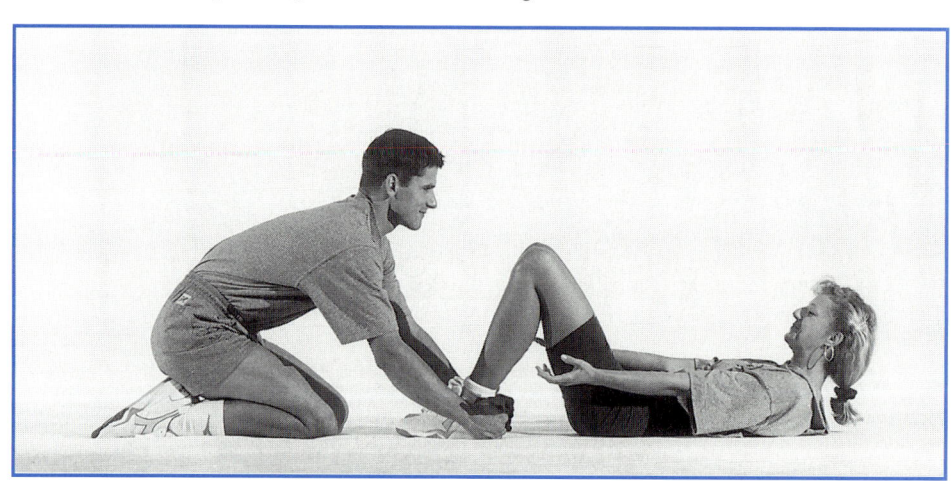

Abb. 87
In der Rückenlage sind beide Beine angestellt, die Fersen werden gegen die haltenden Hände eines Partners gezogen. Während die Arme in den Schultergelenken nach außen gedreht werden, hebt sich der Kopf und der Schultergürtel.

Beckenaufrichtung als Partnerübung

Die Beckenaufrichtung aus der Rückenlage alleine zu üben, bereitet manchmal
Schwierigkeiten. Die auf Seite 47 beschriebene Übung erfordert viel Kraft in
den Oberarmen und in der das Schultergelenk stabilisierenden Muskulatur.
Durch eine veränderte Griffhaltung, die
durch die Partnerhilfe möglich wird, kann
die erforderliche Stabilisation oft besser
geleistet werden.

Übung

In der Rückenlage werden beide Beine in
den Hüft- und Kniegelenken so angewin-
kelt, daß die Unterschenkel parallel zum
Boden zeigen. Die Hände umfassen die
Fersen eines am Kopfende stehenden
Partners. Nun wird das Gesäß vom Boden
abgehoben, wobei es zu keinem Einrollen
auf die Schultern oder gar in den
Nackenstand kommen darf (vgl. Seite 47).
Die Kniegelenke sollten also möglichst
senkrecht nach oben geführt werden.
Die Übung ist um so leichter, je weiter die
Hüftgelenke angebeugt sind.

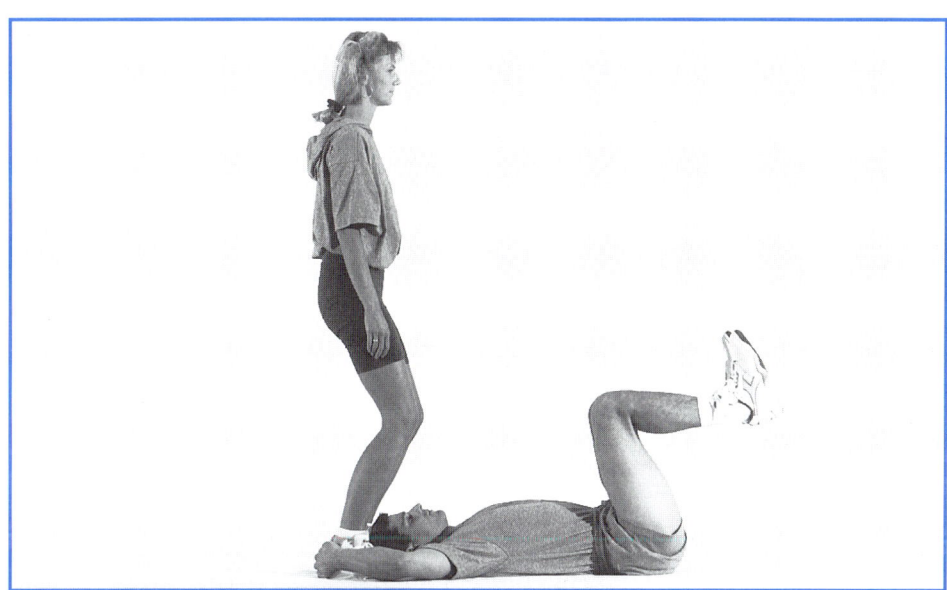

Abb. 88
In der Rückenlage grei-
fen beide Hände über
Kopf an die Fußgelenke
eines dort stehenden
Partners. Die Beine sind
angebeugt, die Unter-
schenkel werden parallel
zum Boden gehalten.

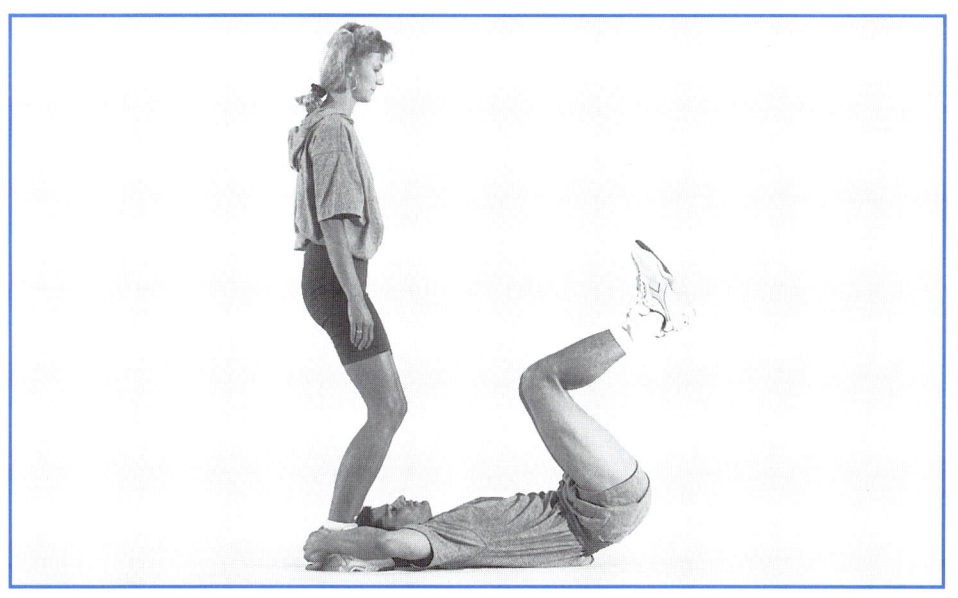

Abb. 89
Beide Kniegelenke wer-
den senkrecht nach oben
geschoben, das Gesäß
nur wenig vom Boden
gelöst.

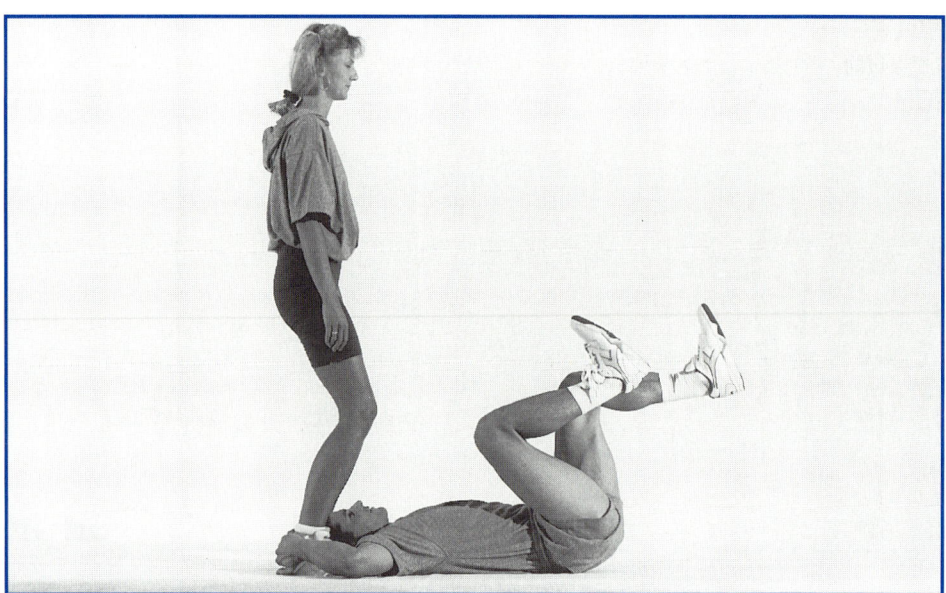

Abb. 90
Bei etwas abgehobenem
Becken werden die Beine
wechselseitig gestreckt.

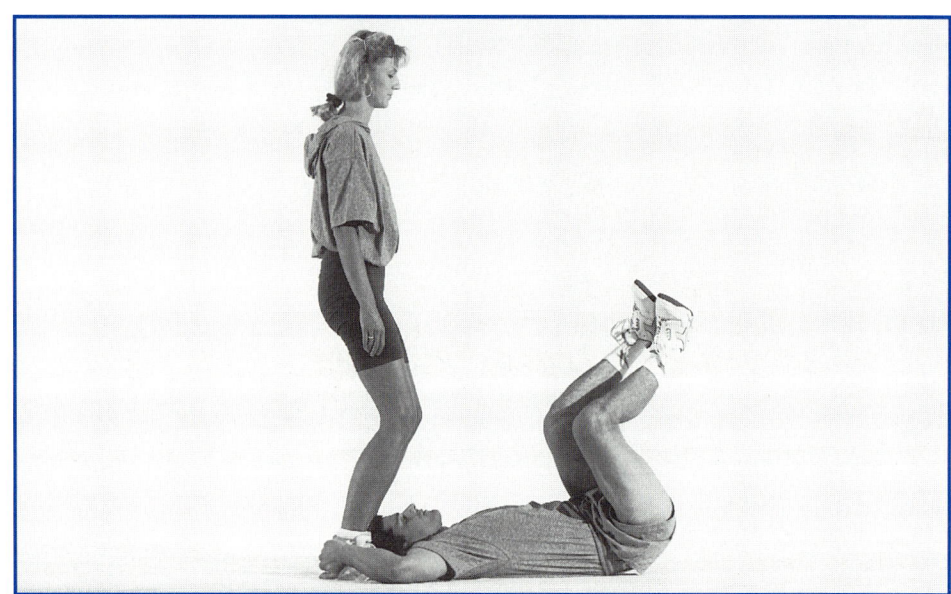

Abb. 91
Bei etwas abgehobenem
Becken werden beide
Kniegelenke der gegen-
überliegenden Schulter
angenähert.

Erschwerte Ausführung

Wie sich eine Vergrößerung des Hüftbeugewinkels auf den Schwierigkeitsgrad der
letzten Übung auswirkt, läßt sich sehr
leicht nachvollziehen. Dazu geht man erneut in die Anspannungsposition, das
Becken ist also etwas vom Boden abgehoben. Nun streckt man langsam ein Bein
parallel zum Boden soweit aus, wie die
Beckeneinstellung gehalten werden kann.
Hat man das Gefühl für die mögliche
Streckung, können die Beine im Wechsel
gebeugt und gestreckt werden.

Variation

Eine weitere Variation, welche verstärkt
die schräge Bauchmuskulatur anspricht,
ergibt sich durch eine leichte Drehung
des Beckens. Dazu werden mit dem
Abheben des Gesäßes die Kniegelenke
nicht senkrecht nach oben, sondern in
Richtung einer Schulter gezogen. Der
stehende Partner muß sich dabei gut im
Gleichgewicht befinden. Dies gelingt in
der Regel besser, wenn die Kniegelenke
leicht gebeugt sind und der Schwerpunkt
etwas nach hinten abgesenkt wird.

Kräftigung der Bauchmuskulatur aus leichter Vordehnung

Die bisher beschriebenen Kräftigungsübungen für die Bauchmuskulatur lassen
sich mit Hilfe einer Schaumstoffrolle oder
einer fest zusammengerollten Decke ab-
wandeln. Dabei wird der Rücken dicht unterhalb der Schulterblätter unterlagert -
nicht die Lendenwirbelsäule! Dies bewirkt
eine Aufrichtung der Wirbelsäule und
eine Vordehnung der Bauchmuskulatur.
Diese Ausgangsstellung darf jedoch nur
eingenommen werden, wenn sie beschwerdefrei möglich ist!
Bei einer vorliegenden Störung der Wirbelsäule können durch diese Position
Schmerzen verursacht werden. Ansonsten entspricht die Lagerung der Funktion
der Wirbelsäule.

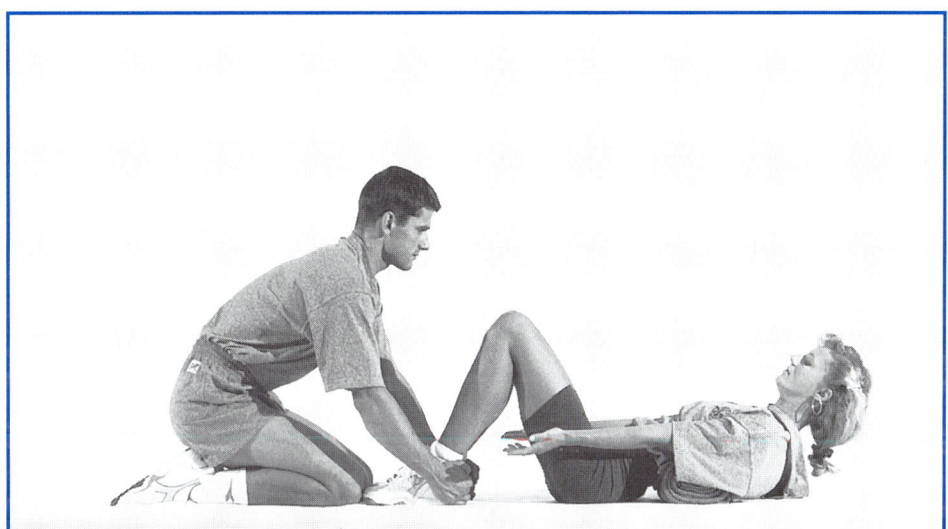

Abb. 92
In der Rückenlage sind
die Beine angestellt, die
Fersen werden gegen die
haltenden Hände eines
Partners gezogen. Die
Wirbelsäule ist zwischen
dem Becken und den
Schulterblättern mit einer
zusammengerollten
Decke unterlagert.
Während die Arme in
den Schultergelenken
nach außen gedreht wer-
den, hebt sich der Kopf
und der Schultergürtel.

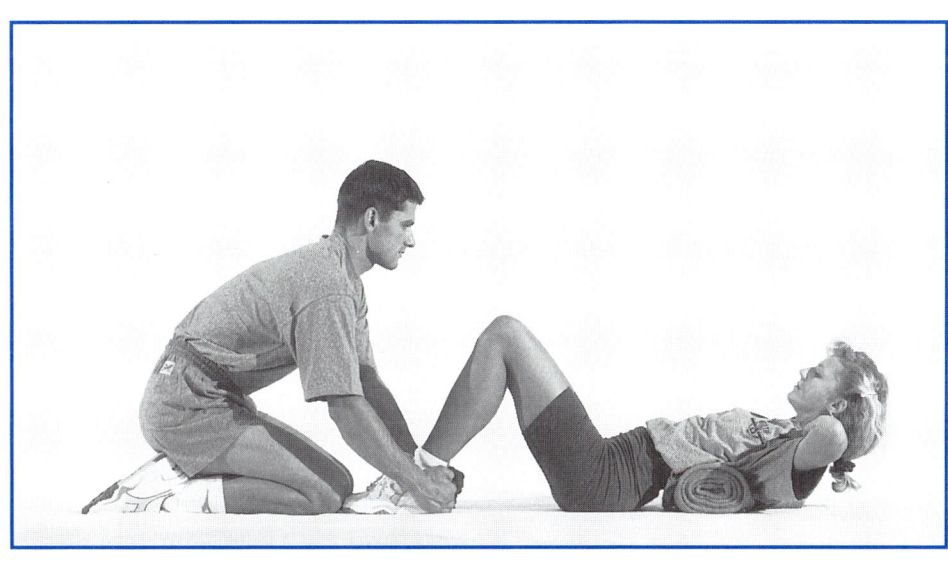

Abb. 93
Die Hände sind hinter
dem Kopf verschränkt,
die Ellenbogen zeigen
rechtwinkelig vom Ober-
körper während der
Kopf und der Schulter-
gürtel sich vom Boden
lösen.

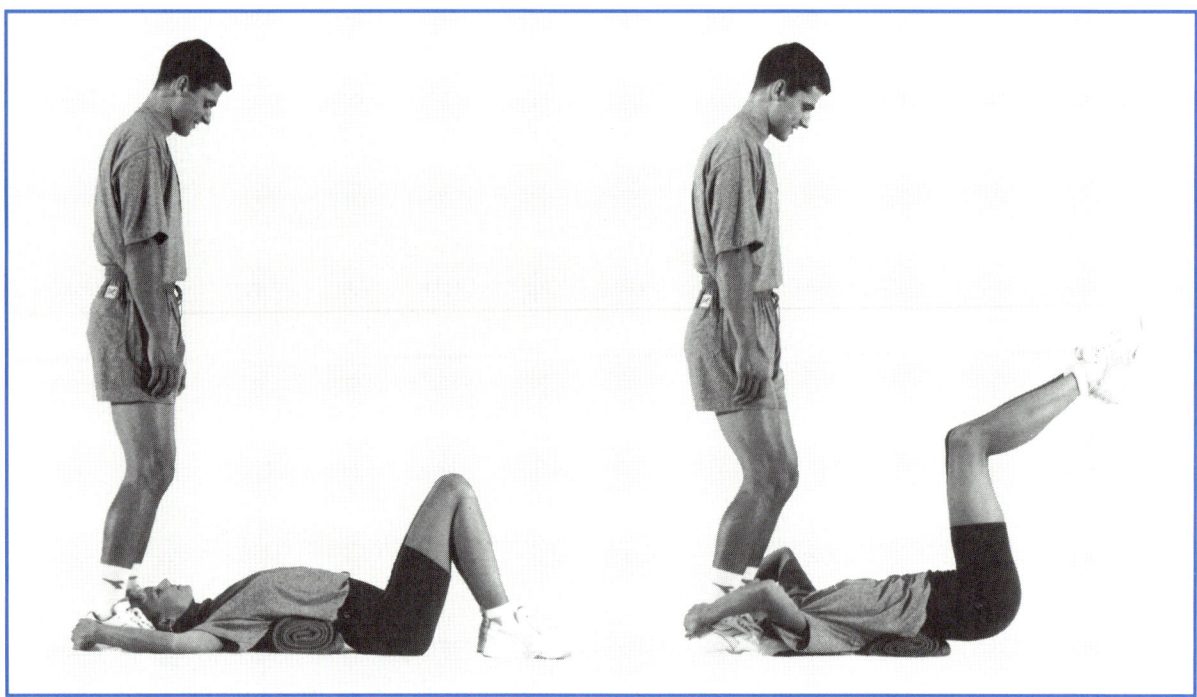

Abb. 94
Beide Hände greifen über Kopf an die Fußgelenke eines dort stehenden Partners. Die Beine sind angestellt, die Wirbelsäule ist mit einer zusammengerollten Decke zwischen dem Becken und dem Schultergürtel unterlagert.

Abb. 95
Beide Kniegelenke werden senkrecht nach oben geschoben, das Becken dabei vom Boden gelöst.

Ein entscheidender Vorteil dieser Übungsformen liegt darin, daß die Bauchmuskulatur in einer Position Kraft entfalten muß, die am ehesten dem aufrechten Stand entspricht. Dabei ist die Muskelgruppe in ihrer normalen Ausgangslänge.
Bei allen bisherigen Übungsvorschlägen war die Muskulatur in der Endposition immer in einer angenäherten Stellung. Zum Ausgleich sollte die folgende Lagerung versucht werden, wenn das Üben aus der Vordehnung Schwierigkeiten bereitet.

Ausgleichslagerung

In der Rückenlage wird die Wirbelsäule unterhalb der Schulterblätter bis zum Gesäß mit einem nicht zu weichen Kissen unterlagert. Dabei sollte es zu einer leichten Aufrichtung des Rückens kommen, die insbesondere im Bereich der Brustwirbelsäule gut spürbar ist. Die Beine sind ein wenig gegrätscht, die Arme liegen mit gebeugten Ellenbogen oberhalb des Kopfes. Diese Position sollte eine entspannte Haltung ermöglichen. Nun kann die Atmung bewußt in den Bauchraum gelenkt werden, was zu einer weiteren Entspannung beitragen kann (siehe hierzu auch Seite 13).

Abb. 96
In der Rückenlage sind beide Beine gestreckt, die Arme mit gebeugten Ellenbogen über dem Kopf abgelegt. Die Wirbelsäule ist mit einem flachen Kissen zwischen dem Becken und den Schulterblättern unterlagert.

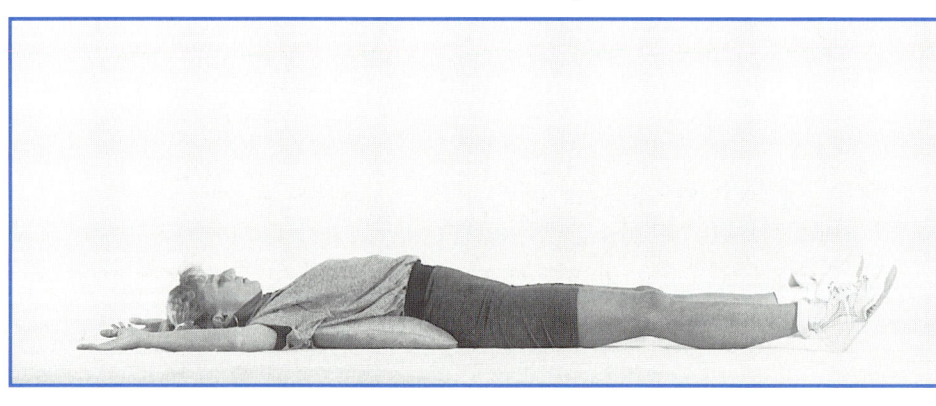

Mobilisation und Stabilisation der Brustwirbelsäule

Mit Hilfe der folgenden Übung ist eine gezielte Mobilisation der Brustwirbelsäule in Verbindung mit einer Rumpfstabilisation möglich. Die Wirkung ist sehr intensiv und setzt eine bereits gut ausgebildete Bauch- und Rumpfmuskulatur voraus. Zur Durchführung ist der Deckel eines Sprungkastens oder eines ähnlichen Widerlagers notwendig. Aus diesen Gründen dürfte sich das Übungsbeispiel eher für sportlich Trainierende eignen. In jedem Fall gilt die gleiche Einschränkung, wie bei der letz-

ten Übung: Sie darf nur ausgeführt werden, wenn sowohl die Ausgangs- als auch die Endposition beschwerdefrei eingenommen werden können.

Übung

In der Rückenlage auf einem Kasten hängt der Oberkörper soweit über, daß der Kastenrand sich dicht unterhalb der Schulterblätter befindet. Die Ellenbogen sind gebeugt, die Hände neben den Ohren. Die angebeugten Beine werden durch einen Partner an den Fersen festgehalten. Nun läßt man den Schultergürtel und den Kopf etwas absinken. Die folgende Aufrichtung soll nicht zum »Einrollen« des Oberkörpers führen, sondern die Brust-

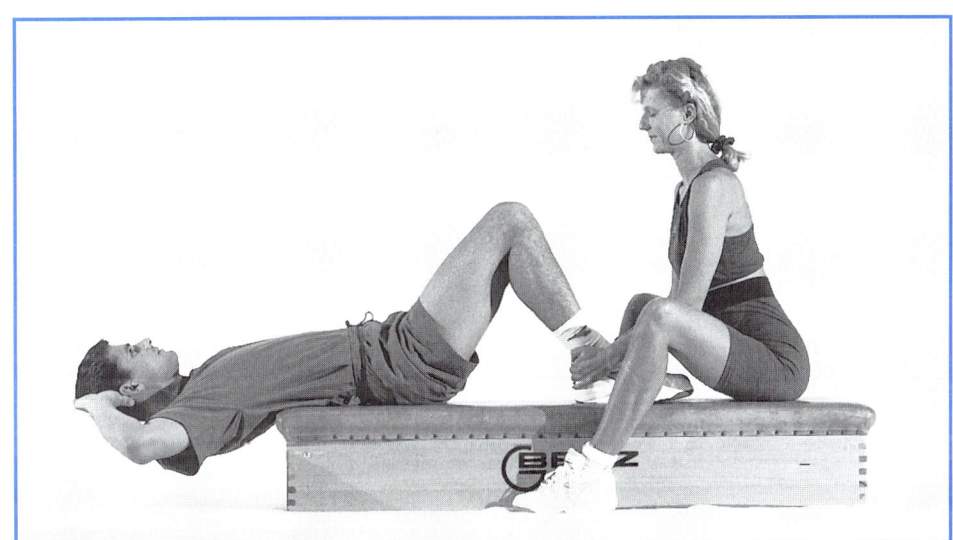

Abb. 97
In der Rückenlage auf einer erhöhten Unterstützungsfläche sind beide Beine angestellt, die Fersen werden von einem Partner fixiert. Der Oberkörper ragt über den Rand hinaus, die Hände sind hinter dem Kopf verschränkt.

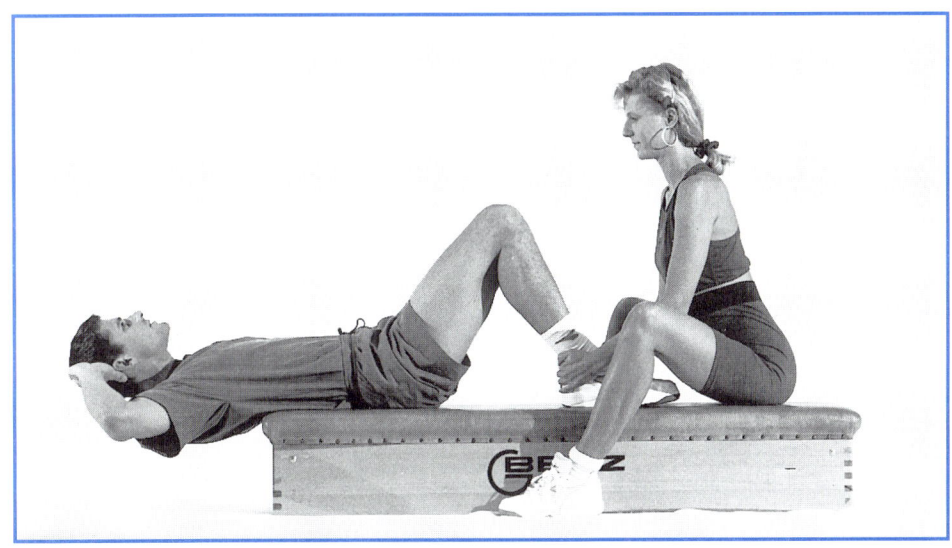

Abb. 98
Das Anheben des Oberkörpers erfolgt senkrecht nach oben. Die Ellenbogen werden dabei nicht nach vorne geführt.

und Halswirbelsäule bis zur geraden Verlängerung der Auflagefläche bringen. Der Blick ist senkrecht nach oben gerichtet und nicht zum Partner.

Diese Bewegung sollte mehrmals langsam in kleinen Ausschlägen durchgeführt werden, wobei der Überhang des Oberkörpers noch vergrößert werden kann. Auf eine ruhige und gleichmäßige Atmung ist zu achten.

Leichte Mobilisation der Wirbelsäule

Insbesondere nach Kraftbeanspruchungen der Bauchmuskulatur bieten sich die folgenden einfachen Mobilisationsübungen an. Weitere die Wirbelsäule mobilisierende Übungsvorschläge finden sich ab Seite 99, welche die hier vorgestellten Beispiele jederzeit ergänzen können.

Übung

In der Rückenlage sind beide Beine angestellt, der Kopf ist mit einem flachen Kissen unterlagert. Die Handflächen werden so auf die Bauchdecke gelegt, daß eine möglichst große Kontaktfläche entsteht.

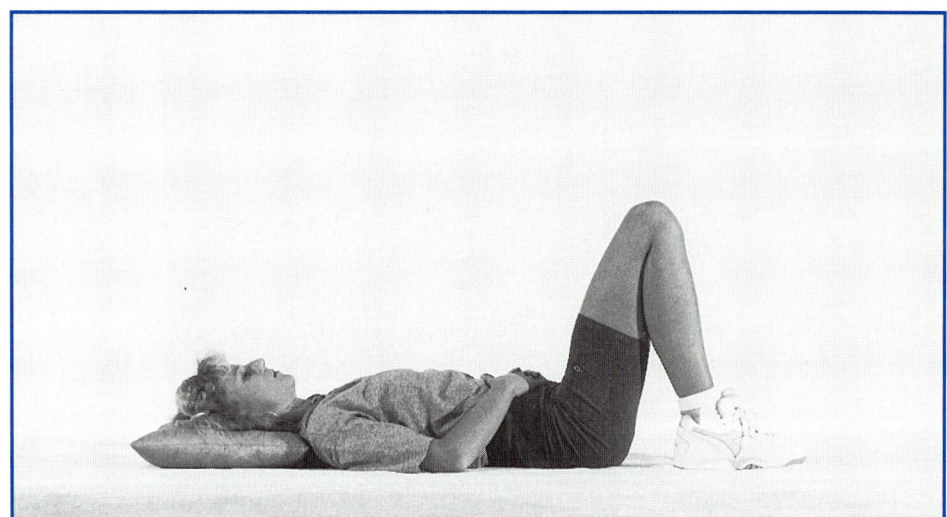

Abb. 99
In der Rückenlage sind beide Beine angestellt, die Handflächen liegen auf der Bauchdecke.

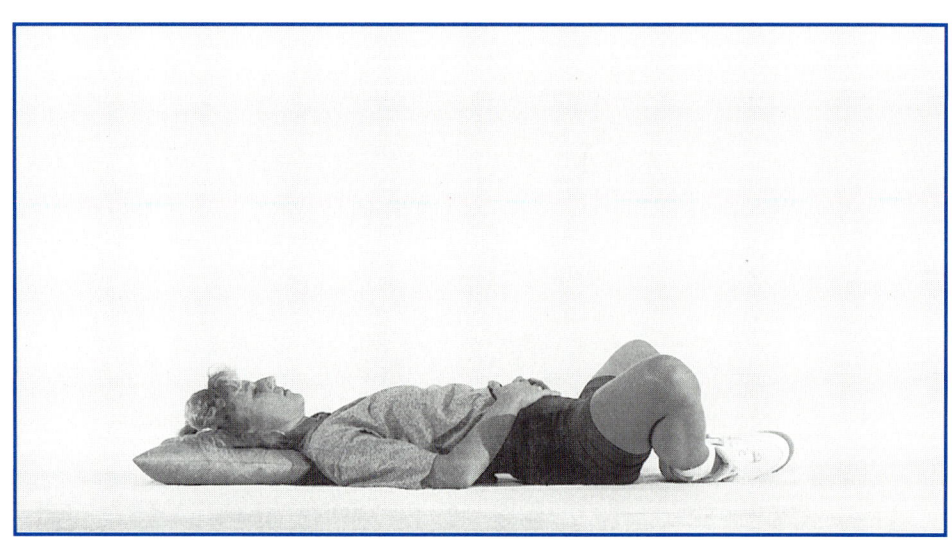

Abb. 100
Die Kniegelenke sinken mit der Schwerkraft langsam zur rechten und zur linken Seite.

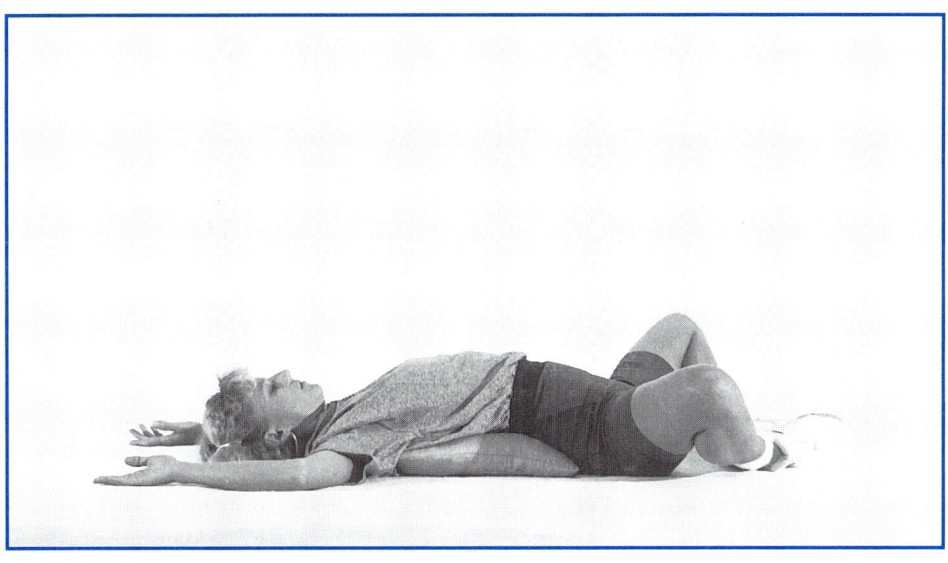

Abb. 101
In der Rückenlage sind beide Beine angestellt, die Hände liegen bei gebeugten Ellenbogen über dem Kopf. Die Kniegelenke sind zur rechten und zur linken Seite abgesunken.

Man versucht, während die Atmung gegen die Hände gelenkt wird, im normalen Rhythmus weiterzuatmen. Die Luft sollte also nicht bewußt tief eingesogen werden. Hat man eine entspannte Haltung gefunden, läßt man die Kniegelenke auseinander gegen den Boden gleiten. Auch in dieser Position sollte eine entspannte Haltung möglich sein. Da dies erfahrungsgemäß oft nicht auf Anhieb gelingt, sollte man sich Zeit lassen und dies ruhig öfter versuchen.

Variation
In der gleichen Ausgangsposition wie zuvor wird das Kissen unter die Wirbelsäule dicht unterhalb der Schulterblätter gelegt.

Die Arme sind über dem Kopf mit angewinkelten Ellenbogen abgelegt. Die aufrichtende Wirkung dieser Lagerung kann nochmals gesteigert werden, indem beide Knie auseinander gegen den Boden sinken.

Variation
Die Ausgangsstellung entspricht der in der vorherigen Übung. Die Knie werden nun zugleich auf eine Seite geführt, wobei der Schultergürtel in der Ausgangsposition bleiben sollte.
Diese Variante hat nicht nur eine mobilisierende Wirkung im Sinne der Aufrichtung der Wirbelsäule, sondern auch eine drehende.

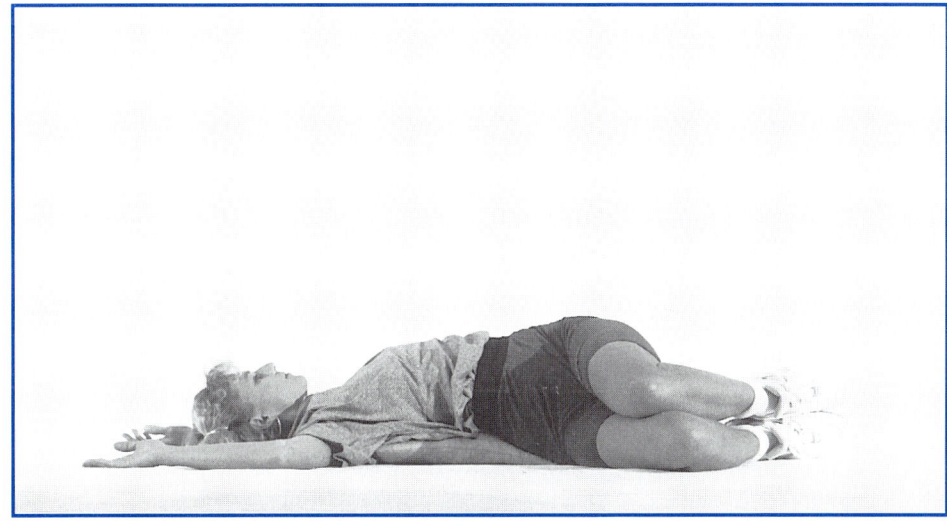

Abb. 102
In der Rückenlage sind die Beine angestellt, die Hände liegen bei gebeugten Ellenbogen über dem Kopf. Beide Kniegelenke sind zu einer Seite abgesunken.

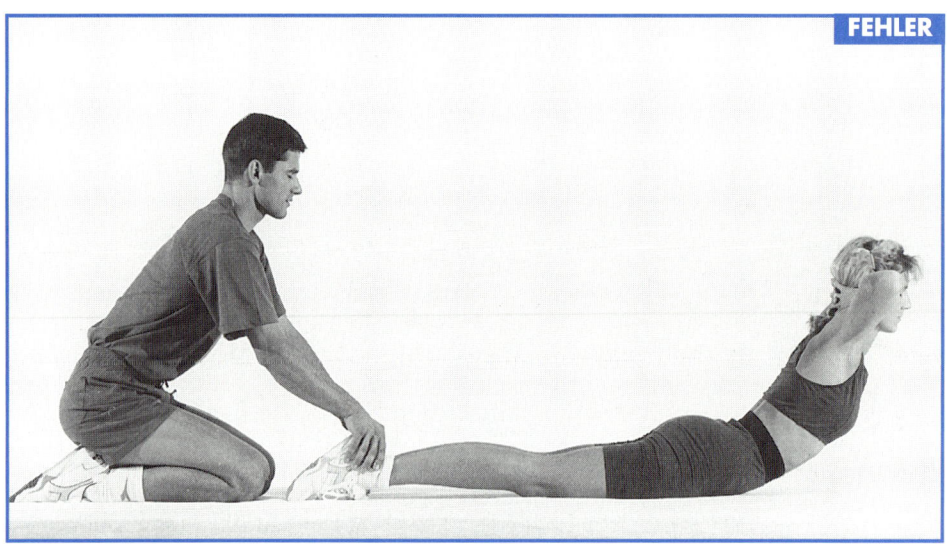

FEHLER

Abb. 103
Fehlerbild:
Das übertriebene Auf-
richten aus der Bauch-
lage führt zu einer
verstärkten Belastung
der Lendenwirbelsäule.

Kräftigung der Rückenmuskulatur

Bei Übungen aus der Bauchlage, die zur Kräftigung der Rückenmuskulatur dienen, ist darauf zu achten, daß es zu keiner Ausweichbewegung der Wirbelsäule kommt. Diese häufig zu beobachtende »Hohlkreuzposition« stellt für die Lendenwirbelsäule eine starke Belastungssituation dar. Aus diesem Grund sollten große Bewegungsausschläge, wie auf der Abbildung 103 dargestellt, vermieden werden. Zudem ist auf eine entsprechende Sicherung des Lendenbereiches zu achten. Dies kann durch die Wahl der Ausgangsposition oder durch den Einsatz der beckenstabilisierenden Muskulatur geschehen, was in den nachstehenden Beispielen beschrieben ist. Zunächst soll jedoch eine einfache Überprüfung der Haltekraft der Rückenmuskulatur vorgestellt werden.

Prüfung der Rückenmuskelkraft

Diese Vorgehensweise erlaubt keine absolute Aussage über die vorhandene Kraft der Rückenmuskulatur, sondern nur eine grobe Einschätzung. Sie kann aber durchaus geeignet sein, den Erfolg des Übungsverlaufes spürbar zu machen.

Test: Im Sitz mit angestellten Beinen sind die Füße soweit voneinander aufgestellt, daß der Oberkörper zwischen den Oberschenkeln Platz hat. Die Arme werden so um die Beine gelegt, daß die Ellenbogen an den Kniegelenken sind. Durch den Zug der Arme wird der Oberkörper nach vorne geholt, die Brustwirbelsäule richtet sich spürbar auf.

Löst man in dieser Position die Ellenbogen langsam von den Kniegelenken, muß die aufgerichtete Position zunehmend von der Rückenmuskulatur gehalten werden. Sind die Arme völlig von den Beinen gelöst, sollte die Position für ca. 10 Sekunden stabilisiert werden können.

Zur Kontrolle haken sich die Ellenbogen dann nochmals an den Kniegelenken ein, und durch erneuten Zug wird die Wirbelsäule nochmals aufgerichtet. Der Unterschied zum Sitzen ohne diese Unterstützung sollte möglichst gering sein.

Fällt es schwer oder ist es nicht möglich, die Aufrichtung nur mit den Rückenmuskeln zu halten, kann man von einer Stabilisationsschwäche ausgehen.

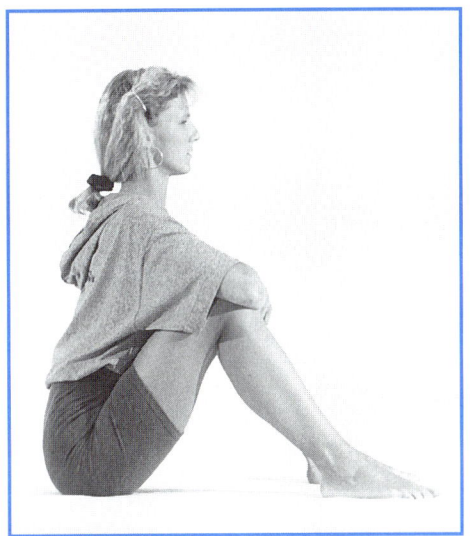

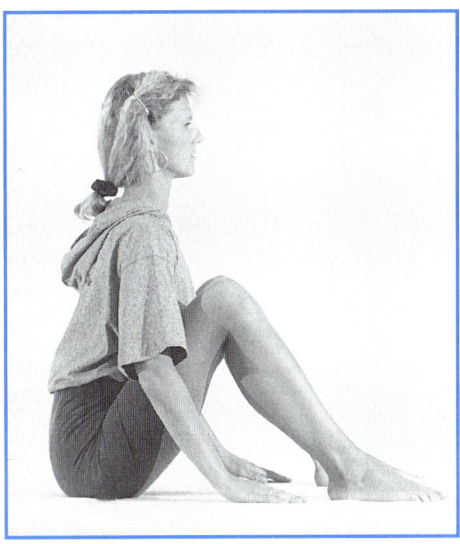

Abb. 104
Im Sitz mit angestellten Beinen werden beide Ellenbogen an den Kniegelenken eingehakt. Durch den Zug der Arme wird die Wirbelsäule aufgerichtet.

Abb. 105
Die Ellenbogen werden von den Kniegelenken gelöst, der aufrechte Sitz bleibt erhalten.

Übung

Eine gut gesicherte Ausgangsstellung ergibt sich, wenn ein Bein neben dem Körper in Knie- und Hüftgelenkbeugung gezogen wird. Diese Position sollte bequem sein, so daß in der Pause zwischen zwei Wiederholungen einer Übung eine kurze Entspannung möglich ist. Die Arme werden gestreckt in Verlängerung des Oberkörpers abgelegt, wobei die Hände mit den Handflächen nach oben gedreht sind. Mit dem Abheben des Kopfes lösen sich die Arme vom Boden und werden zusammen mit dem Schultergürtel nur wenig angehoben. Der Blick bleibt dabei zum Boden gerichtet.

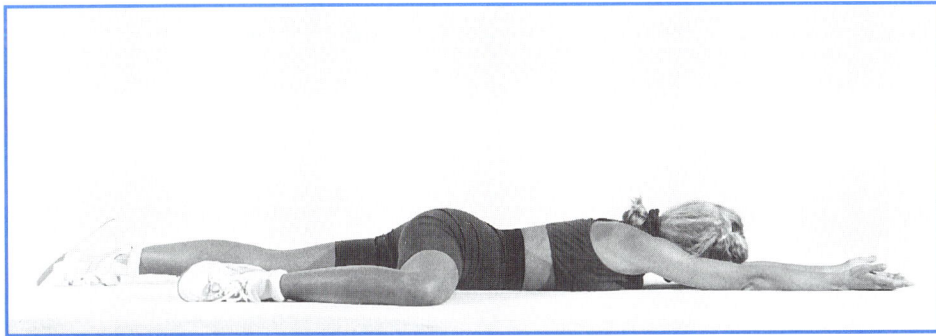

Abb. 106
In der Bauchlage wird ein Bein neben dem Körper angebeugt. Beide Arme sind mit gestreckten Ellenbogen nach vorne abgelegt, die Handflächen zeigen nach oben.

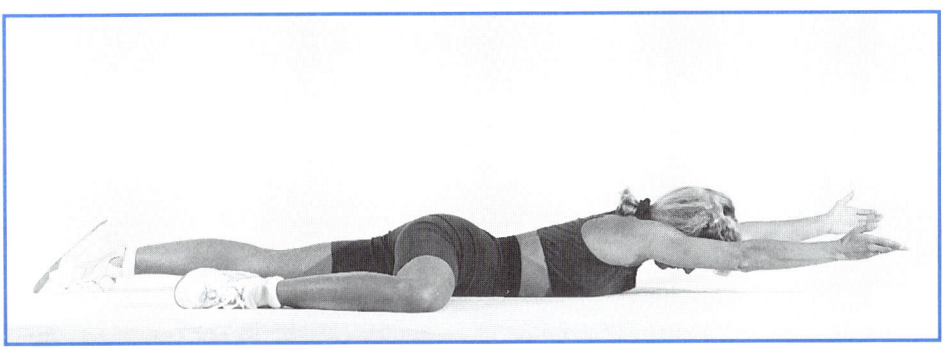

Abb. 107
Die gestreckten Arme werden vom Boden gelöst, der Kopf und der Schultergürtel nur wenig angehoben. Der Blick bleibt zum Boden gesenkt.

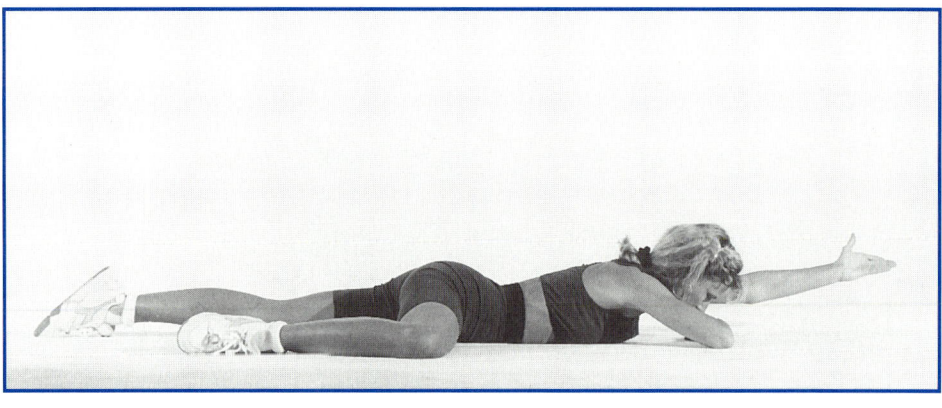

Abb. 108
Ein Arm ist mit gebeugtem Ellenbogen aufgestützt, der andere Arm wird gestreckt mit der nach oben gedrehten Handfläche angehoben. Der Blick bleibt zum Boden gesenkt.

Variation

Fällt das Anheben beider Arme schwer, so kann zunächst nur mit einer Seite geübt werden. Der andere Arm stützt dabei den Schultergürtel etwas ab.
Ohne die Position der Beine zu ändern, werden zunächst die Arme gewechselt, so daß einmal der Arm auf der Seite des gestreckten Beines und einmal auf der Seite des gebeugten Beines angehoben wird. Dann wird die Stellung der Beine gewechselt. Bei allen Wiederholungen bleibt der Blick zum Boden gesenkt.

Erschwerte Ausführung

Eine deutliche Steigerung der Anspannung erreicht man durch den Einsatz der Ellenbogen und somit der Muskulatur, welche das Schulterblatt stabilisiert. In der gleichen Ausgangsposition wie zuvor sind die Hände hinter dem Kopf verschränkt. Mit dem Abheben der Ellenbogen werden die Schulterblätter kräftig in Richtung der Wirbelsäule gezogen. Fällt diese Vorstellung schwer, genügt es, sich auf den Einsatz der Ellenbogen zu konzentrieren.

Auch hier bleibt die Einstellung der Halswirbelsäule erhalten, der Blick also zum Boden gerichtet.

Übung

Wie oben beschrieben, kann die Sicherung der Lendenwirbelsäule auch durch den aktiven Einsatz der beckenstabilisierenden Muskulatur erreicht werden. Dies erfordert jedoch etwas Bewegungsgefühl und ist für weniger Gymnastikerfahrene in der Regel die schwierigere Variante.
In der Bauchlage sind die Arme gestreckt über dem Kopf abgelegt. In der Vorstellung »eine kleine Höhle unter den Bauch zu ziehen« werden die Bauchmuskeln angespannt. Dies darf jedoch nicht zur Behinderung der Atmung führen. Das Gesäß wird in die Anspannung mit einbezogen, indem man sich vorstellt, »die Pobacken kräftig zusammenzukneifen«. Wie auf der Abbildung 110 dargestellt, führt dies zu einem leichten Abheben des Beckens. Diese Anspannung sollte mehrmals wiederholt werden, bevor die Arme und der Schultergürtel mit einbezogen werden.

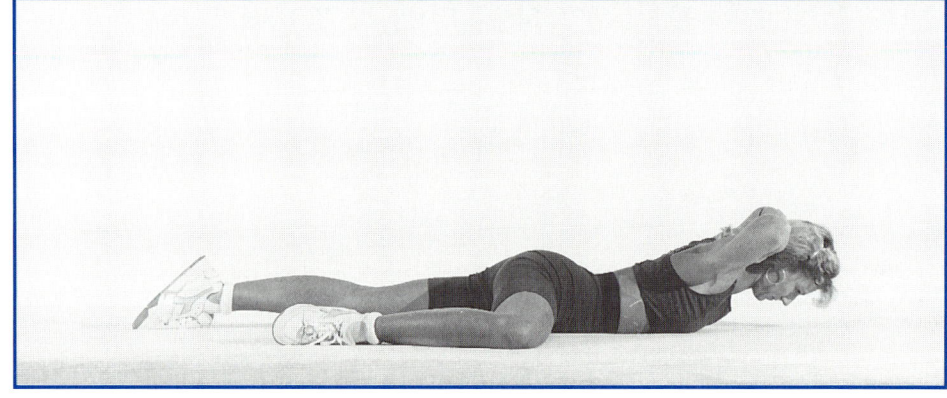

Abb. 109
Die Hände sind hinter dem Kopf verschränkt. Mit dem Abheben des Kopfes und des Schultergürtels werden die Ellenbogen kräftig rückwärts gezogen.

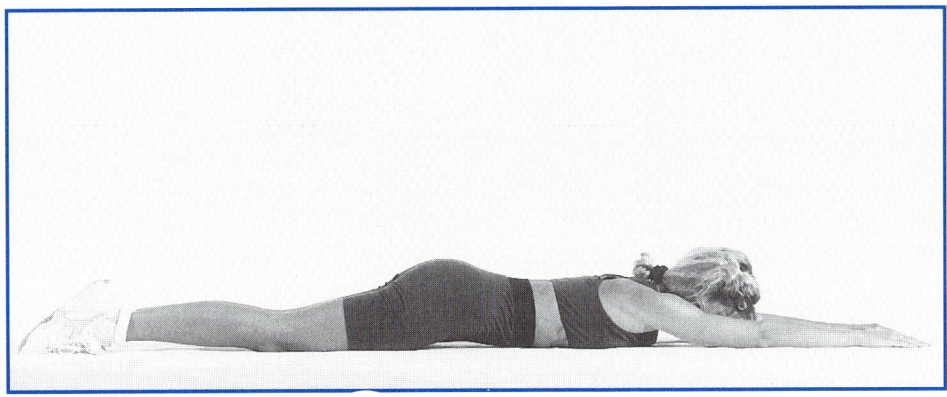

Abb. 110
In der Bauchlage sind beide Beine gestreckt. Die Arme werden ebenfalls gestreckt über dem Kopf abgelegt. Durch eine kräftige Beckenaufrichtung wird eine kleine Höhle unter dem Bauch gebildet.

Unter Beibehaltung dieser Grundspannung können dann alle Variationen der vorher beschriebenen Übungen aus der Bauchlage mit einem angebeugten Bein durchgeführt werden.

Variation
Gelingt der Einsatz der beckenstabilisierenden Muskulatur auf die eben beschriebene Weise nur schwer oder gar nicht, kann die folgende Variante möglicherweise eine Hilfe sein.

In der Bauchlage werden die Füße mit den Zehenspitzen aufgestellt. Durch den Druck der Zehen gegen den Boden wird die gewünschte Spannung aufgebaut. Diese wird nochmals verstärkt, wenn die Fersen fußwärts schieben und wiederum »die Pobacken kräftig zusammengekniffen werden«. Dabei kann sich das Becken wieder etwas vom Boden lösen.
Unter dieser muskulären Sicherung können nun, genau wie zuvor, alle bekannten Übungen aus der Bauchlage ausgeführt werden.

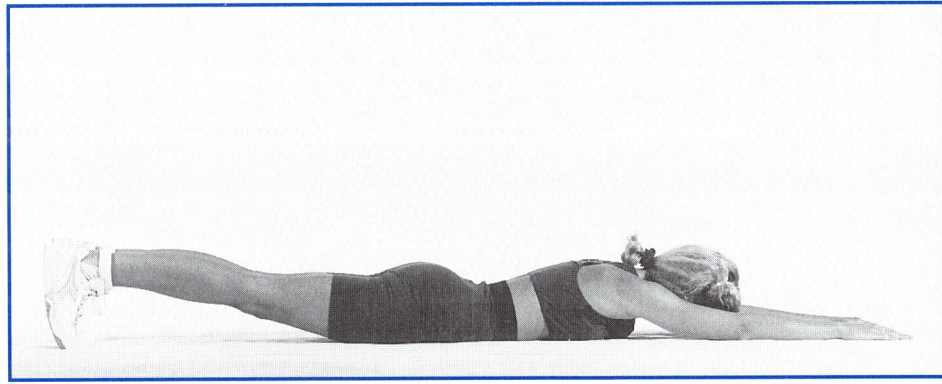

Abb. 111
Die gestreckten Beine sind mit den Zehenspitzen aufgestellt. Die Arme liegen gestreckt über dem Kopf, welcher mit der Stirn aufliegt.

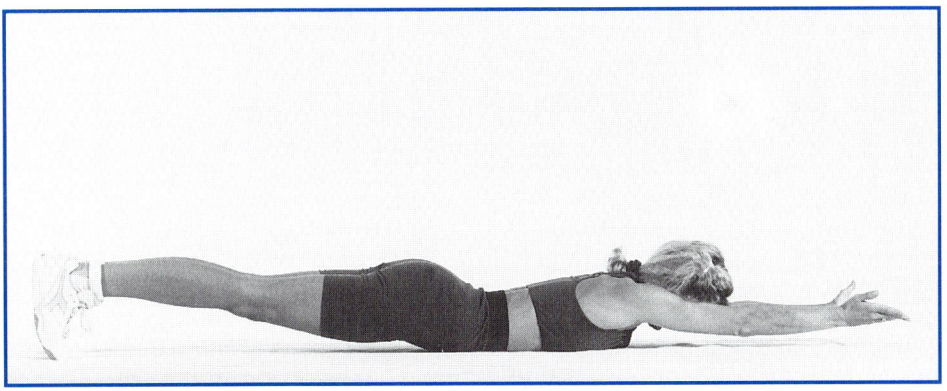

Abb. 112
Während die Zehen gegen den Boden drücken, werden die Fersen in der gedachten Verlängerung der Beine nach unten geschoben. Beide Arme werden mit den Handflächen nach oben angehoben, die Stirn vom Boden gelöst.

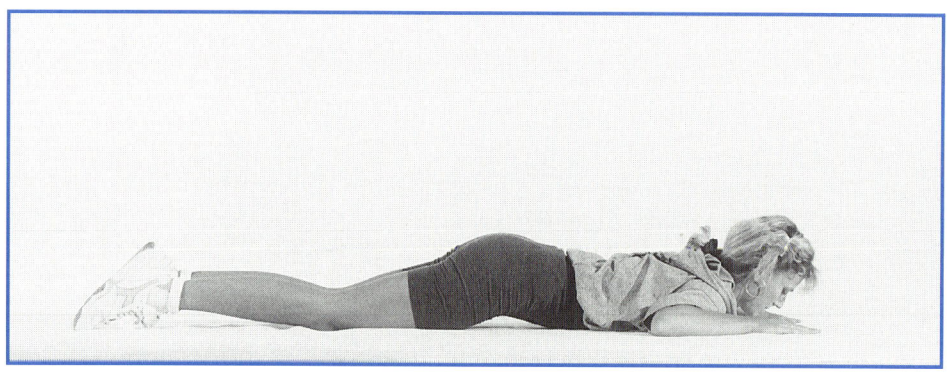

Abb. 113
Die gestreckten Beine sind mit den Fußrücken aufgelegt. Durch kräftigen Druck der Füße gegen den Boden wird die Beckenaufrichtung erleichtert.

Variation

Ist der Druck der Zehenspitzen gegen den Boden unerwünscht, können auch die Fußrücken eingesetzt werden. Der Aufbau der Spannung erfolgt wie zuvor, nur der Schub der Fersen entfällt.

Übung

Bei den zuletzt beschriebenen Beispielen wurde die Rückenmuskulatur über den Einsatz der Arme und des Schultergürtels beansprucht. Beginnt der Aufbau der Anspannung von den Beinen, gelingt es ebenfalls, die Rückenmuskulatur einzubeziehen . Dabei kommt es auch zu einer kräftigen Mitarbeit der Gesäßmuskulatur. In der Bauchlage sind beide Arme gestreckt über dem Kopf abgelegt. Ein Bein wird im Kniegelenk ungefähr im rechten Winkel gebeugt. Nun kann zunächst nur das Bein angehoben werden oder, wie dargestellt, zugleich der gegenseitige Arm. Die Handfläche zeigt dabei nach oben und der Blick bleibt wie gewohnt zum Boden gerichtet.

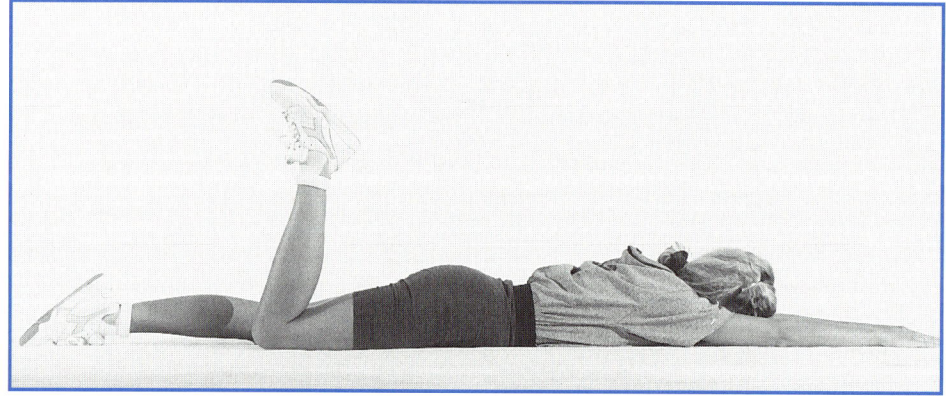

Abb. 114
In der Bauchlage ist ein Bein gestreckt, das andere im Kniegelenk gebeugt, so daß die Fußsohle nach oben zeigt. Die Arme liegen gestreckt über dem Kopf.

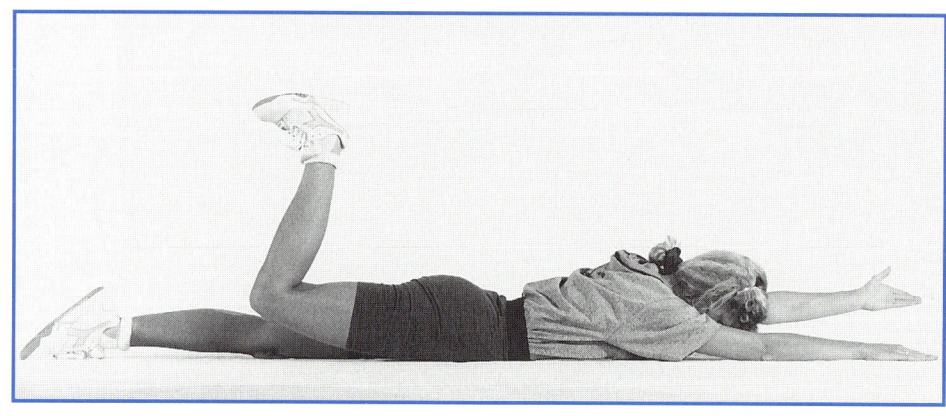

Abb. 115
Der Oberschenkel des angebeugten Beines wird zusammen mit dem gegenüberliegenden Arm angehoben. Die Hand des anderen Armes drückt kräftig gegen den Boden.

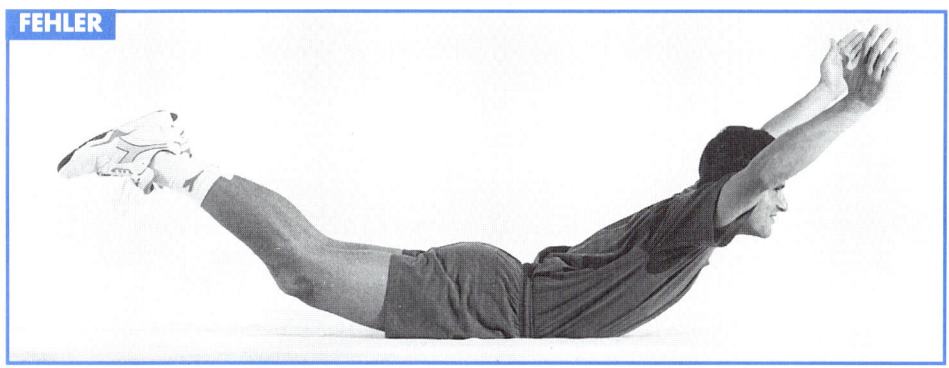

FEHLER

Abb. 116
Fehlerbild:
Das Anheben beider
Arme und beider Beine
führt zu einer Fehlbela-
stung der Lendenwirbel-
säule.

Wie bereits erwähnt, reichen kleine Bewegungsausschläge völlig aus, um die er-
wünschte Muskelspannung zu erreichen.
Möglichst große Bewegungen, wie auf
dem Fehlerbild dargestellt, belasten die
Wirbelsäule unnötig und sind deshalb zu
vermeiden.

Erschwerte Ausführung

Eine deutlichere Muskelanspannung ergibt sich, wenn beide Beine zugleich angehoben werden. Da hier die Möglichkeit
der Ausweichbewegung besonders groß
ist, muß auf eine gute Stabilisierung des
Beckens geachtet werden. Zur Vorberei-
tung sollte die Beckenaufrichtung deshalb
nochmals für sich geübt werden.

In der Bauchlage sind beide Kniegelenke
ungefähr im rechten Winkel gebeugt, die
Oberschenkel berühren sich nicht. Mit
der bereits beschriebenen Vorstellung,
»eine Höhle unter den Bauch zu ziehen«
kann die Bauchmuskulatur zum Einsatz
gebracht werden. Die folgende Beckenaufrichtung führt zu einer Abflachung der
Lendenwirbelsäule, was auf der Abbildung 117 gut sichtbar ist. Auch hierbei ist
auf eine freie Atmung zu achten.
Werden die Oberschenkel nun von Boden
gelöst, soll das Becken nicht so stark aufgerichtet werden wie eben, da dies die
Bewegung der Beine behindern würde.
Der Schultergürtel und der Kopf bleiben
entspannt liegen.

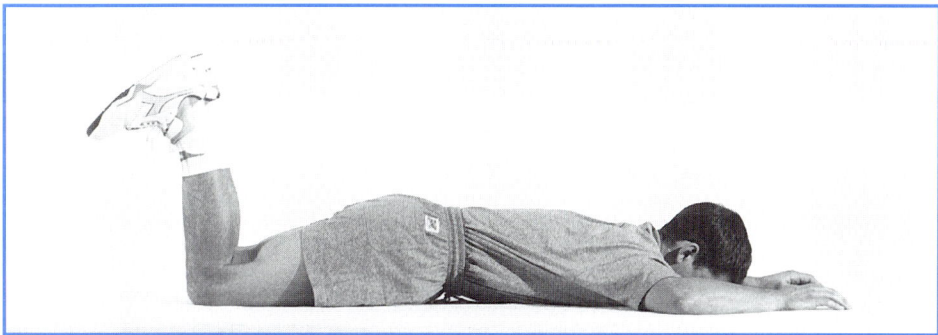

Abb. 117
In der Bauchlage sind
beide Beine gebeugt, so
daß die Fußsohlen nach
oben zeigen. Die Arme
liegen leicht angewinkelt
über dem Kopf. Durch
eine kräftige Beckenauf-
richtung wird eine kleine
Höhle unter dem Bauch
gebildet.

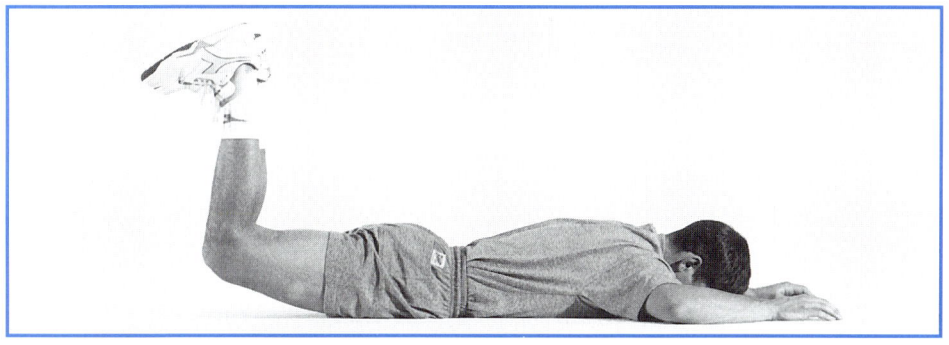

Abb. 118
Bei angespannter
Bauchmuskulatur werden
beide Oberschenkel
vom Boden gelöst und
ein wenig angehoben.

Abb. 119
Im Fersensitz hängen die Arme locker neben dem Körper, die Wirbelsäule ist aufgerichtet.

Abb. 120
Der Oberkörper wird mit geradem Rücken nach vorne abgesenkt. Die Fingerspitzen zeigen zum Körper, die Handflächen werden in der gedachten Verlängerung der Wirbelsäule nach hinten geschoben.

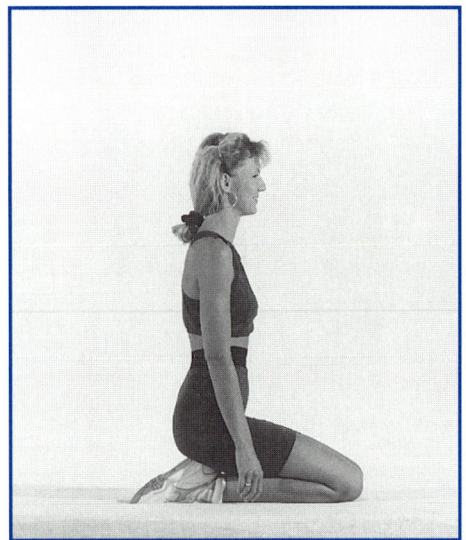

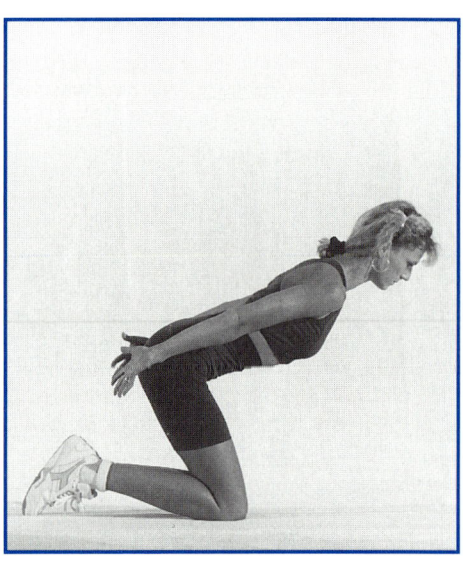

Abb. 121
Der Oberkörper wird mit geradem Rücken nach vorne abgesenkt. Beide Arme sind gestreckt über dem Kopf, die Fingerspitzen werden in der gedachten Verlängerung der Wirbelsäule nach oben geschoben.

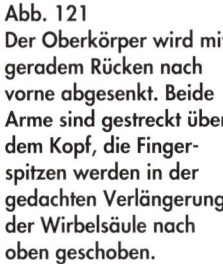

Übung

Für diese Übung dient der Fersensitz als Ausgangsposition. Dabei kommt es zwangsläufig zu einer starken Beugung der Kniegelenke, was unter Umständen zu Beschwerden führen kann. Auch in der Endposition befinden sich die Kniegelenke unter einer Belastung, die nicht immer toleriert wird. Bereitet die Durchführung auch auf einer weichen Unterlage Schwierigkeiten, so sollte man auf eine der anderen Übungsformen ausweichen.

Aus dem Fersensitz wird der Oberkörper nach vorne geneigt, wobei der Rücken möglichst gerade bleibt. Gleichzeitig löst sich das Gesäß von der Fersen. Die Bewegung nach vorne erfolgt langsam bis zu dem Punkt, an dem das Gleichgewicht gerade noch gehalten werden kann. Die Arme sind parallel zum Oberkörper gehalten, die Fingerspitzen zeigen zueinander. Während die Hände kräftig nach hinten drücken, wird die Halswirbelsäule aufgerichtet. Dazu wird, mit dem Blick schräg nach vorne zum Boden gerichtet, der Scheitel in der Verlängerung der Wirbelsäule nach oben geschoben.

Variation

Mit der Verlagerung des Gewichtes nach vorne werden beide Arme ebenfalls nach vorne geführt und bis auf Schulterhöhe angehoben. Während der Blick wieder zum Boden gerichtet bleibt, strecken sich die Arme auf der gedachten Verlängerung der Wirbelsäule weiter aus.

Da es bei dieser Variante leicht zu einer Ausweichbewegung der Lendenwirbelsäule kommt, ist auf eine entsprechende Stabilisierung zu achten.

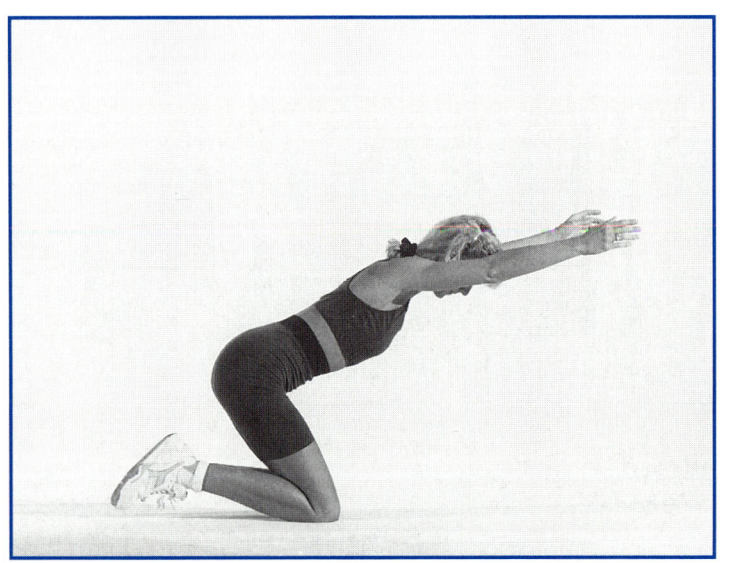

Übung

Die Stufenlagerung ist nicht nur eine Ent-
lastungshaltung, sondern auch eine günstige Ausgangsposition für verschiedene
Übungen (vgl. Seite 38). Hierzu werden
die Fersen und die Unterschenkel auf die
Sitzfläche eines Stuhles aufgelegt.
Die Arme sind mit gebeugten Ellenbogen
über dem Kopf abgelegt.
Durch langsam sich steigernden Druck
der Fersen wird das Gesäß entlastet und
schließlich etwas angehoben. Zugleich
drücken die Ellenbogen und die Unterarme gegen den Boden. Der Kopf bleibt
möglichst entspannt liegen.

Da es bei dieser Übung häufig zu einem
deutlichen Spannungsgefühl in den Oberschenkelrückseiten kommt, empfiehlt es
sich, die auf der Seite 113 beschriebene
Dehnung anzuschließen.

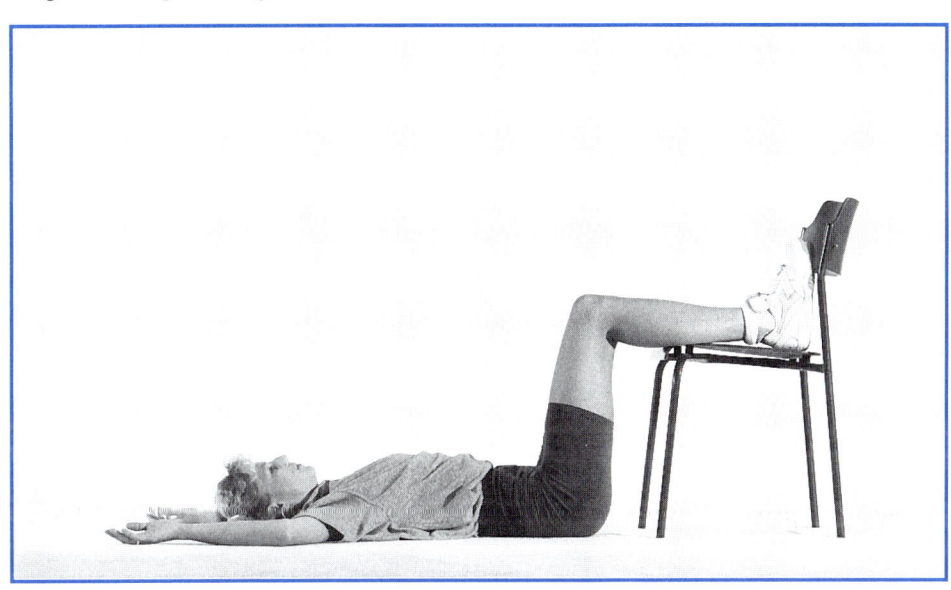

Abb. 122
In der Rückenlage sind
beide Unterschenkel auf
einen Stuhl aufgelegt.
Die Arme liegen mit
gebeugten Ellenbogen
über dem Kopf.

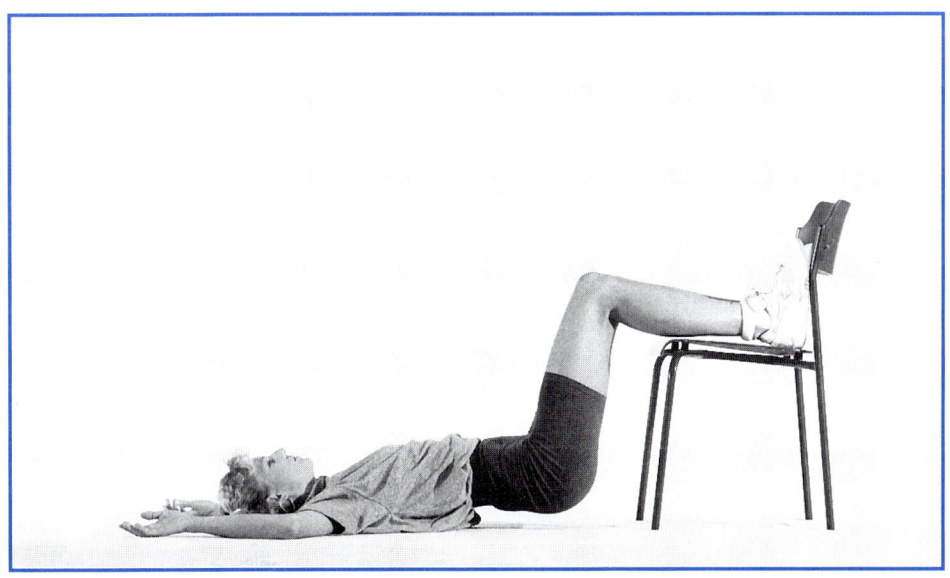

Abb. 123
Beide Fersen drücken
kräftig gegen die Sitz-
fläche, das Gesäß wird
etwas vom Boden abge-
hoben.

Kräftigung der becken- und rumpfstabilisierenden Muskulatur

Mit den folgenden Übungen werden Muskelgruppen angesprochen, die häufig vernachlässigt werden. Diese sind für eine Becken- und Rumpfstabilisation genauso wichtig wie die Bauch- und Rückenmuskeln. Wie bei den bisher beschriebenen Übungsformen ist darauf zu achten, daß es zu keinen Ausweichbewegungen kommt. Auf eine langsame und genaue Übungsausführung ist ebenso Wert zu legen.

Bei einigen Übungen kommt es zu einer verstärkten Krampfbereitschaft der beteiligten Muskulatur. Dies erklärt sich aus der Tatsache, daß diese teilweise in einer angenäherten Position Kraft entfalten muß. Das stellt für die meisten Muskelgruppen eine ungewohnte Anforderung dar. In diesem Fall ist die Übung abzubrechen und am gleichen Tag nicht mehr zu wiederholen. Erfahrungsgemäß verschwindet dieses Phänomen mit fortschreitender Übungserfahrung. Ist dies nicht der Fall, so sollten die Ursachen für die muskulären Beschwerden vom Hausarzt abgeklärt werden.

Übung

In der Rückenlage sind beide Beine angestellt, die Hände liegen neben dem Gesäß. Zunächst werden die Zehenspitzen angezogen, bis nur noch die Fersen Kontakt zum Boden haben. Durch einen leichten Schub der Füße schräg nach unten in den Boden wird das Becken aufgerichtet, die Lendenwirbelsäule bekommt Kontakt zum Boden. Danach wird das Becken angehoben, bis der Oberkörper und die Oberschenkel eine Linie bilden.

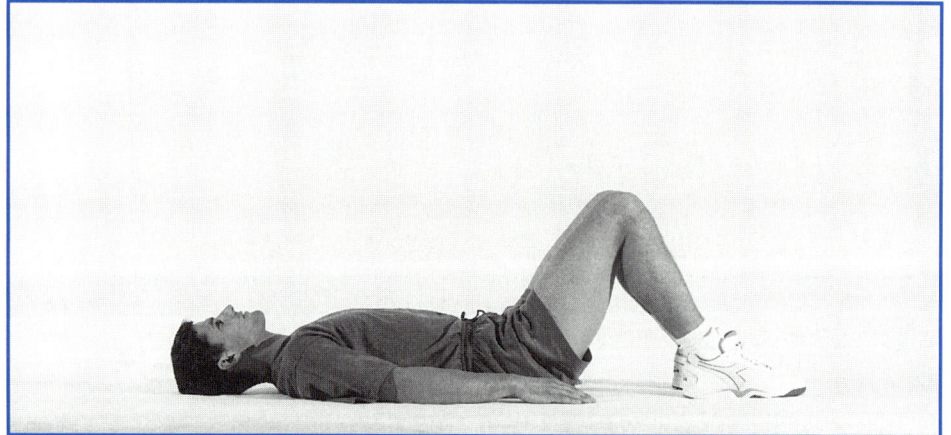

Abb. 124
In der Rückenlage sind beide Beine angestellt, die Hände liegen neben dem Gesäß.

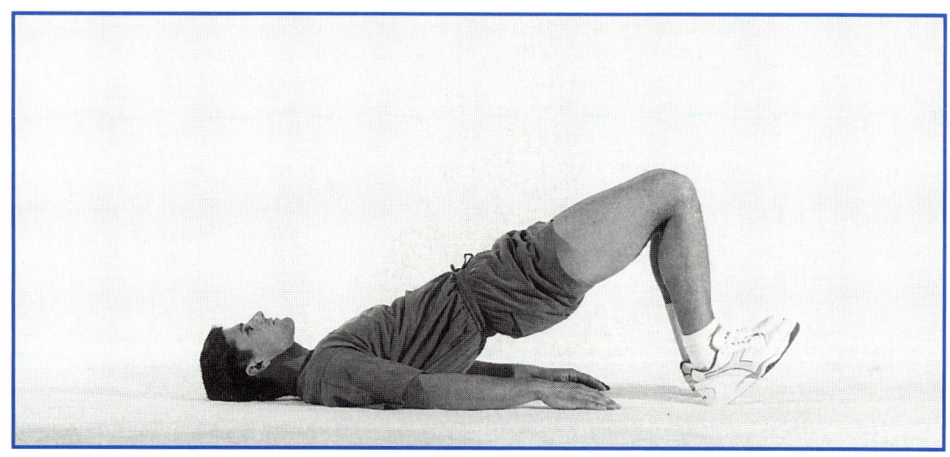

Abb. 125
Die Zehenspitzen werden in Richtung der Schienbeine gezogen und das Gesäß vom Boden abgehoben, bis die Oberschenkel und der Oberkörper sich auf einer Linie befinden.

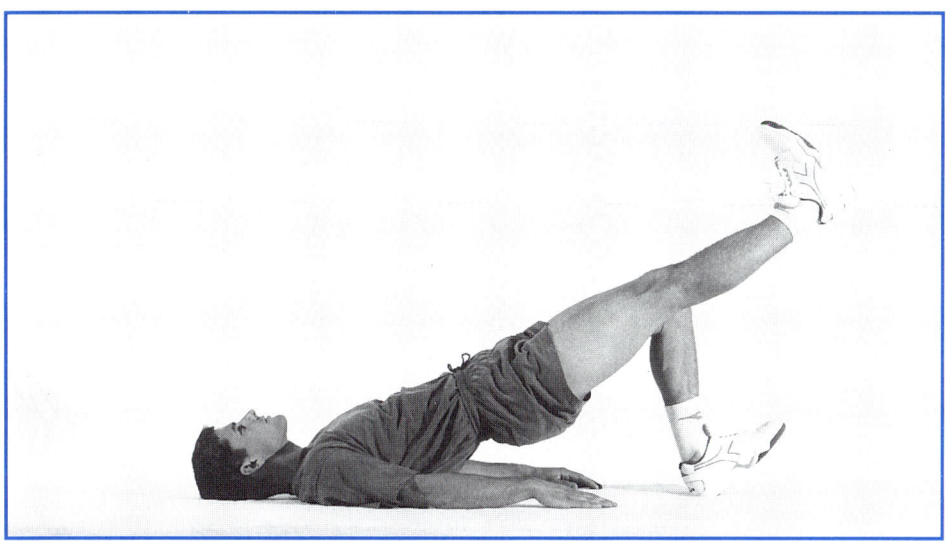

Abb. 126
Bei abgehobenem
Becken wird ein Fuß vom
Boden gelöst und das
Bein parallel zum anderen
Oberschenkel ausge-
streckt.

Erschwerte Ausführung

Wird in der Endposition der letzten
Übung zusätzlich noch ein Bein vom
Boden gelöst, ist dadurch die Unterstützungsfläche verkleinert. Die Wirkung der
Übung wird intensiver. Dabei ist jedoch
darauf zu achten, daß sich das abgehobe-
ne Bein auf der geraden Verlängerung
des Oberkörpers befindet. Eine mögliche
Ausweichbewegung stellt das Absinken
der Hüfte des gestreckten Beines dar, was
zu vermeiden ist.

FEHLER

Abb. 127
Fehlerbild:
Bei ungenügender
Stabilisation sinkt die
Hüfte des gestreckten
Beines ab.

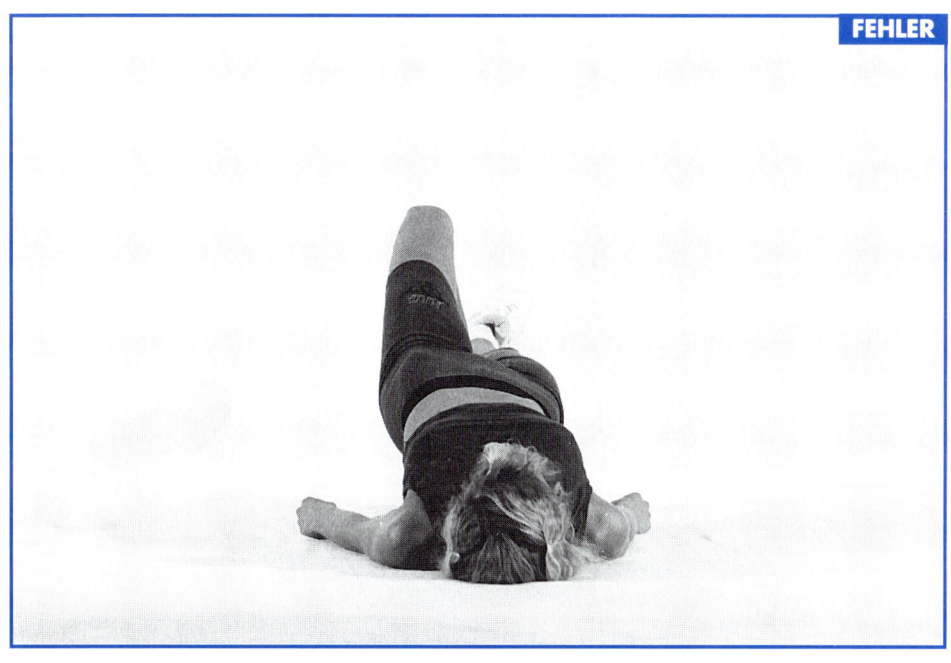

Variationen

Der Schultergürtel kann in die Anspannung mit einbezogen werden, wenn in der Ausgangsposition die Arme über dem Kopf abgelegt werden. Dazu kann man zunächst nur einen Arm einsetzen, der während der Anspannung mit dem Ellenbogen und dem Unterarm kräftig gegen den Boden gedrückt wird. Eine sehr intensive Übung ergibt sich, wenn beide Arme über dem Kopf die Anspannung begleiten und zusätzlich nur ein Bein als Unterstützung benutzt wird.

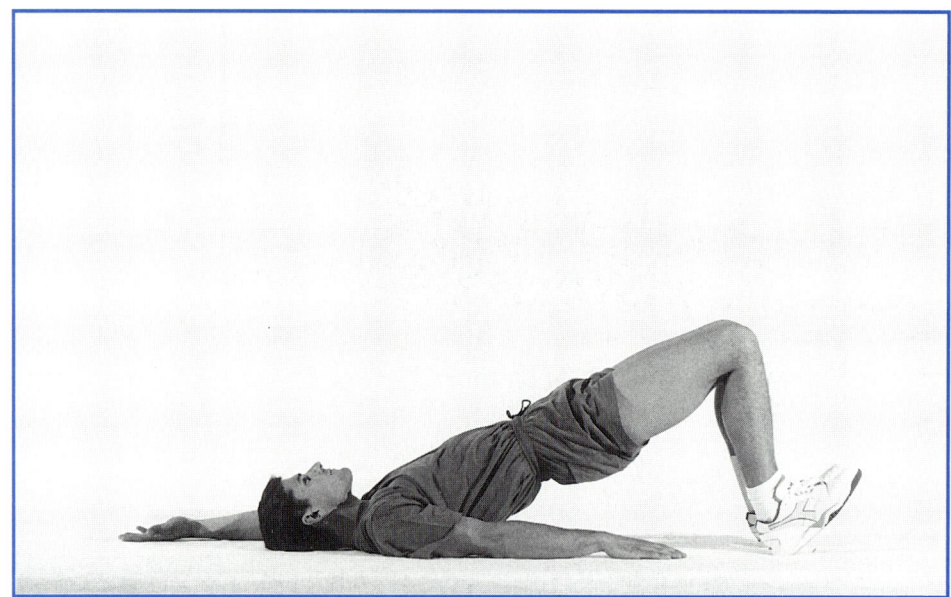

Abb. 128
Bei abgehobenem Becken ist ein Arm mit gebeugtem Ellenbogen über dem Kopf abgelegt. Der Handrücken und der Unterarm drücken kräftig gegen den Boden.

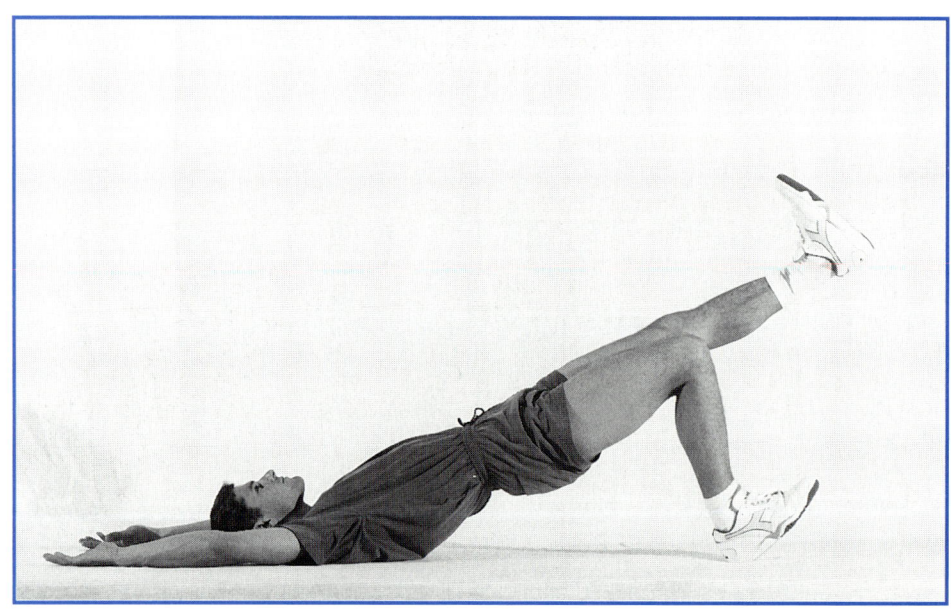

Abb. 129
Bei abgehobenem Becken sind beide Arme mit gebeugten Ellenbogen über dem Kopf abgelegt. Ein Fuß wird vom Boden gelöst und das Bein parallel zum anderen Oberschenkel ausgestreckt.

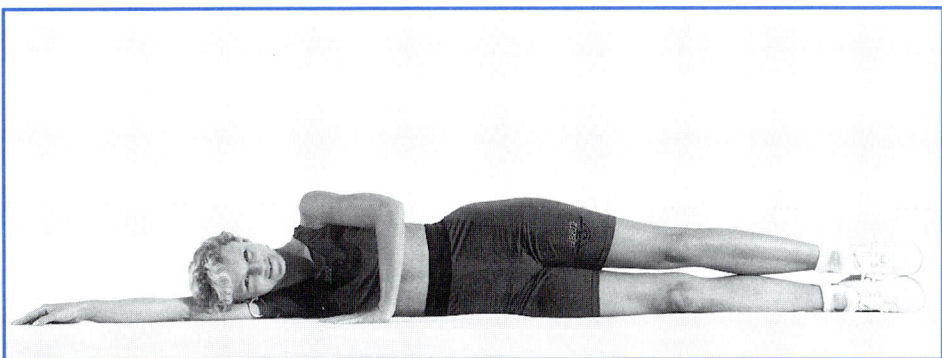

Abb. 130
In der Seitlage sind beide Beine gestreckt und befinden sich auf der geraden Verlängerung des Oberkörpers. Die Hand des oberen Armes stützt vor dem Brustkorb, der Kopf liegt auf.

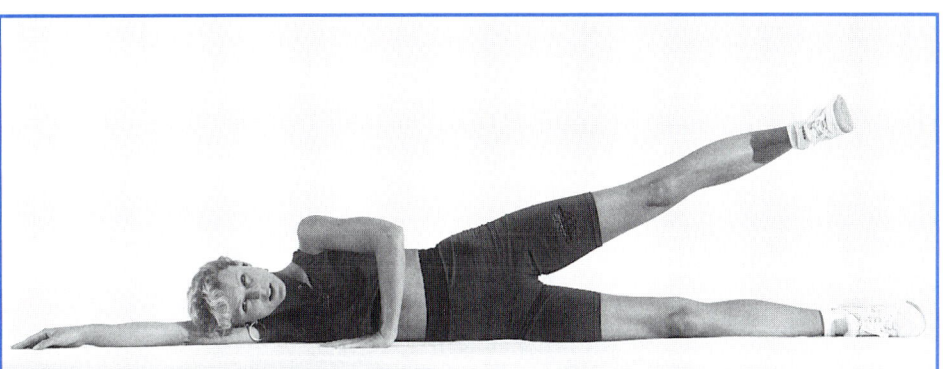

Abb. 131
Das oben liegende Bein wird ohne Ausweichbewegung des Beckens etwas angehoben.

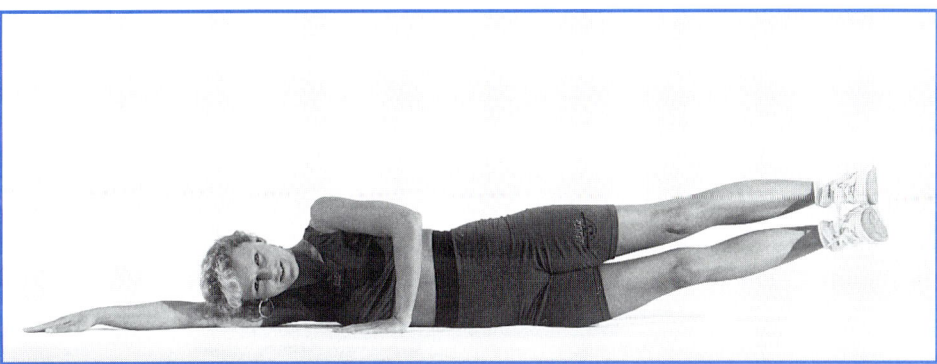

Abb. 132
Das untere Bein wird nachgeführt und mit dem oberen Bein geschlossen. Die stützende Hand stabilisiert den Oberkörper.

Abb. 133
Fehlerbild:
Bei ungenügender Stabilisationsfähigkeit kann die Ausgangsposition des Beckens nicht gehalten werden.

Übung

In der Seitlage befindet sich der ganze Körper auf einer Linie, die Beine liegen geschlossen übereinander. Die Hand des oberen Armes ist vor dem Brustkorb aufgestützt. Zunächst wird das oben liegende Bein etwas abgespreizt, wobei die stützende Hand den Oberkörper stabilisiert. Nun wird das untere Bein nachgeführt und möglichst dicht an das obere herangebracht. Dabei darf das Becken nicht rückdrehen, wie auf dem Fehlerbild dargestellt.

Gelingt eine sichere Ausführung, so sollte die stützende Hand weggelassen werden.

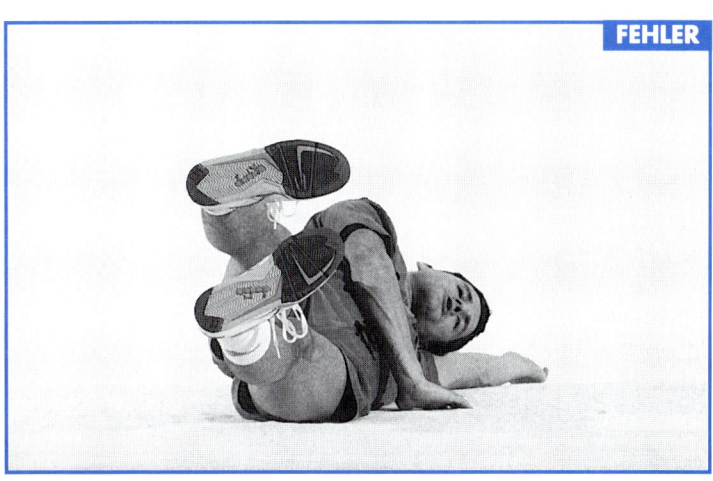

FEHLER

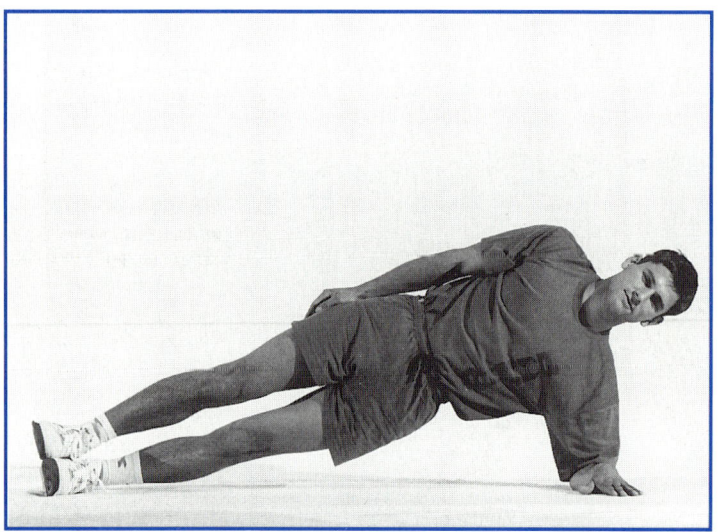

Übung

In der Seitlage ist der Oberkörper auf den Unterarm aufgestützt. Der Ellenbogen sollte sich dabei unter dem Schultergelenk befinden. Nun wird das Becken angehoben, bis der ganze Körper auf einer Linie ist. Die Position sollte so stabil gehalten werden, daß es zu keiner Ausweichbewegung des Beckens kommt. Gelingt dies nicht, so ist die erleichterte Übungsform auszuwählen.

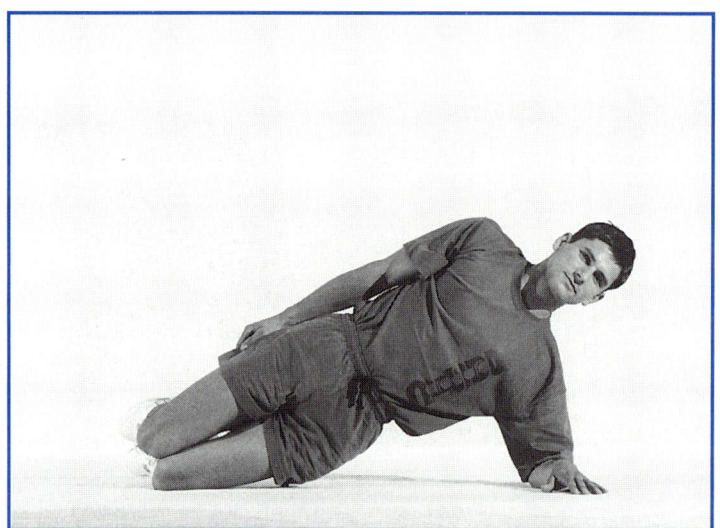

Erleichterte Ausführung

In der Seitlage sind beide Kniegelenke angebeugt, der Oberkörper ist wiederum auf den Unterarm gestützt. Das Anheben des Beckens gelingt nun wesentlich leichter als zuvor. In der Endposition sollte sich der Körper wieder auf einer Linie befinden.

Erschwerte Ausführung

Bei guter Stabilisationsfähigkeit kann die Intensität der Übung auf einfache Weise gesteigert werden. Dazu beginnt man aus der Seitlage mit wiederum gestreckten Beinen und aufgestütztem Oberkörper. Zunächst wird das Becken wie gewohnt angehoben, dann zusätzlich das obere Bein abgespreizt.

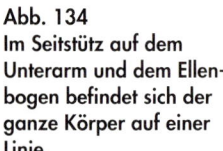

Abb. 134
Im Seitstütz auf dem Unterarm und dem Ellenbogen befindet sich der ganze Körper auf einer Linie.

Abb. 135
Im Seitstütz auf dem Unterarm und dem Ellenbogen sind beide Kniegelenke gebeugt.

Abb. 136
Im Seitstütz auf dem Unterarm mit gestreckten Beinen wird das obere Bein abgespreizt.

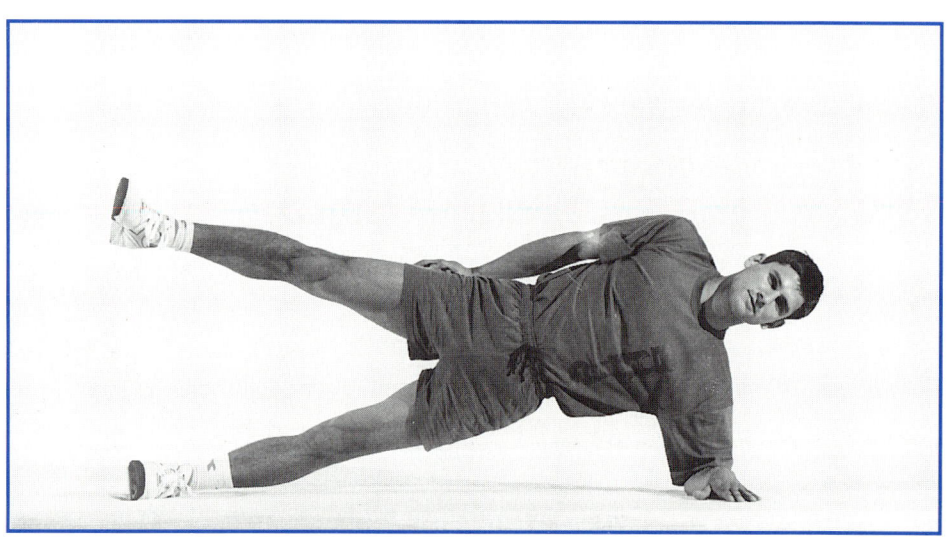

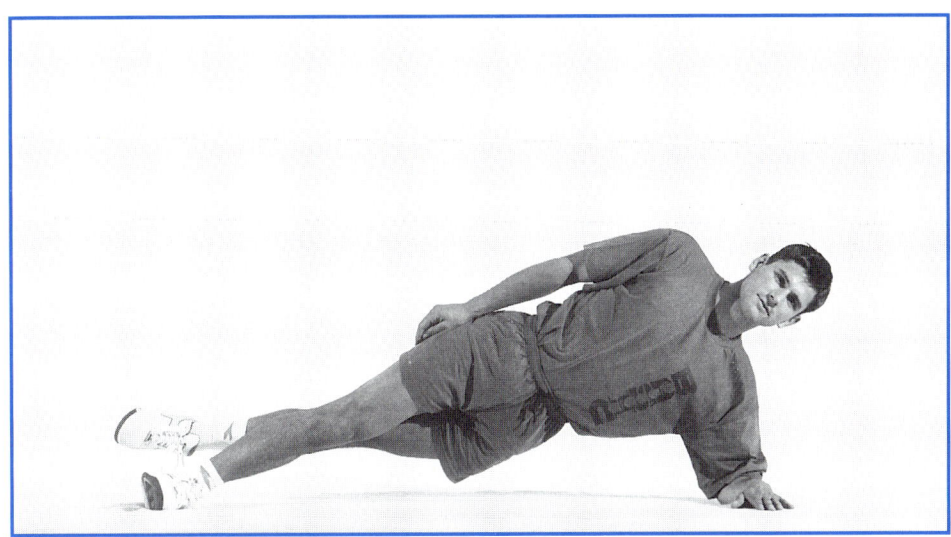

Abb. 137
Im Seitstütz auf dem Unterarm mit gestreckten Beinen wird das untere Bein angespreizt.

Abb. 138
Im Seitstütz auf der Faust bei gestrecktem Arm und gestreckten Beinen befindet sich der ganze Körper auf einer Linie.

Abb. 139
Im Seitstütz auf der Faust mit gestreckten Beinen wird das obere Bein abgespreizt.

Variation

In der Seitlage mit gestreckten Beinen wird der Fuß des oberen Beines dicht vor den unteren gelegt. Zunächst wird wieder das Becken angehoben, bis eine Linie durch den ganzen Körper geht. Ist die Stützposition stabilisiert, wird das untere Bein wenige Zentimeter vom Boden gelöst.

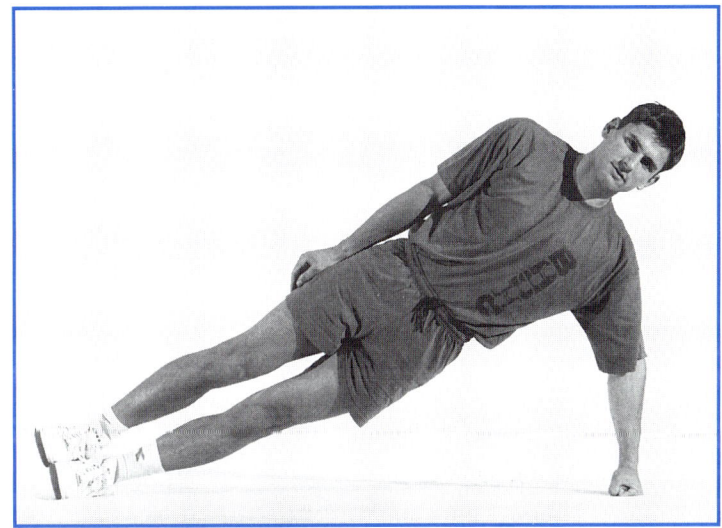

Weiter erschwerte Ausführung

Eine weitere Steigerung der Schwierigkeit wird durch eine leicht veränderte Ausgangsposition erreicht. Die Seitstützposition wird nun auf der zur Faust geballten Hand des unteren Armes ausgeführt. Die Faust befindet sich dabei unter dem Schultergelenk bei leicht gebeugtem Ellenbogengelenk. Das Becken wird wie zuvor angehoben, bis die stabile Endposition erreicht ist.

Kann auch diese Position gut gehalten werden, versucht man das obere Bein zu lösen und bis auf die Höhe des Beckens abzuspreizen.

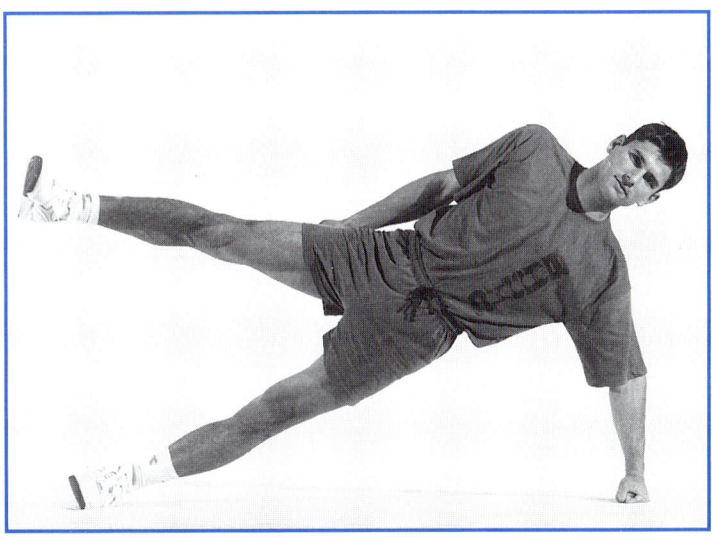

Partnerübung

Während bei den letzten Übungen die Rumpfmuskulatur meist durch die Aktion der Beine beansprucht wurde, ist bei der folgenden Partnerübung der Oberkörper aktiv.

In der Seitlage werden die Beine in eine leichte Schrittstellung gebracht, das Kniegelenk des vorgestellten Beines ist etwas angebeugt. Ein Partner hält das vordere Bein am Knie- und das hintere Bein am Sprunggelenk und sichert so die Ausgangsposition. Aus dieser Stellung erfolgt das Aufrichten über die Seitneige. Es ist kein großer Bewegungsausschlag möglich und zur korrekten Ausführung der Übung auch nicht notwendig.

Die Abbildungen zeigen eine bereits erschwerte Ausführungsform mit den verschränkten Händen hinter dem Kopf. Werden die Arme parallel am Körper gehalten, fällt die Übung entsprechend leichter.

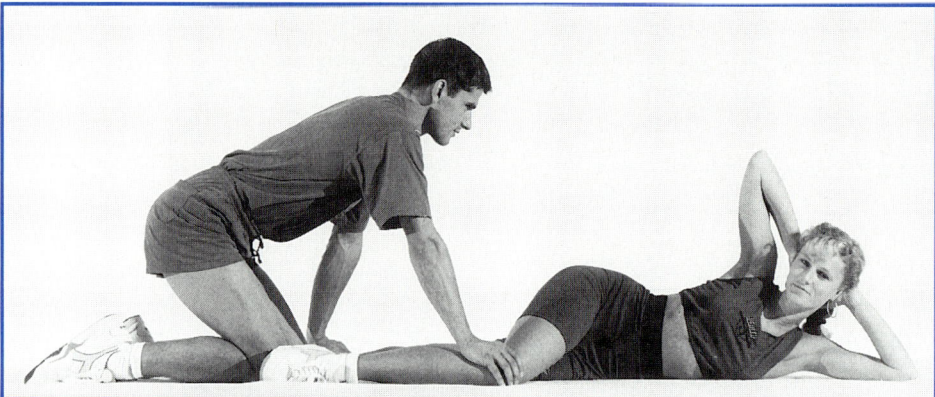

Abb. 140
In der Seitlage fixiert ein Partner das untere gestreckte Bein am Sprunggelenk und das obere angebeugte Bein am Kniegelenk.
Die Hände sind hinter dem Kopf verschränkt.

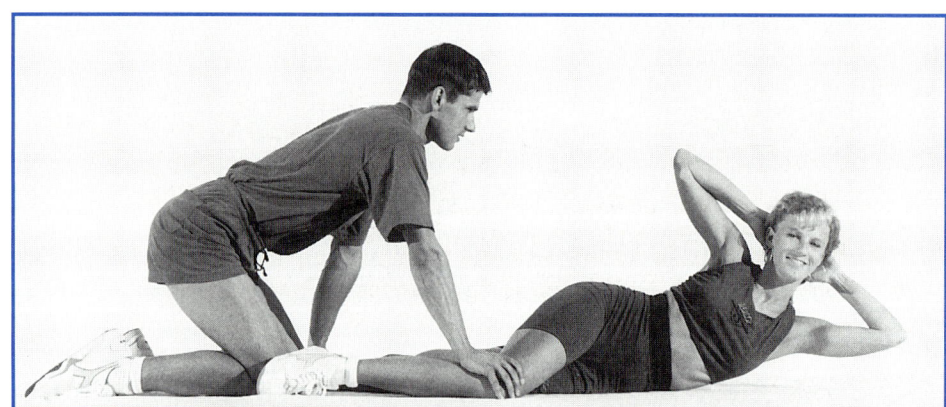

Abb. 141
Die Arme und der Oberkörper werden vom Boden gelöst und in eine leichte Seitneige angehoben.

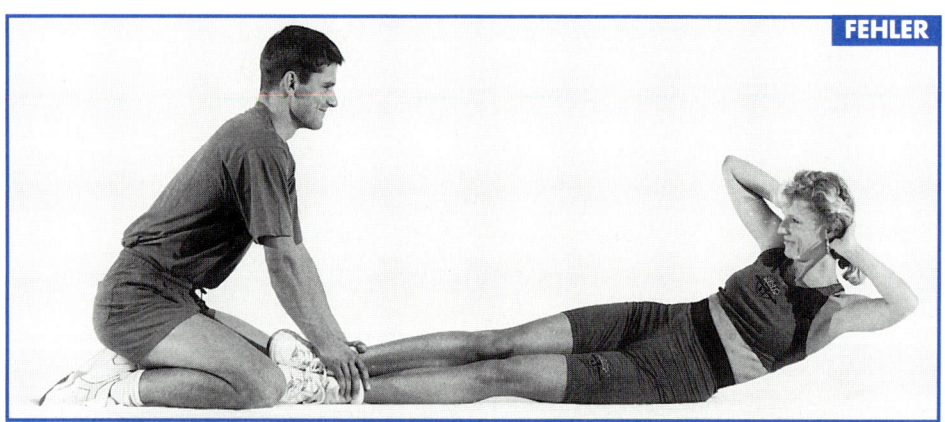

FEHLER

Abb. 142
Fehlerbild:
Bei gestreckt gehaltenen Beinen kommt es leicht zu einer Ausweichbewegung des Beckens und zu einer verstärkten Belastung der Kniegelenke.

Liegen in der Ausgangsstellung die Beine gestreckt und übereinander, führt dies häufig zu einer Ausweichbewegung des Beckens. Die obere Beckenhälfte wird dann meist zurückgedreht, und die Aufrichtung erfolgt über die Hüftgelenkbeugung.

Kombinierte Übungen

Diese und die folgende Stabilisationsform bestehen aus jeweils zwei Teilübungen. Ihre Anwendung ist erst sinnvoll, wenn die Einzelübungen beherrscht werden.
In der Rückenlage sind beide Beine angestellt, die Hände liegen neben dem Gesäß. Eine Hand wird gegen das Kniegelenk des Beines der gleichen Seite gelegt. Die Hand und das Knie treffen sich dabei auf der Höhe des Bauchnabels. Entsprechend der Übung auf der Seite 45 wird

durch den Schub der Hand und den Gegenzug des Beines die Anspannung der Bauchmuskulatur bewirkt. Der Fuß des anderen Beines drückt nun kräftig gegen den Boden, und ohne die Bauchmuskelspannung zu lösen, wird das Becken angehoben. Dies entspricht der Übung auf der Seite 66.
Auch in der Endposition sollte die kräftige Bauchmuskelspannung erhalten bleiben, was durch den Einsatz der Hand und des Beines erreicht wird.

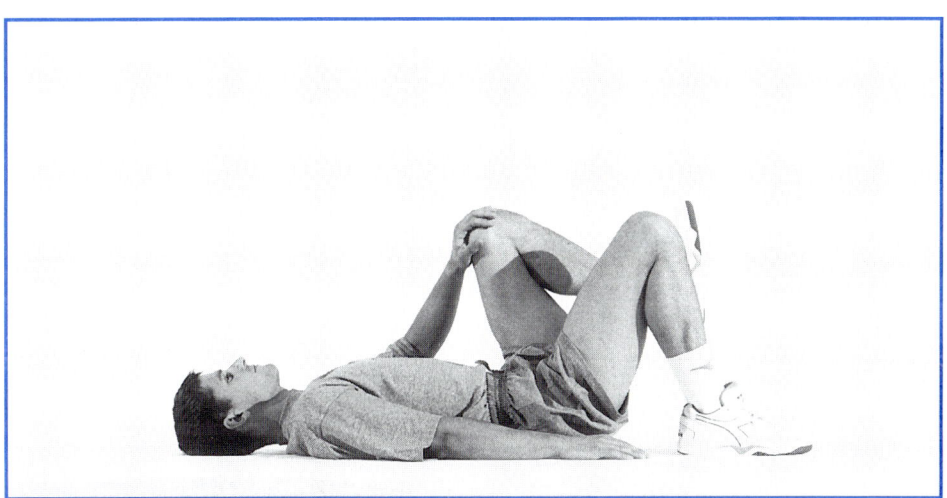

Abb. 143
In der Rückenlage ist ein Bein angestellt, das andere so weit gebeugt, daß die Hand des gleichseitigen Armes gegen das Kniegelenk gelegt werden kann. Die andere Hand liegt neben dem Gesäß.

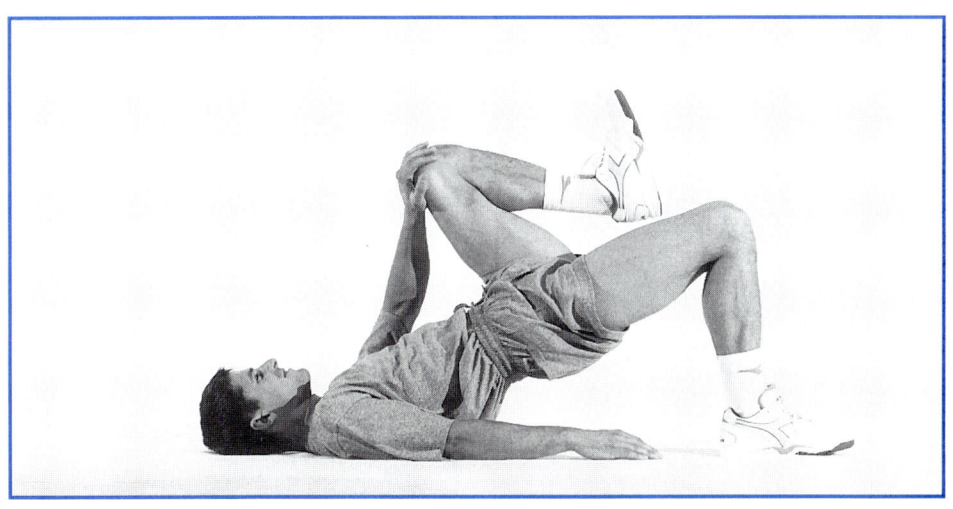

Abb. 144
Die Hand drückt kräftig gegen das Knie, während dies in die Gegenrichtung zieht. Gleichzeitig wird das Becken angehoben.

Abb. 145
Ein Arm liegt mit gebeugtem Ellenbogen über dem Kopf und drückt gegen den Boden. Während die Hand gegen das angezogene Bein drückt, wird das Becken angehoben.

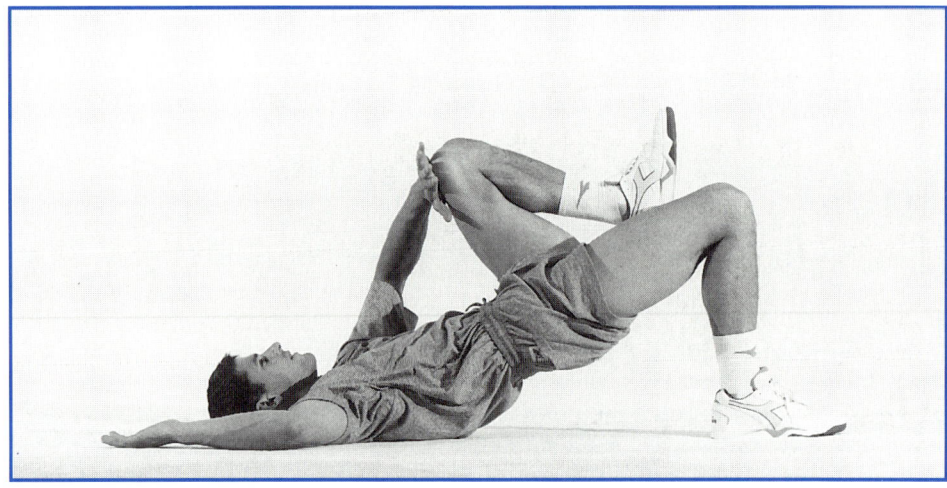

Abb. 146
In der Rückenlage umfassen beide Hände ein Kniegelenk, das andere Bein ist angestellt.

Abb. 147
Durch den Zug beider Hände wird der Oberschenkel so dicht wie möglich zum Oberkörper gebracht.

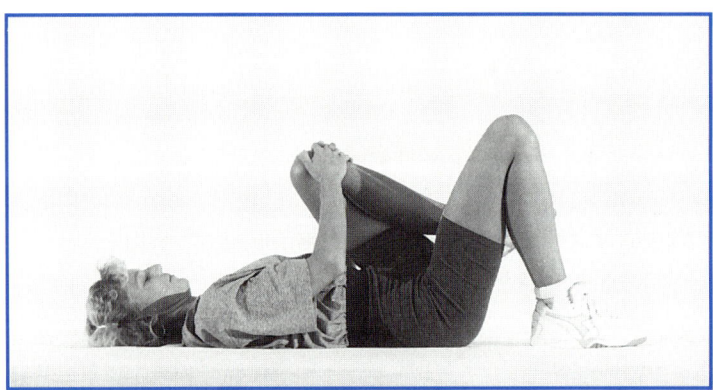

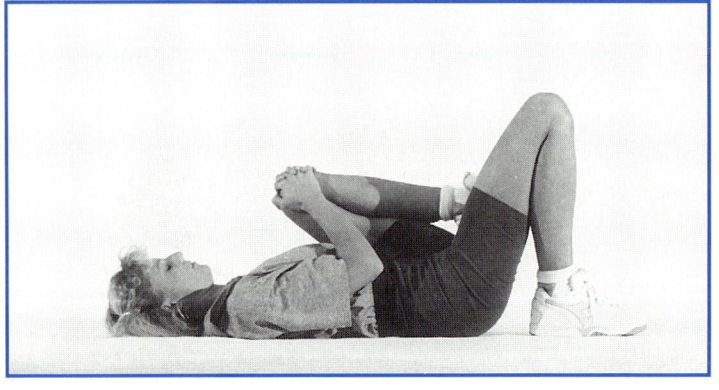

Variation

In der Ausgangsposition der letzten Übung wird der freie Arm mit gebeugtem Ellenbogen über dem Kopf abgelegt. Ist die Spannungsposition wie zuvor erreicht, drückt zusätzlich der Ellenbogen und der Unterarm gegen den Boden. Der Kopf sollte nicht in die Anspannung mit einbezogen werden, ebenso ist auf eine freie Atmung zu achten.

Übung

In der Rückenlage sind zunächst beide Beine angestellt. Nun wird ein Kniegelenk mit beiden Händen umfaßt und an den Oberkörper herangezogen. Durch den Druck des angestellten Fußes gegen den Boden wird das Gesäß angehoben. Das angebeugte Bein soll dabei weiter mit beiden Händen festgehalten werden. Die Anspannung für die Gesäßmuskulatur der Standbeinseite entspricht der in den letzten beiden Übungen.
Da sich das stützende Bein im Hüftgelenk im Sinne einer Streckung bewegt, müssen die Hüftgelenkbeuger dieser Seite sich dehnen lassen. Die zu erreichende Endposition hängt also von der Kraft der hüftgelenkstreckenden Muskulatur und von der Dehnfähigkeit der hüftgelenkbeugenden Muskulatur der gleichen Seite ab. Läßt man das herangezogene Bein jedoch los, so kommt an Stelle der Hüftgelenkstreckung eine Beckenkippung zustande, was den Übungszweck nicht erfüllt.

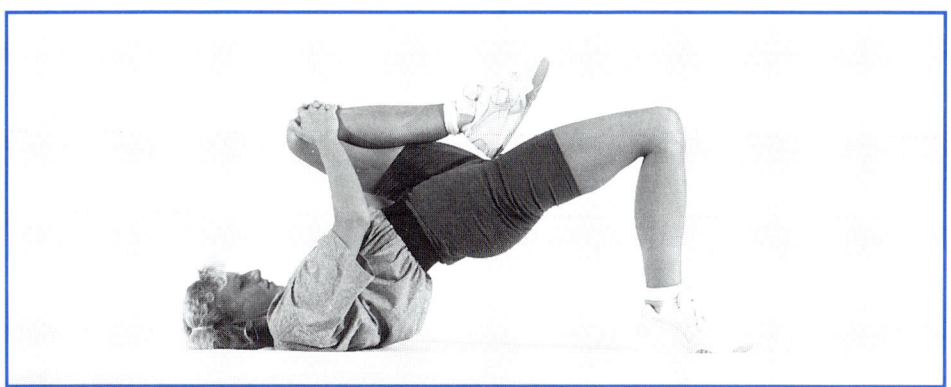

Abb. 148
Ohne das Bein loszulas-
sen, wird der Fuß gegen
den Boden gedrückt und
das Becken angehoben.

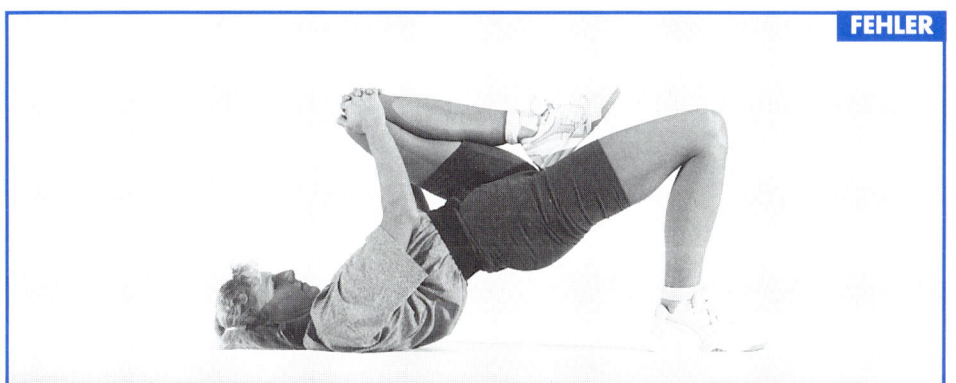

FEHLER

Abb. 149
Fehlerbild:
Läßt man das angebeug-
te Bein los, kommt es
zu einer Ausweichbewe-
gung des Beckens.

Kräftigung der schulter-gürtel- und rumpfstabili-sierenden Muskulatur

Der Schultergürtel war bereits bei einigen der bisher beschriebenen Übungsformen mit angesprochen. Die Vorschläge auf den folgenden Seiten zeigen hierzu nochmals verschiedene Möglichkeiten in unterschiedlichen Schwierigkeitsgraden und Variationen auf. Die Wirkung der Übungen beschränkt sich dabei nicht nur auf die den Schultergürtel stabilisieren-den Muskeln, sondern bezieht auch die Rumpf- und teilweise die Beckenstabilisa-tion mit ein.

Prüfung der schultergürtel-stabilisierenden Muskulatur

Der Schultergürtel wird von einer Vielzahl von Muskeln mit den unterschiedlichsten Aufgaben gehalten, deren Überprüfung

sehr aufwendig ist. Die hier beschriebene Vorgehensweise beschränkt sich deshalb auf die am häufigsten anzutreffende Stabi-lisationsschwäche.

Test: In der »Bankstellung« (Abb. 150) werden die Unterarme schulterbreit auf-gestützt. Bei angespannter Bauchmuskula-tur wird das Rumpfgewicht langsam über die Unterstützungsfläche der Unterarme nach vorne verlagert. Dabei sollte die

Abb. 150
Im Stütz auf den Unter-armen und den Knie-gelenken, wird der Schultergürtel stabilisiert.

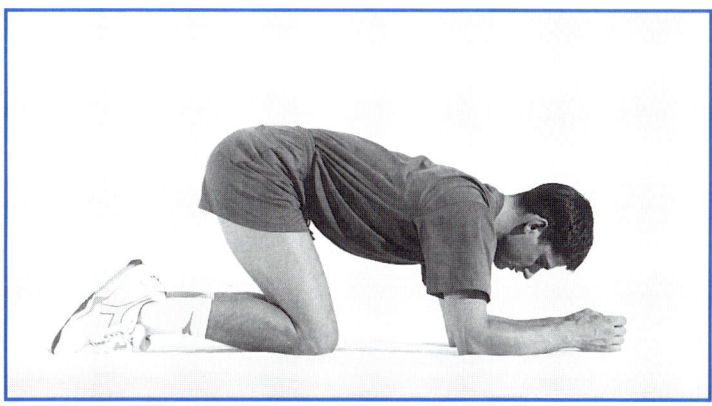

Wirbelsäule gerade gehalten werden und der Rumpf nicht zwischen den Armen einsinken.

Bei mangelner Stabilität kann es nach einigen Sekunden Haltedauer zum ein- oder beidseitigen Abweichen der Schulterblätter kommen oder zusätzlich zum Absinken des Rumpfes zwischen die Oberarme.

Übung

In der Rückenlage werden die Unterarme so aufgestützt, daß sich die Ellenbogen unter den Schultergelenken befinden. Die Beine sind gestreckt und liegen etwa hüftbreit nebeneinander. Während das Becken abgehoben wird, ist darauf zu achten, daß der Oberkörper nicht zwischen die stützenden Arme einsinkt. In der Endposition befinden sich der Oberkörper und die Beine auf einer Linie.

Erschwerte Ausführung

Ist die letzte Endposition ohne Schwierigkeiten zu stabilisieren, kann man zusätzlich ein Bein vom Boden lösen. Dabei ist darauf zu achten, daß die Hüfte auf der Seite des angehobenen Beines nicht tiefer als die Gegenseite sinkt.

Abb. 151
Im Stütz auf den Unterarmen rücklings sind beide Beine gestreckt.

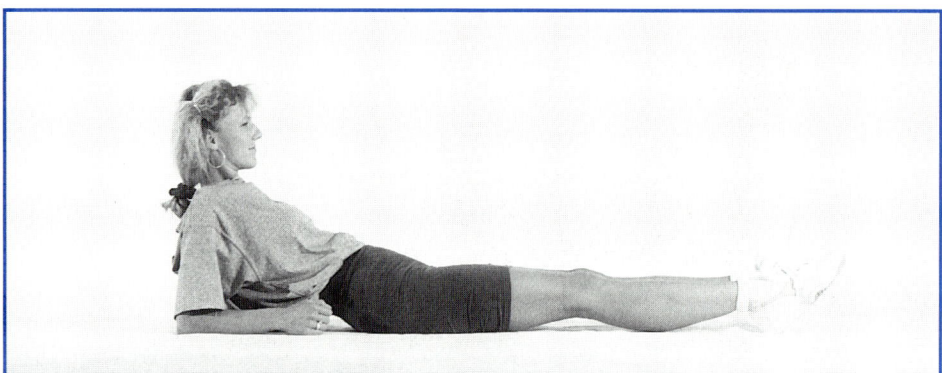

Abb. 152
Im Stütz rücklings wird das Becken angehoben, der Oberkörper zwischen den stützenden Armen stabilisert.

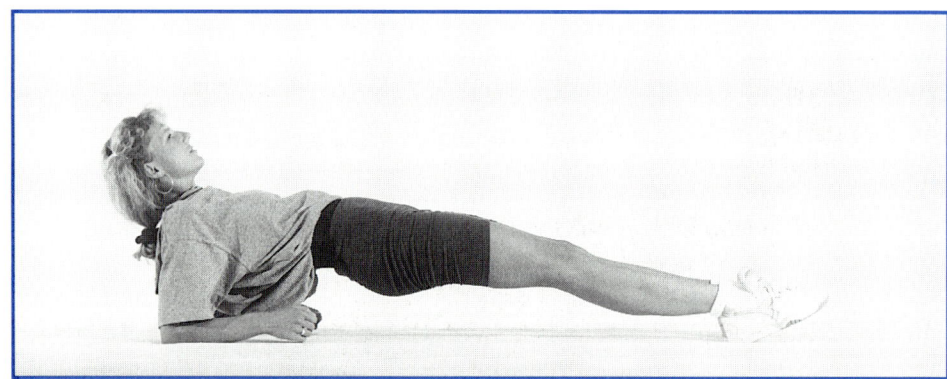

Abb. 153
Ein Bein wird vom Boden gelöst, ohne daß die gleichseitige Hüfte absinkt.

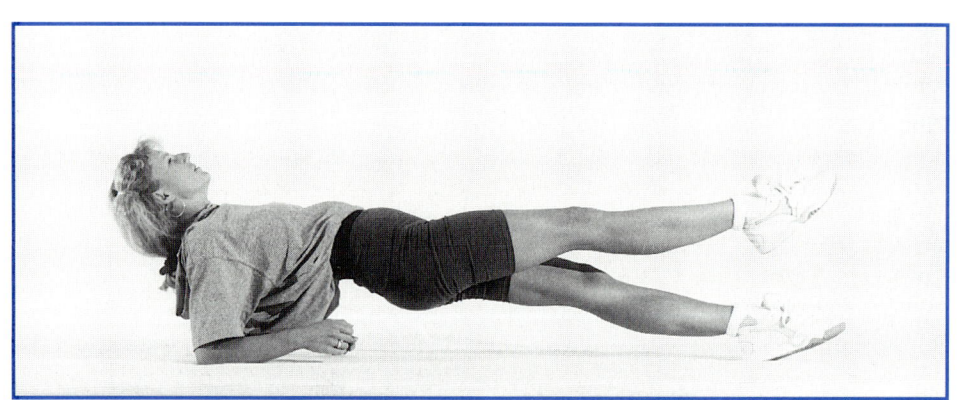

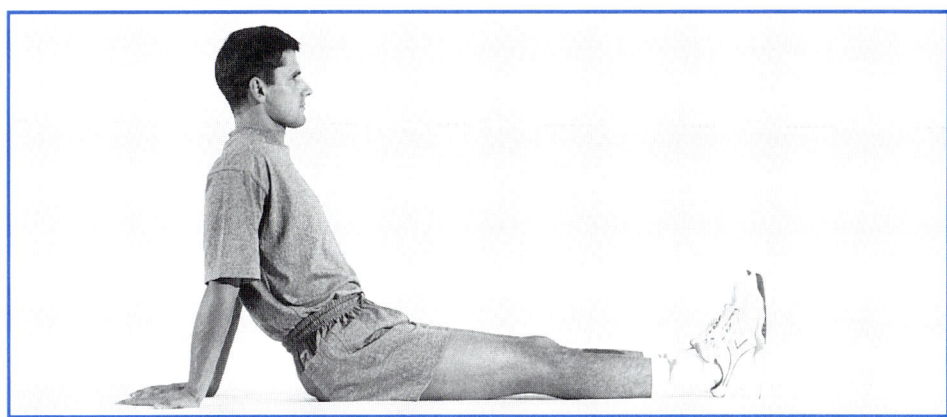

Abb. 154
Im aufrechten Sitz werden beide Hände etwas entfernt vom Gesäß aufgestützt, die Beine sind gestreckt.

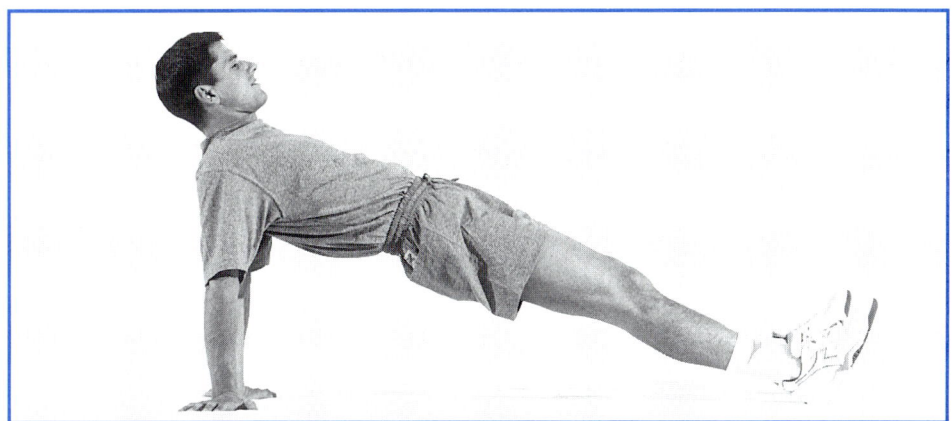

Abb. 155
Das Becken wird vom Boden abgehoben, der Schultergürtel über den stützenden Armen stabilisiert.

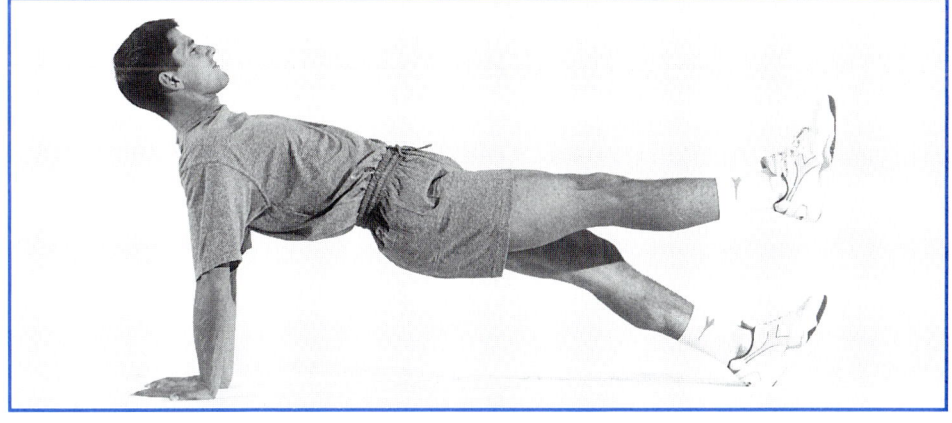

Abb. 156
In der Stützposition wird ein Bein vom Boden gelöst, ohne daß die gleichseitige Hüfte absinkt.

Variation

In der Ausgangsposition wird statt dem Stütz auf den Unterarmen die »Liegestütz rücklings« mit gestreckten Armen gewählt. Die Ellenbogen sollten jedoch nicht durchgestreckt sein, sondern leicht gebeugt. Dabei wird eine muskuläre Sicherung der Gelenke erreicht.
Die Position der Hände ist so zu wählen, daß die Stützbelastung nicht unangenehm wird. Die Fingerspitzen können also nach hinten oder zur Seite zeigen. Bereitet das gewinkelte Handgelenk Probleme, so kann der »Fauststütz« Abhilfe schaffen, der auf der Abbildung 160 dargestellt ist. Das Becken wird wieder angehoben, bis der ganze Körper sich auf einer Linie befindet. Die erschwerte Ausführung erfolgt ebenfalls wie zuvor.

Variation

Eine weitere Veränderung der Übung ergibt sich durch das Anbeugen der Beine in der Ausgangsstellung. Die Unterarme sind erneut so aufgestützt, daß sich die Ellenbogen unter den Schultergelenken befinden. Die Endposition soll genauso wie bei den voranstehenden Varianten stabilisiert werden. Für die erschwerte Ausführung gilt die gleiche Vorgehensweise.

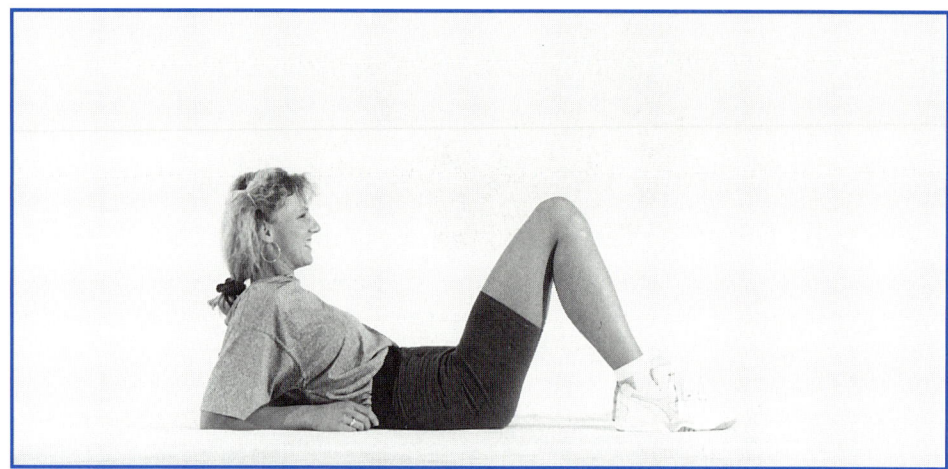

Abb. 157
Im Stütz rücklings auf den Unterarmen sind beide Beine angebeugt.

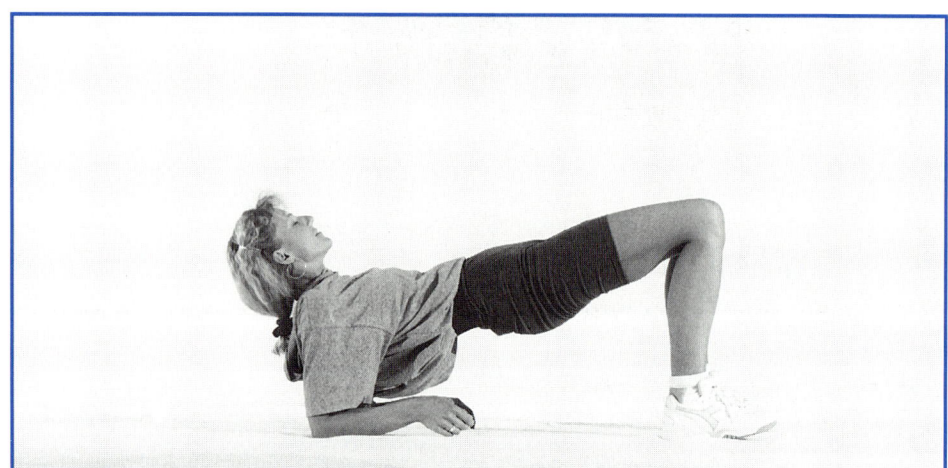

Abb. 158
Im Stütz rücklings wird das Becken angehoben, der Oberkörper zwischen den stützenden Armen stabilisiert.

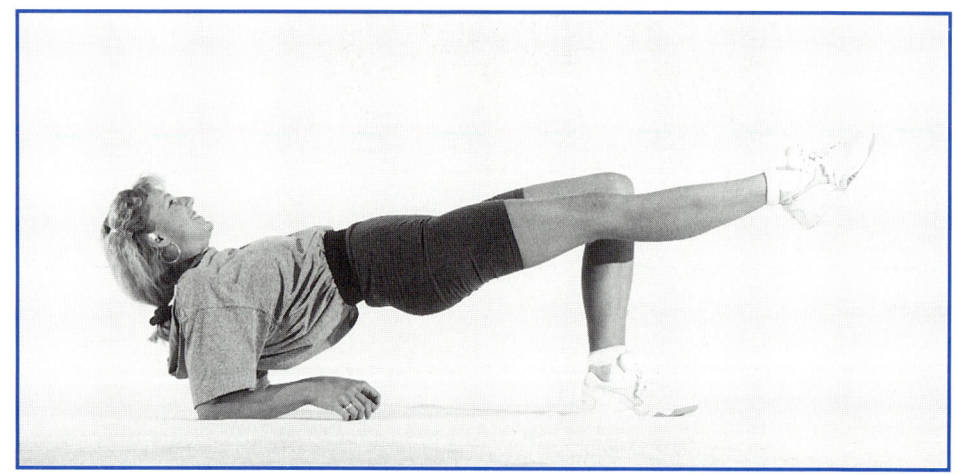

Abb. 159
Ein Bein wird vom Boden gelöst und parallel zum anderen Oberschenkel angehoben, ohne daß die gleichseitige Hüfte absinkt.

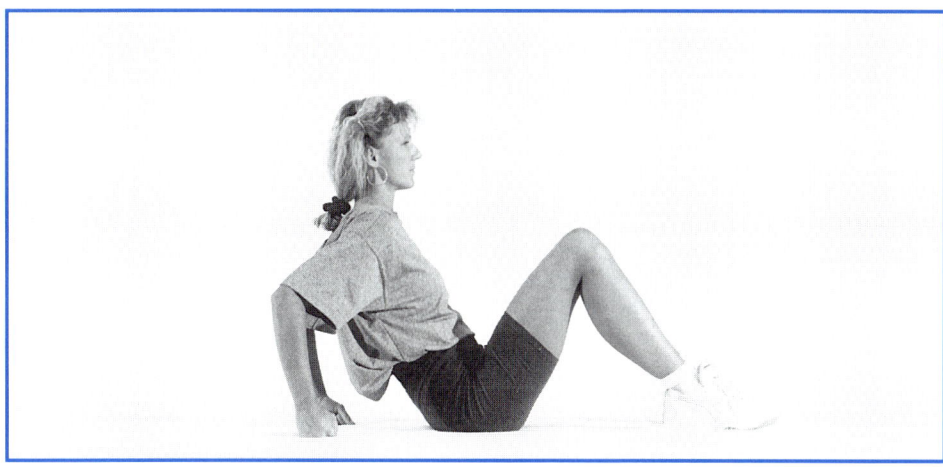

Abb. 160
Im aufrechten Sitz werden beide Fäuste etwas vom Gesäß entfernt aufgestützt, die Beine sind angebeugt.

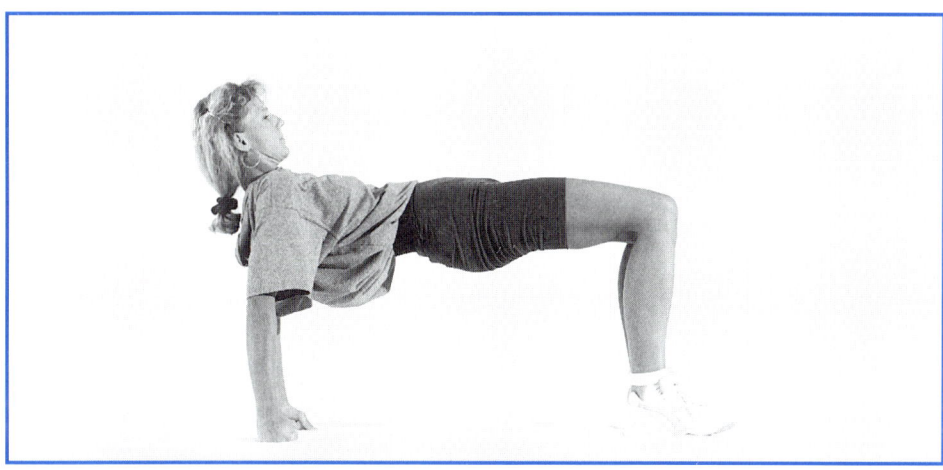

Abb. 161
Das Becken wird vom Boden abgehoben, der Schultergürtel über den stützenden Armen stabilisiert.

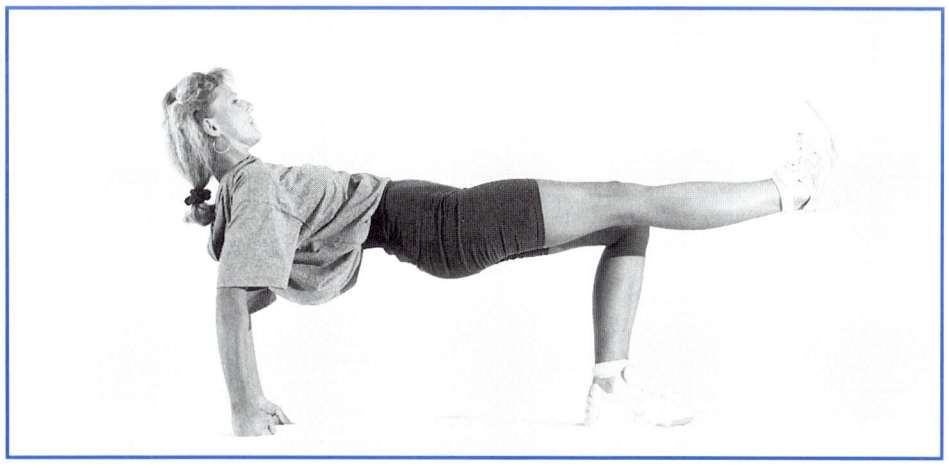

Abb. 162
In der Stützposition wird ein Bein vom Boden gelöst und parallel zum anderen Oberschenkel angehoben, ohne daß die gleichseitige Hüfte absinkt.

Variation

Werden die Arme bei angebeugten Beinen wieder gestreckt, erfolgt nochmals eine Variation. Wie abgebildet, kann zur Entlastung der Handgelenke die Faust als Stütze eingesetzt werden. In der Endposition sollten die Ellenbogen wieder leicht gebeugt bleiben. Auf diese Weise wird besonders in der erschwerten Ausführungsform eine intensive Kraftbelastung erreicht.

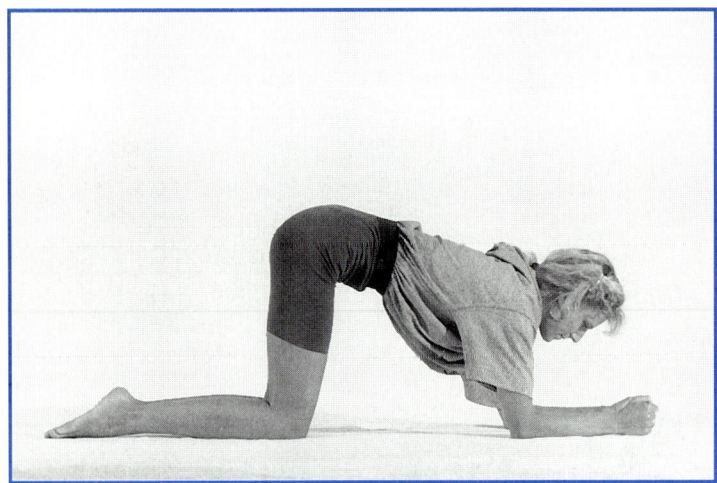

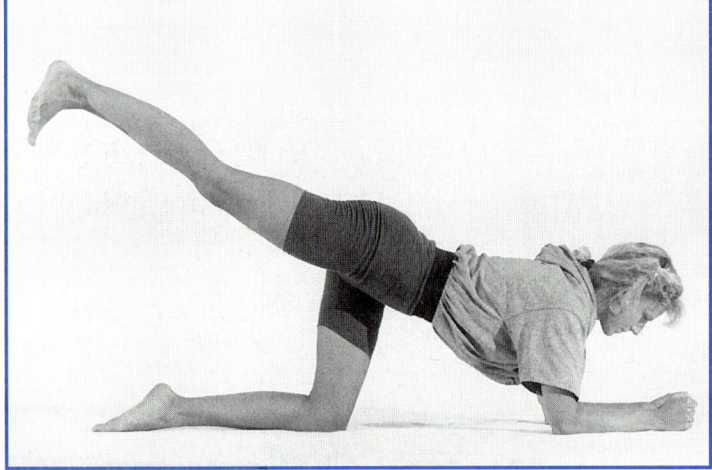

Übung

Die im folgenden beschriebene Übung dient mehr der aktiven Körperkontrolle als einer intensiven Kraftbelastung.

Im Stütz auf den Unterschenkeln und den Unterarmen ist das Gewicht gleichmäßig verteilt, wobei die Unterschenkel etwa hüftbreit, die Unterarme schulterbreit aufgesetzt sind. Nun wird ein Bein angehoben und auf die gerade Verlängerung des Oberkörpers ausgestreckt. Die Bauchmuskulatur kontrolliert dabei das Becken und die Lendenwirbelsäule, läßt also keine Ausweichbewegung im Sinne einer »Hohlkreuzstellung« zu.

Die Zehenspitzen des gestreckten Beines werden in Richtung der Kniescheibe gezogen. Gleichzeitig erfolgt ein Schub der Ferse in der Verlängerung des Beines fußwärts.

Unter Beibehaltung der erreichten Körperspannung wird der Unterschenkel des noch stützenden Beines vom Boden gelöst.

Bereitet trotz einer weichen Unterlage die Belastung des Kniegelenkes Unannehmlichkeiten, soll die letzte Position ausgelassen werden.

Bei der Durchführung dieser Übung ist der gleichmäßigen Verteilung der Anspannung besondere Aufmerksamkeit zu widmen. Hat man zum Beispiel das Gefühl, daß der Schultergürtel zu wenig

Abb. 163
Im Stütz auf den Unterarmen und den Kniegelenken ist das Gewicht gleichmäßig auf die Arme und die Beine verteilt.

Abb. 164
Ein Bein ist auf die gerade Verlängerung der Wirbelsäule ausgestreckt, die stützenden Arme etwas mehr belastet.

Abb. 165
In der Stützposition ist ein Bein auf die gerade Verlängerung der Wirbelsäule ausgestreckt, der Unterschenkel des anderen Beines vom Boden gelöst.

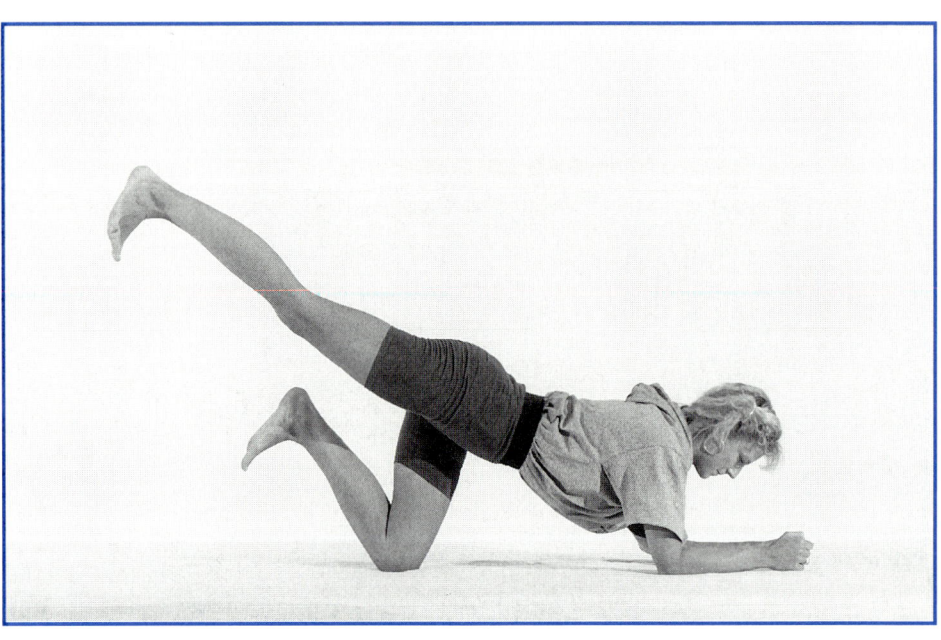

belastet wird, kann man in der Ausgangsposition das Gewicht mehr über die
Unterarme verlagern. Die Spannung der
Gesäß- und Beinmuskulatur wird durch
das Anziehen der Zehenspitzen beziehungsweise den Schub der Ferse kontrolliert.

Übung

Im »Vierfüßerstand« ist das Gewicht
gleichmäßig auf die stützenden Hände
und die Knie verteilt. Die Hände befinden
sich unter den Schultergelenken, die
Knie- unter den Hüftgelenken. Die Füße
können entweder mit den Zehenspitzen
oder mit den Fußrücken aufgestellt sein.
Die Spannung wird aufgebaut, indem man
sich vorstellt, die Hände in Richtung der
Kniegelenke und umgekehrt die Kniegelenke zu den Händen zu ziehen. Der
Rücken wird dabei etwas gerundet. Bei
dieser Übung wird kaum eine Bewegung
erkennbar, die Anspannung kann jedoch
sehr intensiv werden.

Variation

Zur Entlastung der Handgelenke kann
auch die Stützposition auf den Unterarmen
gewählt werden. Diese Variante wird genauso ausgeführt wie zuvor, nur in der
Vorstellung, die Ellenbogen in Richtung
der Kniegelenke zu ziehen.

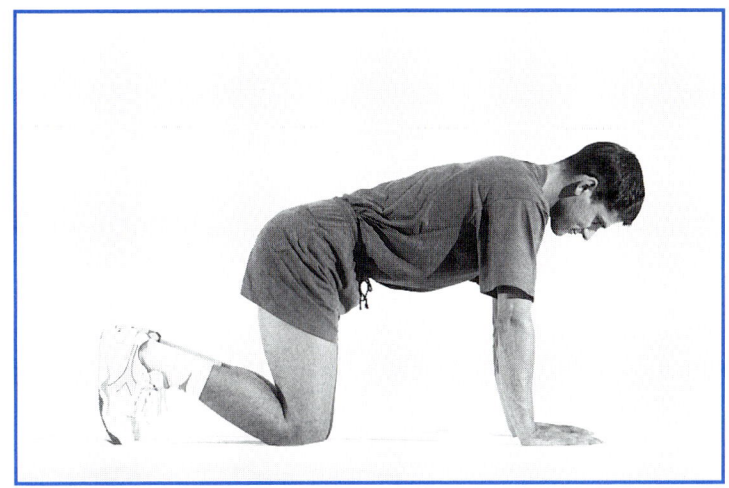

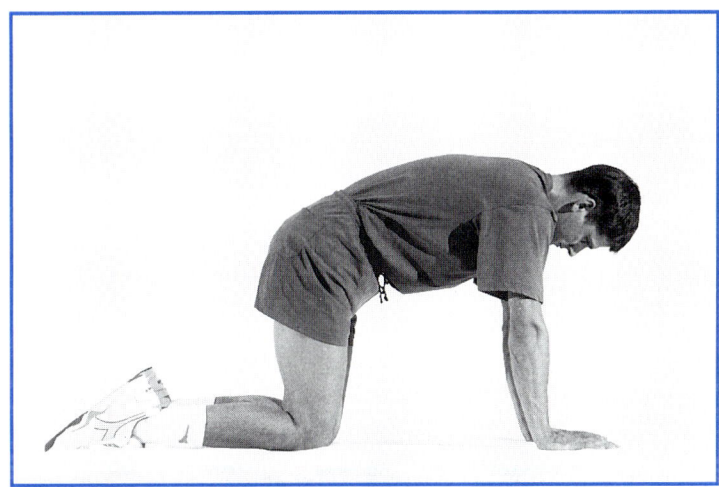

Abb. 166
In der Stützposition auf
den Händen und den
Kniegelenken wird der
Rücken gerade gehalten.

Abb. 167
Während die Hände in
Richtung der Kniegelenke
und diese in Richtung der
Hände ziehen, wird der
Rücken leicht gerundet.

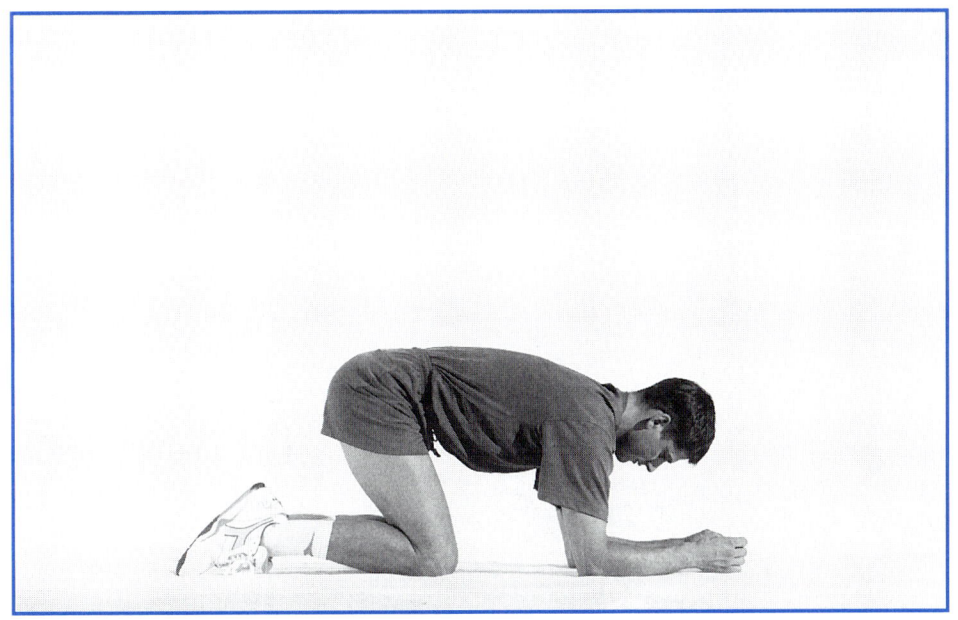

Abb. 168
Die Stützposition auf den
Unterarmen und den
Kniegelenken ermöglicht
eine Entlastung der
Handgelenke.

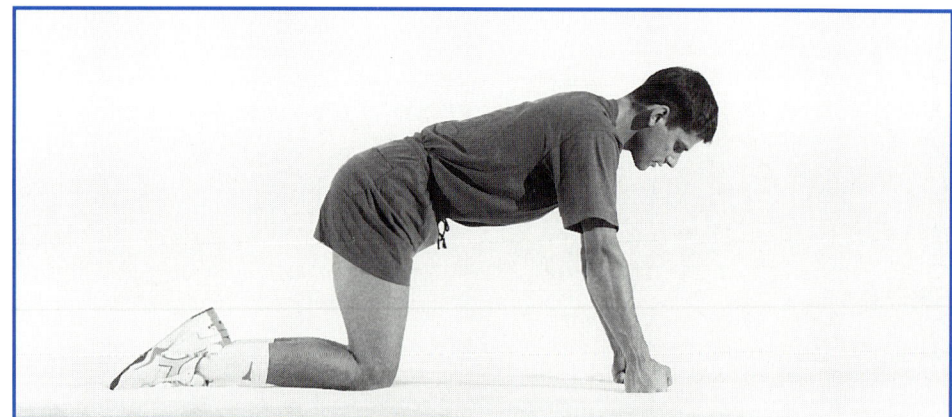

Abb. 169
In der Stützposition auf den Fäusten und den Kniegelenken wird der Rücken gerade gehalten. Die Füße sind mit den Fußrücken aufgesetzt.

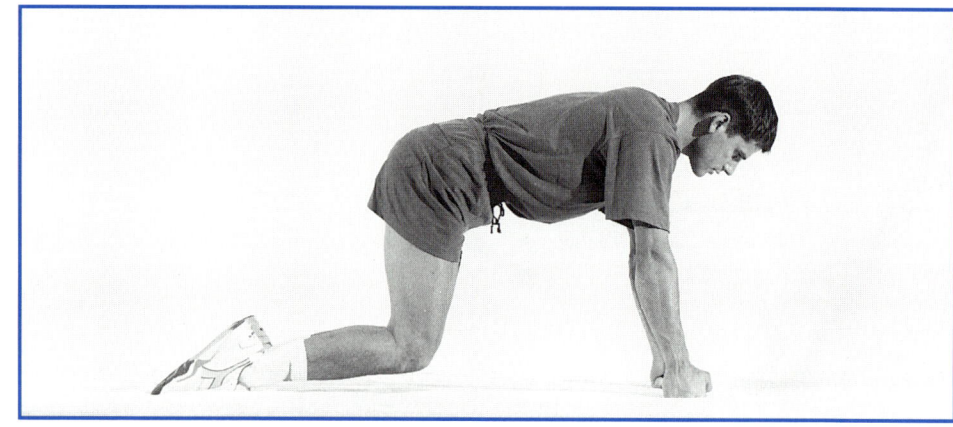

Abb. 170
Während die Kniegelenke in Richtung der Fäuste und diese in Richtung der Kniegelenke ziehen, werden die Unterschenkel etwas vom Boden gelöst.

Erschwerte Ausführung

Im »Vierfüßerstand« sind die Fäuste bei leicht gebeugten Ellenbogen aufgestützt. Die Füße werden kräftig gegen den Boden gedrückt, was zu einer Entlastung der Kniegelenke führt. In der Endposition sind die Unterschenkel wenige Zentimeter vom Boden abgehoben.

Weiter erschwerte Ausführungen

Durch die Verringerung der Unterstützungsfläche kann die Schwierigkeit der Übungen weiter gesteigert werden. Hierfür wird zunächst in der Endposition der zuletzt beschriebenen Ausführungsform ein Fuß vom Boden gelöst. Gelingt es, die neue Stützposition zu stabilisieren, kann man versuchen, die gegenseitige Hand ebenfalls abzuheben.

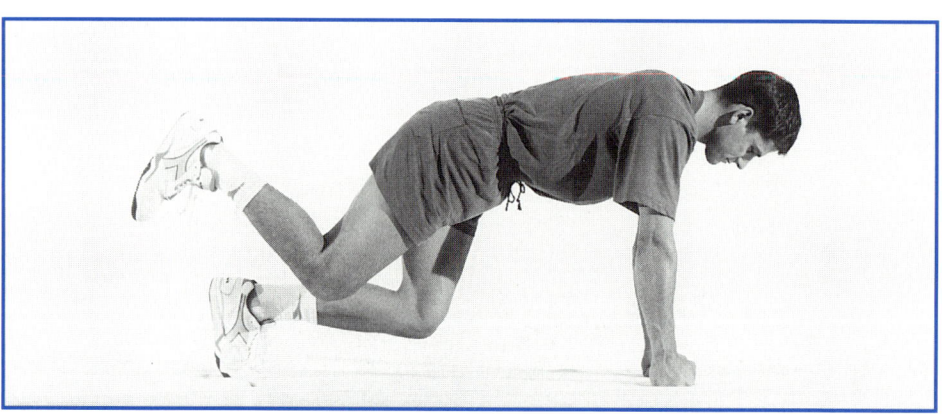

Abb. 171
In der Stützposition wird ein Bein vom Boden abgehoben.

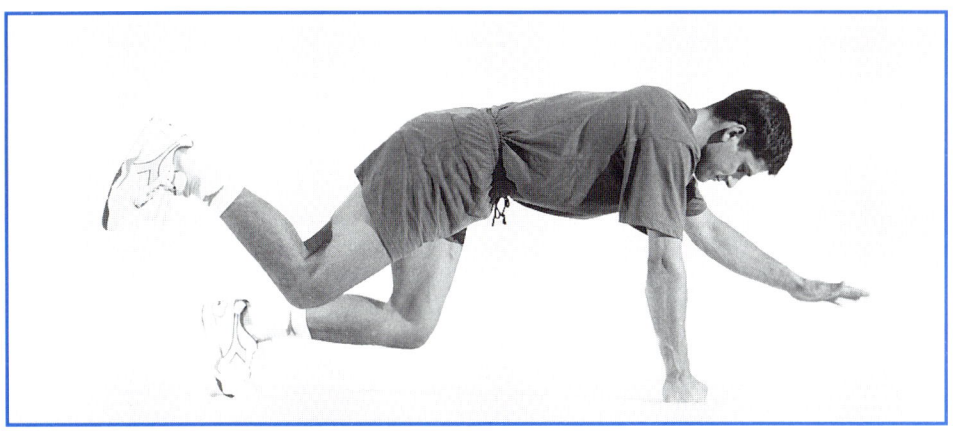

Abb. 172
In der Stützposition wird
ein Bein und der Arm der
Gegenseite vom Boden
abgehoben.

Übung

In der »Liegestützstellung« auf den Unterarmen befinden sich die Ellenbogen unter den Schultergelenken. Der ganze Körper ist so gespannt, daß es weder zu einem Absinken des Beckens noch zu einem Einsinken des Oberkörpers zwischen die stützenden Arme kommt, wie dies auf dem Fehlerbild dargestellt ist. Bereitet diese Stabilisationsform Schwierigkeiten, so sollte eine der voranstehenden einfacheren Übungen ausgewählt werden.

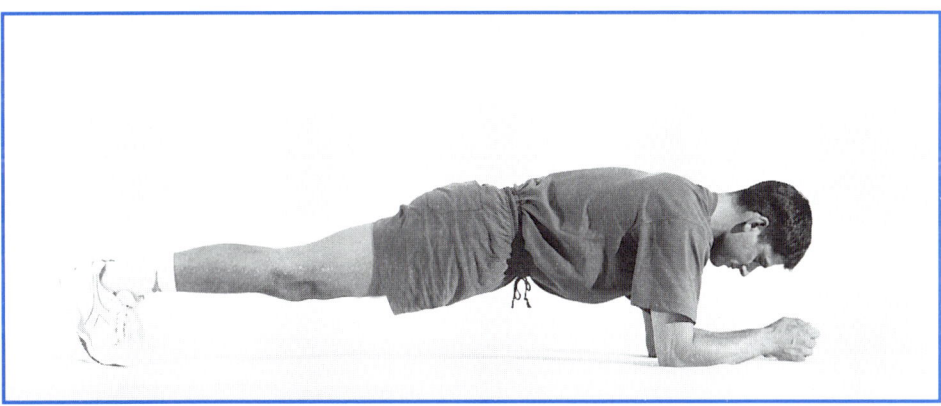

Abb. 173
In der Liegestützposition
bäuchlings auf den
Unterarmen wird der
Schultergürtel stabilisiert
und die Wirbelsäule
gerade gehalten.

FEHLER

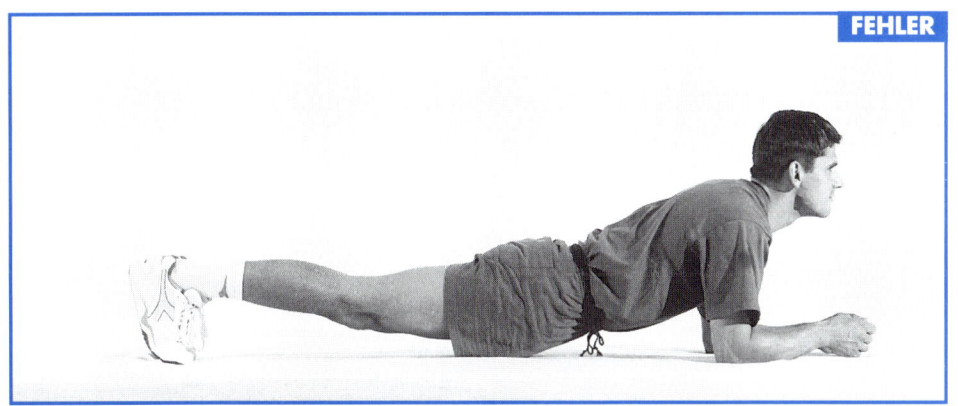

Abb. 174
Fehlerbild:
Bei ungenügender Stabilisationsfähigkeit fällt der
Schultergürtel zwischen
die stützenden Arme ein,
die Lendenwirbelsäule
sinkt zum Boden ab.

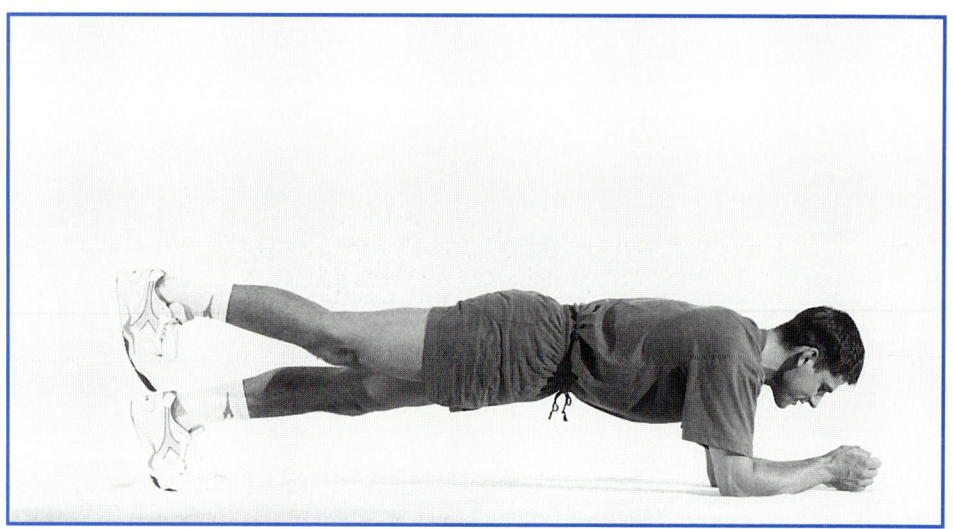

Abb. 175
In der Stützposition wird ein Bein etwas angehoben.

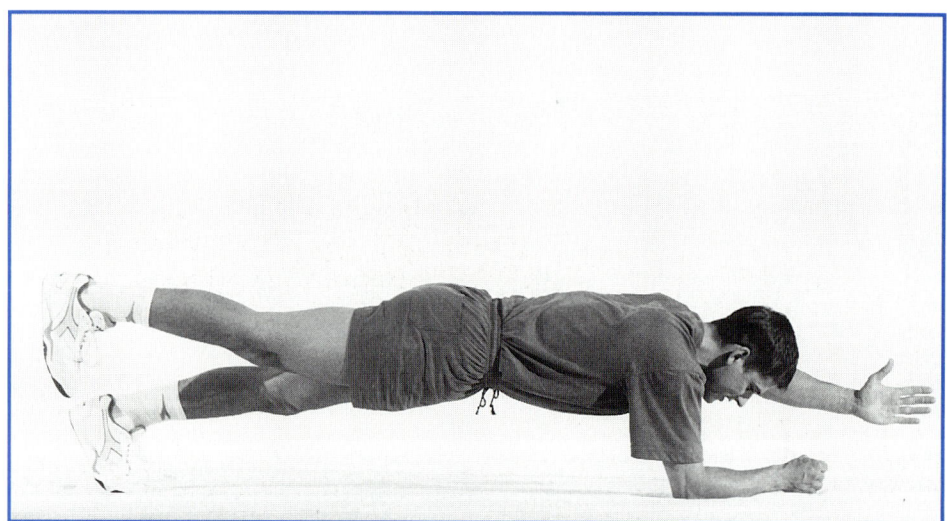

Abb. 176
In der Stützposition wird ein Bein und der gegenüberliegende Arm etwas angehoben.

Erschwerte Ausführungen

Gelingt die letzte Übung problemlos, kann die Schwierigkeit, wie bei der letzten Übungsreihe geschehen, weiter gesteigert werden. Hierzu löst man zunächst wieder einen Fuß vom Boden, dann den gegenseitigen Unterarm

Übung

Die traditionelle »Liegestützposition« ist eine relativ anspruchsvolle Übung, was häufig übersehen wird. Sie sollte erst dann zur Anwendung kommen, wenn die bisher beschriebenen Stützpositionen in ihren einfacheren Varianten sicher beherrscht werden. Dabei ist wiederum auf eine korrekte Ausführung zu achten, wie sie die Abbildung 177 zeigt. Ein leicht gerundeter Rücken kann die Stabilisation unterstützen und einem Einsinken, wie auf dem Fehlerbild dargestellt, entgegenwirken. Auf die Möglichkeit mit den Fäusten zu stützen sei nochmals erinnert.
Die bereits bekannten erschwerten Ausführungen lassen sich auch aus dieser Ausgangsstellung anwenden.

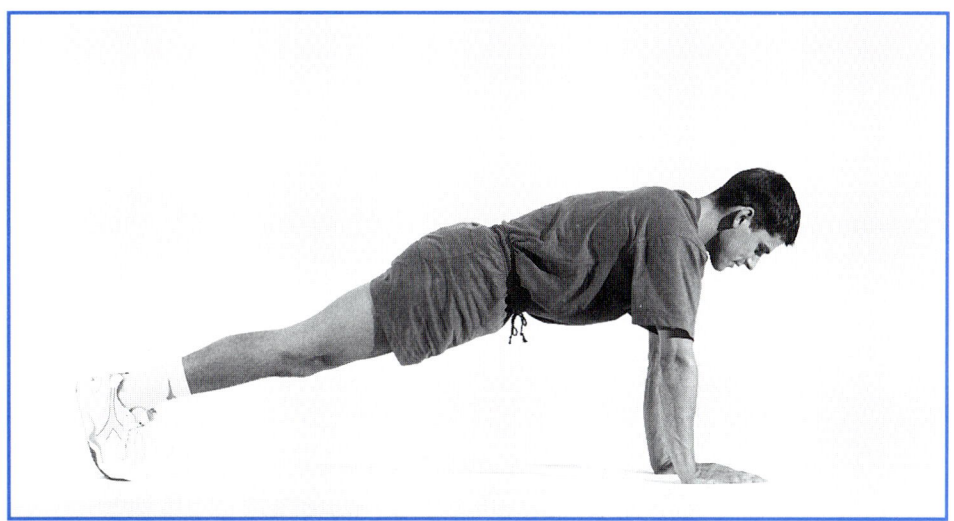

Abb. 177
In der Liegestützposition bäuchlings auf den Handflächen wird der Schultergürtel stabilisiert und die Wirbelsäule gerade gehalten. Die Füße sind mit den Zehenspitzen aufgesetzt.

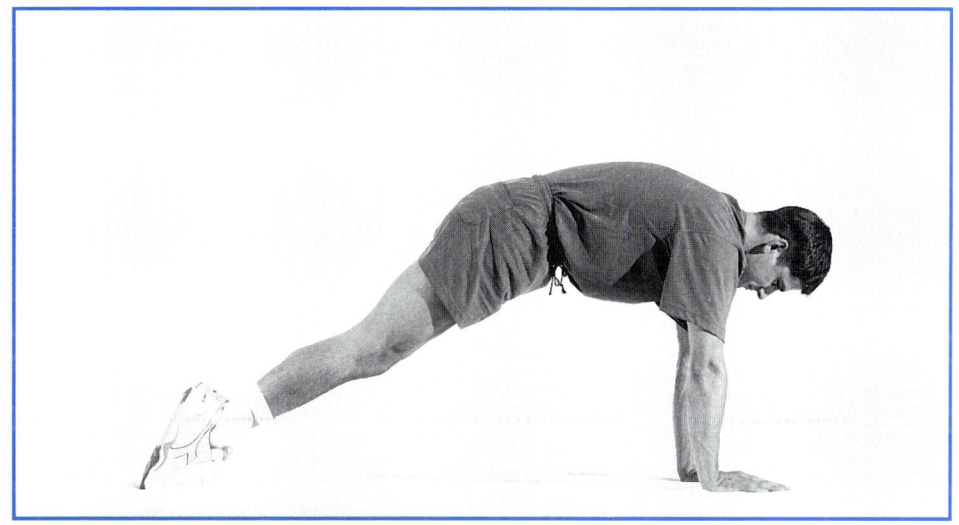

Abb. 178
In der Stützposition ist der Rücken etwas nach oben gerundet, die Füße mit den Fußrücken aufgesetzt.

FEHLER

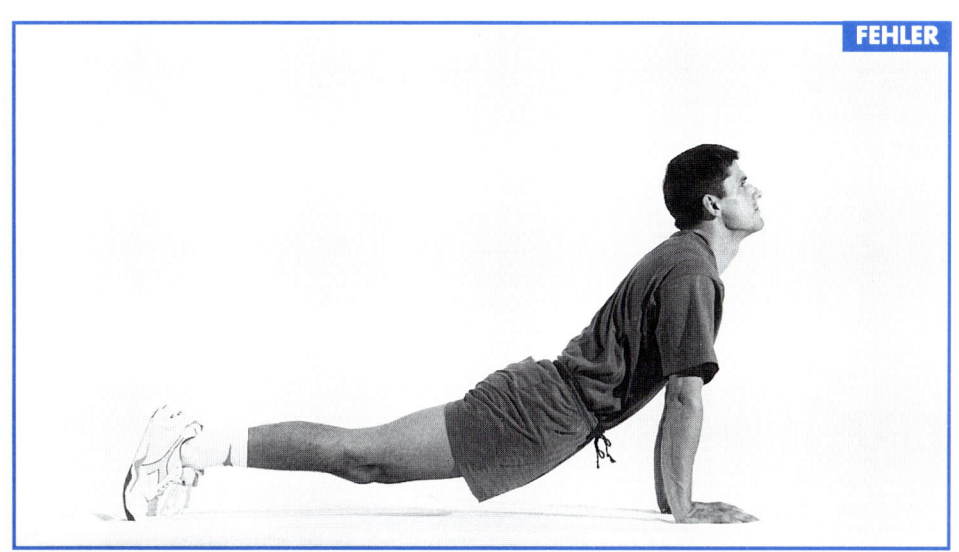

Abb. 179
Fehlerbild:
Bei ungenügender Stabilisationsfähigkeit kann der Rücken nicht gerade gehalten werden. Die Lendenwirbelsäule sinkt zum Boden ab.

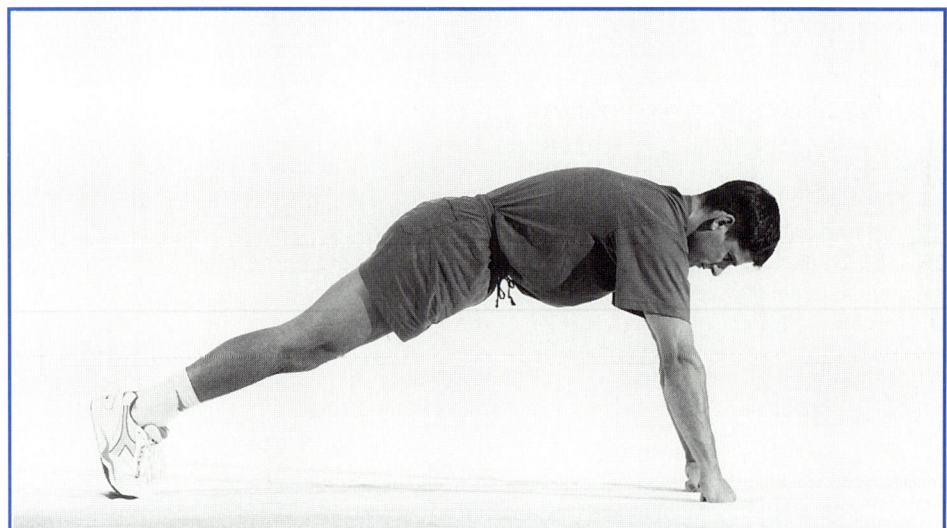

Abb. 180
In der Stützposition sind
die zu Fäusten geballten
Hände aufgesetzt.
Der Schultergürtel wird
so weit wie möglich nach
oben geschoben.

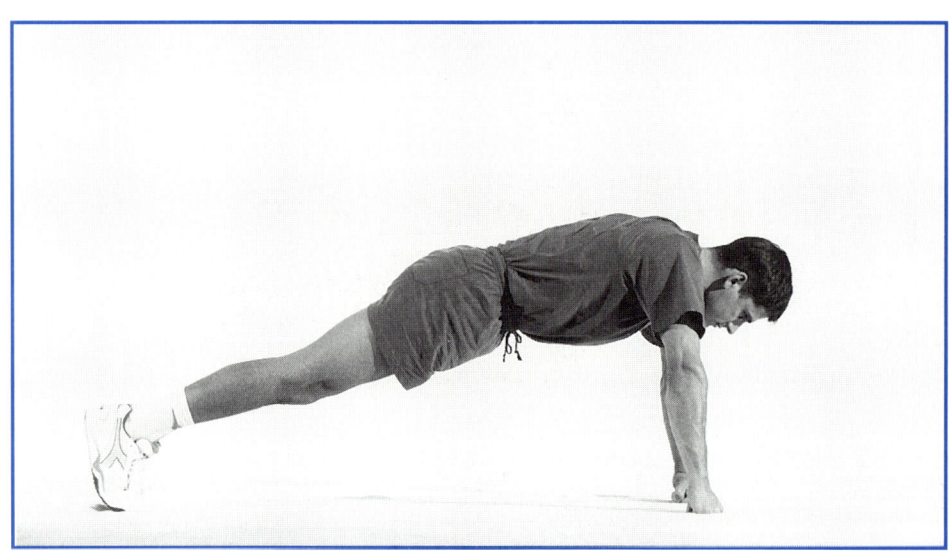

Abb. 181
In der Stützposition sinkt
der Schultergürtel bei
stabilisierter Wirbelsäule
zwischen die Oberarme
ein.

Übung

Bei der folgenden Übung wird die Beherr-
schung der »Liegestützposition« voraus-
gesetzt. In dieser Ausgangsstellung werden beide Arme durchgestreckt und der
Oberkörper »aus den Schultergelenken«
nach oben gedrückt. Dabei wird die
Brustwirbelsäule leicht gerundet. Nun läßt
man den Schultergürtel zwischen die tra-
genden Arme einsinken, beugt die Ellenbogen jedoch nur wenig. Das Becken und
die Lendenwirbelsäule dürfen dabei nicht
nachgeben.

Der Wechsel zwischen beiden Positionen
sollte langsam, keinesfalls ruckhaft ausgeführt werden. Gelingt die Bewegung nur
mühsam, beginnt man die Übung aus der
Ausgangsstellung der Abbildung 168.

Stabilisationsformen mit einfachen Hilfsmitteln

Die hier zusammengestellten Beispiele sollen eine Anregung sein, auch einfach verfügbare Hilfsmittel bei den Übungen mit einzusetzen. Insbesondere Partnerübungen lassen sich so abwechslungsreich gestalten. Durch das verwendete Medium kann eine ungewohnte Bewegung oft auch besser vermittelt werden als ohne diese Hilfe.

Übung

Im »Vierfüßerstand« legt ein Partner dem anderen einen Stab auf die Wirbelsäule. Diese soll an den Stellen, wo es möglich ist, dem Stab angenähert werden. Der Partner kann dabei durch das Antippen mit dem Finger beliebige Abschnitte der Wirbelsäule in Bewegung bringen.

Variation

Die zuletzt beschriebene Übung wird in der Bauchlage wiederholt. Die Beweglichkeit der Wirbelsäule ist nun deutlich eingeschränkt, das Gefühl der Anspannung jedoch größer. Bei dem Versuch, die Lendenwirbelsäule an den Stab zu bringen, wird dies besonders deutlich.

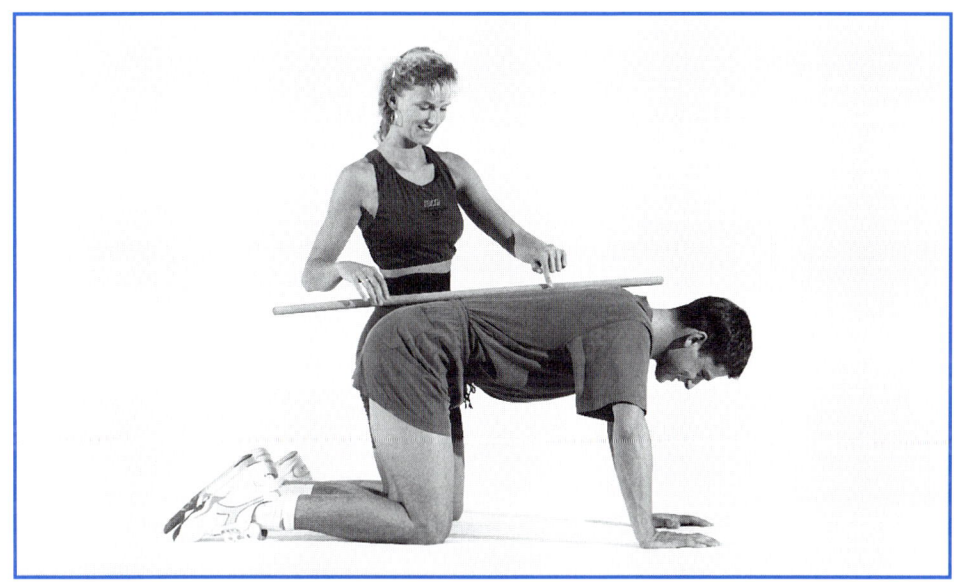

Abb. 182
In der Vierfüßerposition wird von einem Partner ein Stab längs der Wirbelsäule aufgelegt.

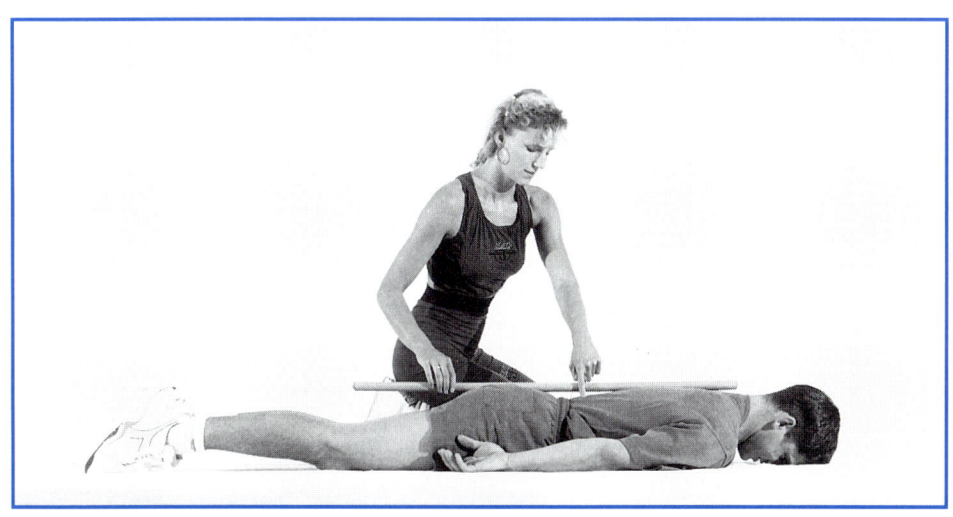

Abb. 183
In der Bauchlage wird ein Stab längs der Wirbelsäule aufgelegt.

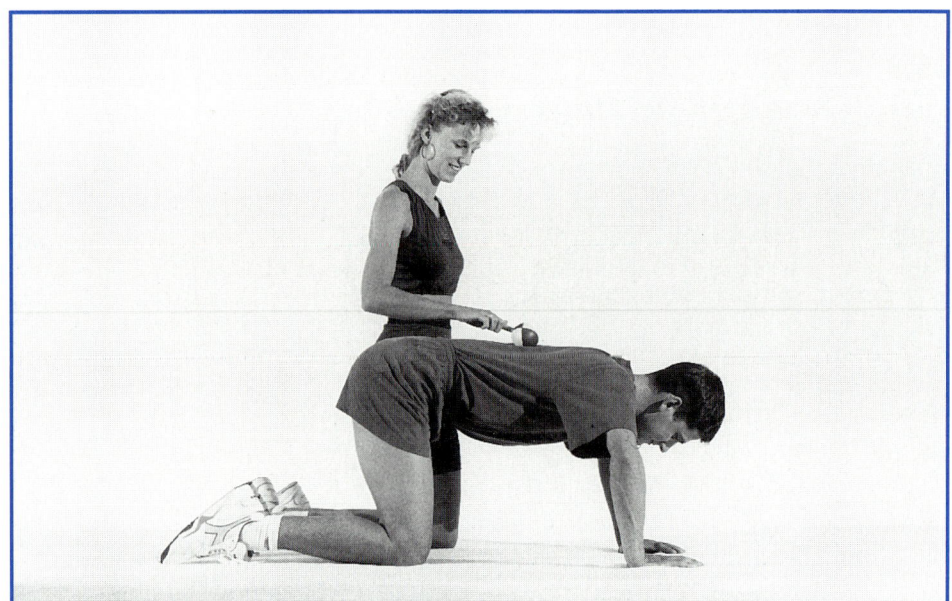

Abb. 184
In der Vierfüßerposition
wird von einem Partner
ein kleiner Ball auf
die Wirbelsäule gelegt.

Übung

Als Ausgangsposition dient wieder der
»Vierfüßerstand«. Nun legt ein Partner
dem anderen einen kleinen Ball auf den
Rücken. Durch das vorsichtige Beugen
und Strecken der Wirbelsäule soll dieser
auf dem Rücken bewegt werden. Nach
einiger Übung gelingt es, den Ball von
der Lendenwirbelsäule bis zur Halswirbelsäule rollen zu lassen.

Übung

In der gleichen Ausgangsposition wie zuvor wird der Ball auf der Lendenwirbelsäule plaziert. Man versucht nun, auf
beide Füße zu kommen, ohne daß der
Ball zu Boden fällt.

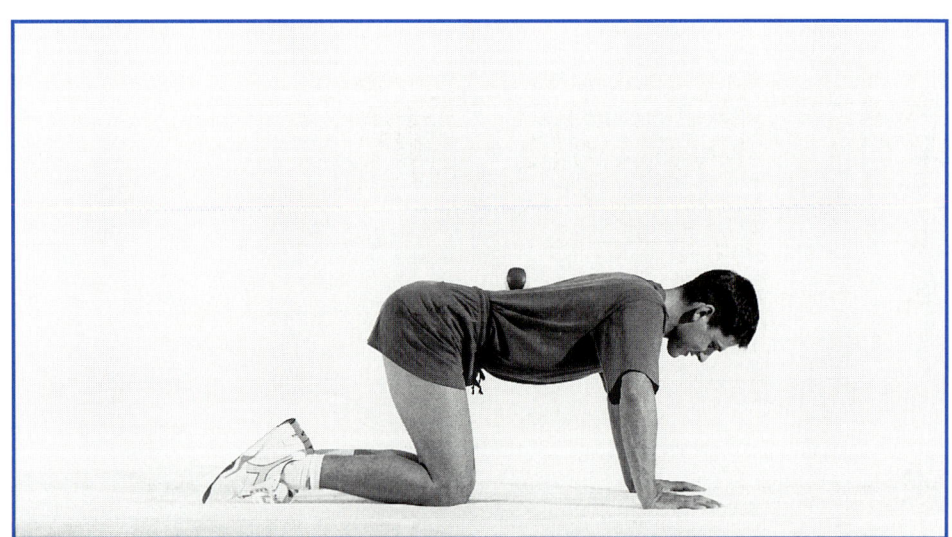

Abb. 185
In der Vierfüßerposition
wird der Ball auf der
Lendenwirbelsäule aus-
balanciert.

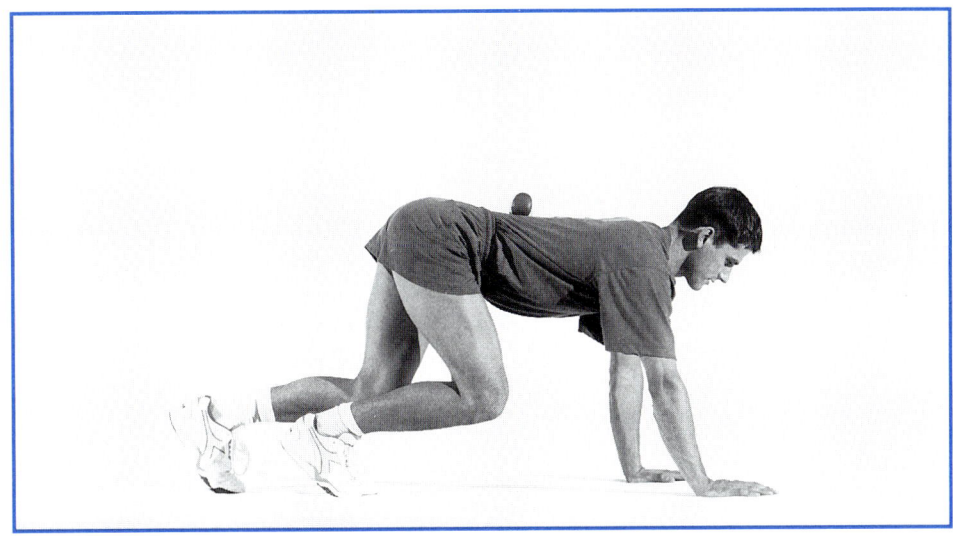

Abb. 186
Die Lendenwirbelsäule
wird so gehalten, daß
der Ball bei der begin-
nenden Aufrichtung
liegen bleibt.

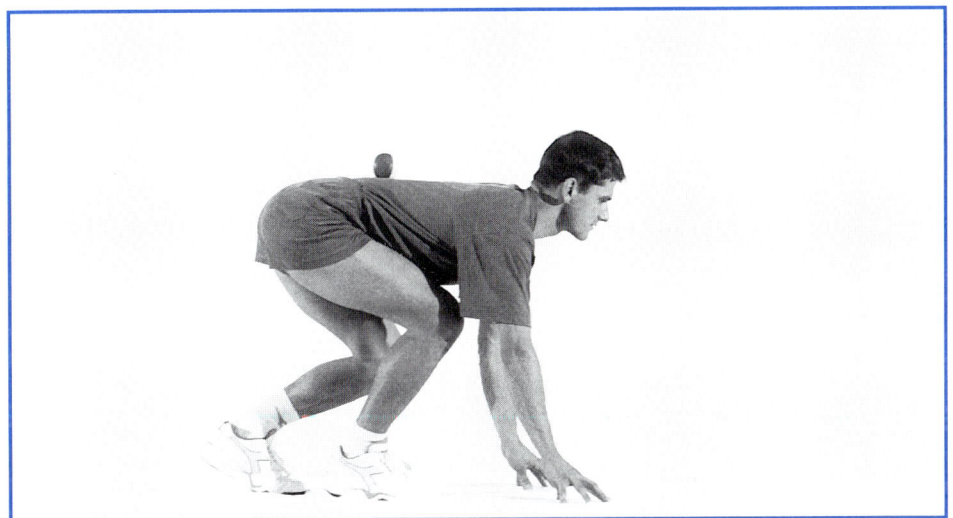

Abb. 187
Während der weiteren
Aufrichtung ist der Ball
noch immer in seiner
Ausgangslage.

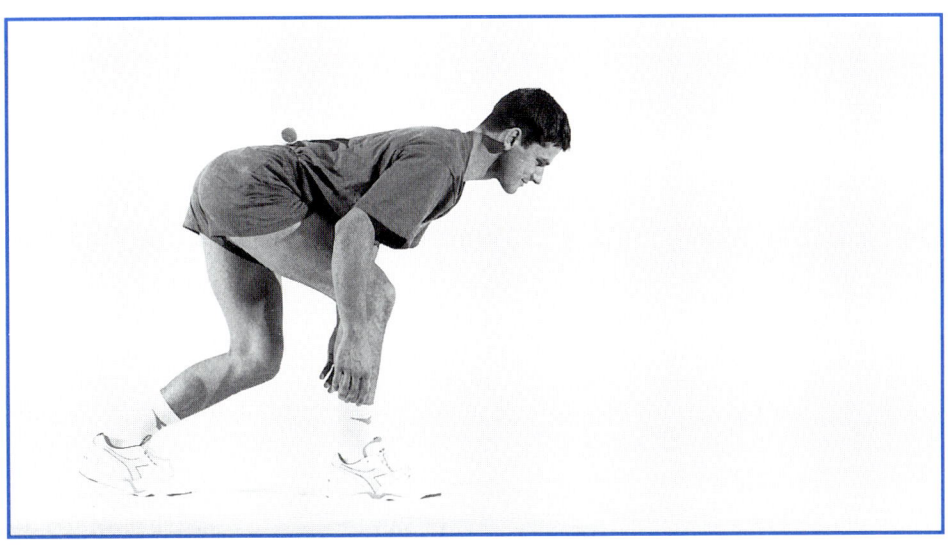

Abb. 188
In der möglichen End-
position befinden sich die
Füße in der Schrittstel-
lung, um einen stabilen
Stand zu ermöglichen.

Komplexe Stabilisationsformen

Die Übungen der folgenden Seiten beanspruchen Muskelgruppen, die zur Sicherung der Statik dienen, in komplexer Form. Dabei werden unterschiedliche Anspannungsmuster miteinander kombiniert. Die Anwendung solcher Übungsformen wird durch etwas Praxiserfahrung zwar erleichtert, ist aber auch für Gymnastikbeginner schnell zugänglich.

In einem Teil der Übungen soll die Anspannung durch die Bewegungsvorstellung erreicht werden. Dabei wird in Gedanken eine Bewegung vollzogen, die äußerlich gar nicht oder nur angedeutet sichtbar wird. So kann man sich zum Beispiel vorstellen, einen schweren Schrank einige Zentimeter von sich wegzuschieben, der in Wirklichkeit gar nicht vorhanden ist. Die sichtbare Bewegung wird sich auf einen kleinen Weg der Hände beschränken, die erreichte Muskelspannung kann sehr stark werden.

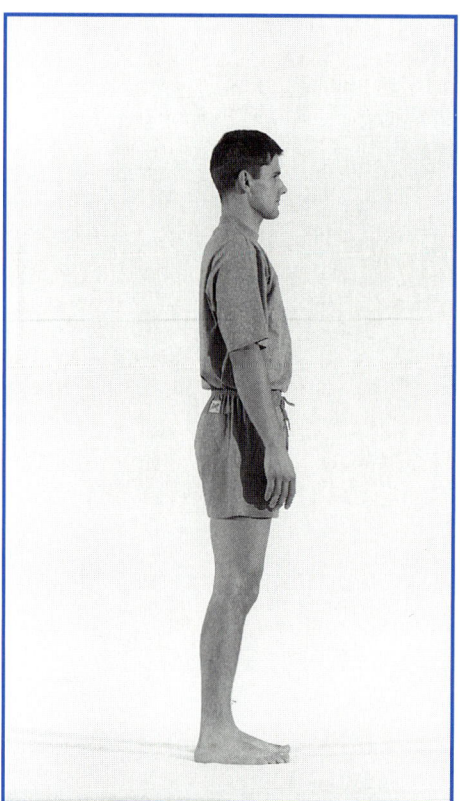

Abb. 189
Im aufrechten Stand ist das Gewicht gleichmäßig auf beide Füße verteilt. Die Arme hängen locker dem Körper.

Stabilisation der Wirbelsäule im Stand

Die folgende Übungsbeschreibung soll nochmals verdeutlichen, daß eine Verbesserung der Statik des Bewegungsapparates nicht nur von der Kraft bestimmter Muskelgruppen abhängt. Eine ausreichende Dehnfähigkeit ist im gleichen Maße notwendig.

Bei dem gewählten Beispiel kommt es auf eine gute Stabilisationsfähigkeit des Beckens und eine freie Beweglichkeit des Schultergelenkes an.

Die Ausgangsposition ist der aufrechte Stand mit geschlossenen Beinen. Das Gewicht ist gleichmäßig auf beide Fußsohlen verteilt. Die Arme werden langsam vor dem Körper angehoben, bis die Fingerspitzen senkrecht nach oben zeigen. Ohne die Ellenbogen anzuwinkeln, werden beide Arme so weit wie möglich über dem Kopf rückenwärts geführt.

Im Laufe der Bewegung hat man das Gefühl, daß der Brustkorb zunehmend nach

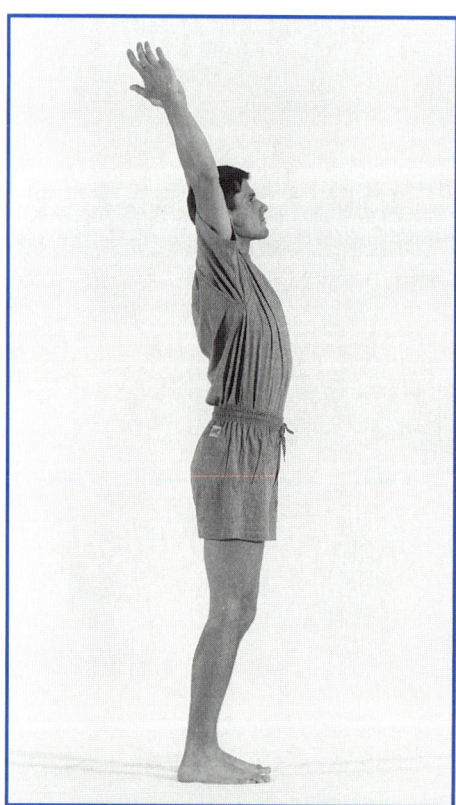

Abb. 190
Beide Arme werden mit gestreckten Ellenbogen über den Kopf angehoben. Die Lendenwirbelsäule weicht bauchwärts aus.

vorne geschoben wird. Gleichzeitig ist zu fühlen, daß die Lendenwirbelsäule immer stärker eine »Hohlkreuzstellung« einnimmt. Dieser Effekt wird um so deutlicher, je weiter die Arme nach hinten gebracht werden. Die Ursache hierfür ist meistens eine verkürzte Brustmuskulatur, welche die Schultergelenkbeweglichkeit in der geforderten Richtung einschränkt. Um die Arme dennoch weiter nach hinten führen zu können, übernimmt die Wirbelsäule diese Bewegungsfunktion.

Dieser auch als »Ausweichmechanismus« bezeichnete Vorgang kann durch eine veränderte Ausgangsposition und gezielten Muskeleinsatz bewußt verhindert werden.

Zunächst werden die Füße hüftbreit gestellt und die Kniegelenke leicht gebeugt. Die Bauchmuskulatur wird zur Anspannung gebracht, indem man sich vorstellt, den Bauchnabel in Richtung der Wirbelsäule zu ziehen. Dadurch wird eine Beckenaufrichtung mit gleichzeitiger Flachstellung der Lendenwirbelsäule erreicht. Die Bewegung des Beckens läßt sich gut mitverfolgen, wenn beide Hände »im Hüftstütz« den oberen Beckenrand umfassen. Ohne diese Position zu verlassen und ohne Aufgabe der Bauchmuskelspannung, werden die Arme erneut nach oben geführt. Je nach Ausprägungsgrad der Verkürzung der Brustmuskulatur wird die Wirkung auf die Wirbelsäule spürbar werden. Bei starker Bewegungseinschränkung ist es nicht mehr möglich, die Arme bis zur Senkrechten anzuheben. Zudem fällt es schwer, mit Hilfe der Bauchmuskulatur das Becken aufrecht zu halten.

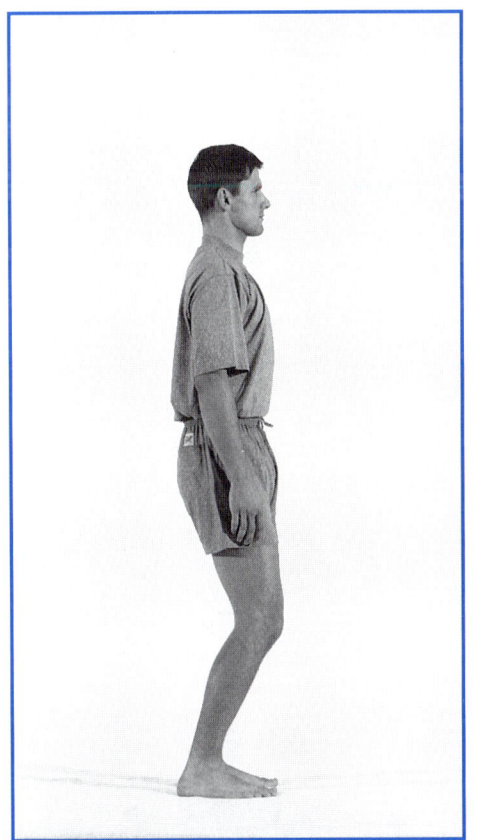

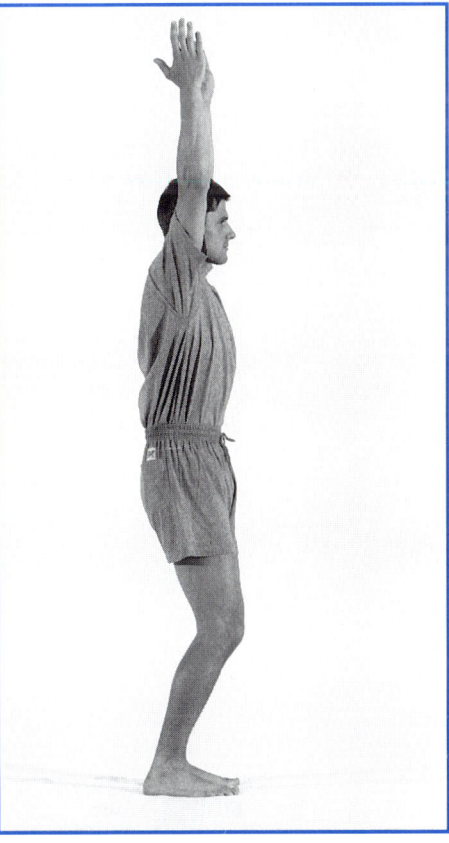

Abb. 191
Im aufrechten Stand ist das Gewicht gleichmäßig auf beide Fußsohlen verteilt. Die Kniegelenke sind leicht gebeugt, das Becken durch eine deutliche Bauchmuskelspannung stabilisiert.

Abb. 192
Beide Arme werden mit gestreckten Ellenbogen über den Kopf angehoben, die Bauchmuskulatur kontrolliert dabei das Becken.

Stabilisation des Beckens und der Hüftgelenke

Im aufrechten Stand sind die Füße etwas mehr als hüftbreit nebeneinander gestellt. Der Oberkörper wird mit gerader Wirbelsäule ausschließlich über die Beugung der Hüft- und Kniegelenke nach vorne geneigt. Zum Ausgleich muß das Gesäß etwas nach hinten geschoben werden. Die Hände stützen dicht oberhalb der Kniegelenke, wobei die Fingerspitzen zueinanderzeigen. Die Ellenbogen sind leicht gebeugt, der Blick ist schräg nach vorne zum Boden gerichtet. Wie bei allen Übungen im Stand bleibt das Gewicht auf beide Fußsohlen gleichmäßig verteilt. In dieser Position üben die Hände einen leichten Schub gegen die Oberschenkel aus. Verstärkt man den Druck der Hände und zieht gleichzeitig den Rumpf in Richtung der Oberschenkel, wird die Anspannung der Bauchmuskulatur spürbar werden. Um die Muskelspannung zu unterstützen, kann der Rücken auch leicht gerundet werden.

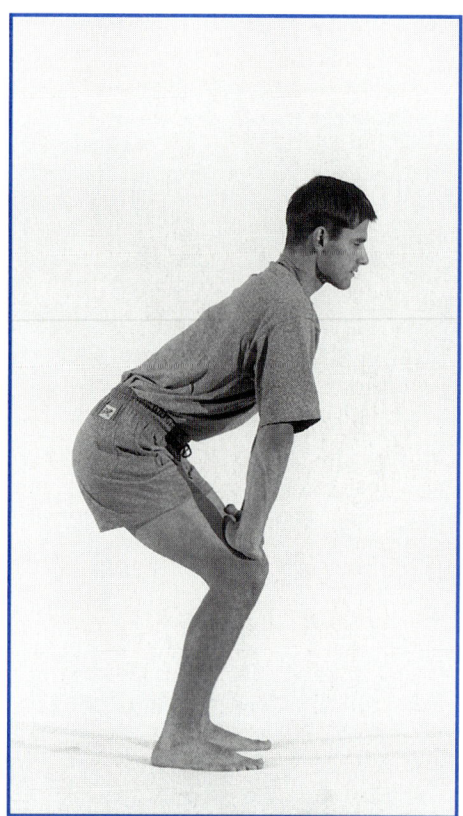

Abb. 193
Im Stand sind die Füße hüftbreit aufgesetzt. Die Kniegelenke werden soweit gebeugt, daß die Hände bei geradem Rücken gegen die Oberschenkel gestützt werden können.

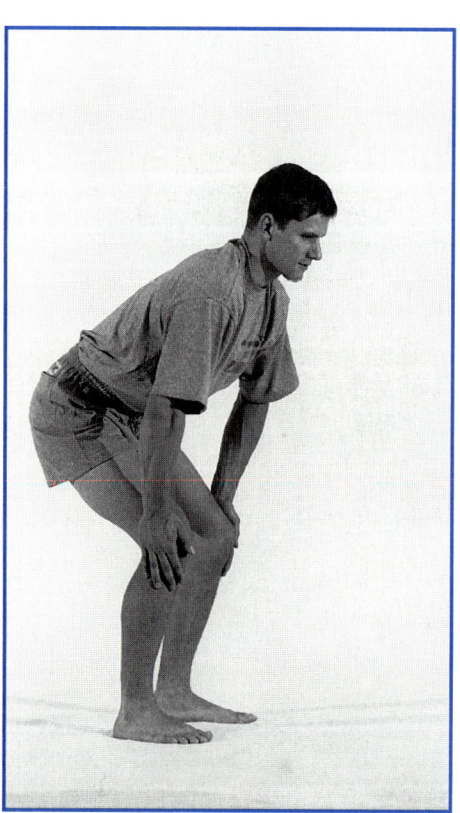

Abb. 194
Die Hände werden bei geradem Rücken von außen gegen die Knie gedrückt.

Variation
In unveränderter Ausgangsposition wird der Oberkörper wieder nach vorne geneigt. Die Handflächen sind nun außen gegen die Kniegelenke gesetzt. Die Hände drücken gegen die Knie, als wollten sie diese zusammenführen, gleichzeitig werden die Kniegelenke nach außen geschoben. Die dadurch entstehende Muskelspannung kann beliebig gesteigert werden.

Variation

In immer noch unveränderter Ausgangsstellung werden die Unterarme überkreuzt und die Handflächen innen an die Kniegelenke gestützt. Der Druck der Hände erfolgt nun nach außen, der Gegenschub der Knie nach innen.

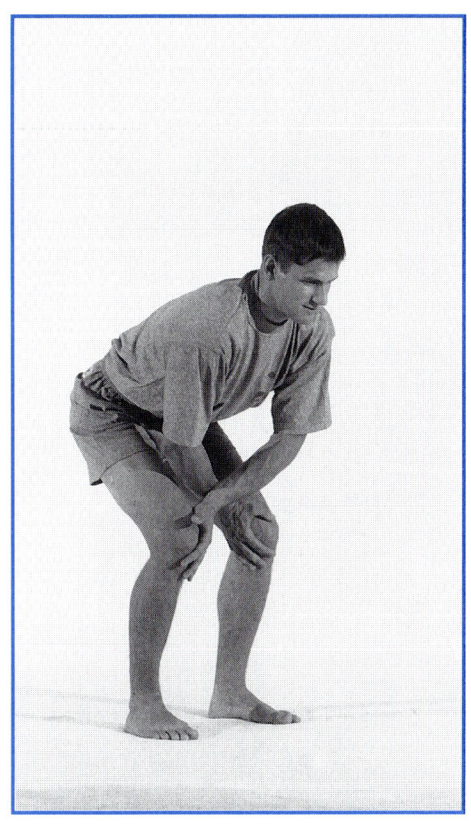

Abb. 195
Die Unterarme werden überkreuzt, die Hände drücken von innen gegen die Kniegelenke.

Stabilisation des Beckens und des Schultergürtels

Im aufrechten Stand werden die Füße etwas mehr als hüftbreit nebeneinandergestellt. Das Gewicht ist auf beide Fußsohlen gleichmäßig verteilt, die Knie- und Hüftgelenke sind leicht gebeugt. Das Becken wird durch intensive Bauchmuskelspannung aufgerichtet und der Oberkörper etwas nach vorne genommen. Die Hände werden hinter dem Kopf verschränkt, liegen dabei aber nur lose auf. Die Ellenbogen ziehen nun kräftig nach hinten in Richtung des Rückens. Die Anspannung kann auch durch die Vorstellung unterstützt werden, »die Schulterblätter zur Wirbelsäule zu ziehen«. Der Muskeleinsatz darf zu keiner Ausweichbewegung der Lendenwirbelsäule führen (vgl. Seite 90), was durch den Gegenzug der Bauchmuskeln und der damit verbundenen Beckenaufrichtung verhindert wird. Da es in der Endposition zu einer Aufrichtung der Brustwirbelsäule kommt, kann es bei entsprechendem Krafteinsatz zu einem Spannungsgefühl kommen. Dies sollte kein Anlaß zum Abbruch der Übung sein.

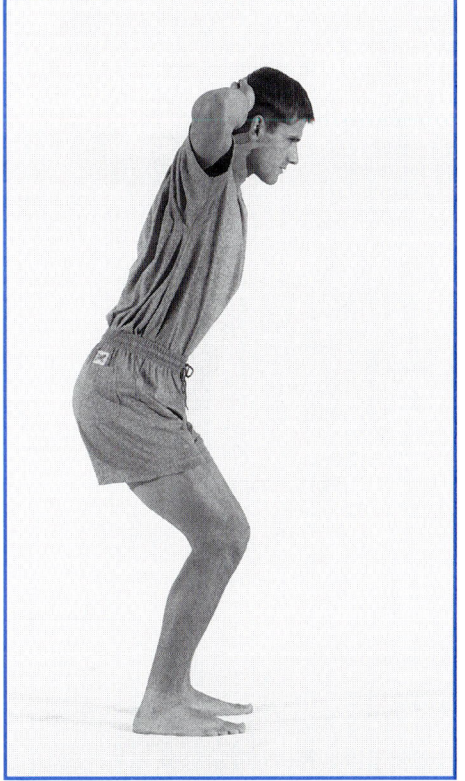

Abb. 196
Im Stand sind die Kniegelenke leicht gebeugt, die Bauchmuskulatur stabilisiert das Becken. Beide Hände sind hinter dem Kopf verschränkt, die Ellenbogen werden rückenwärts gezogen.

Abb. 197
Beide Arme sind auf der gedachten Verlängerung der Wirbelsäule über dem Kopf ausgestreckt. Die Fingerspitzen werden weit nach oben geschoben.

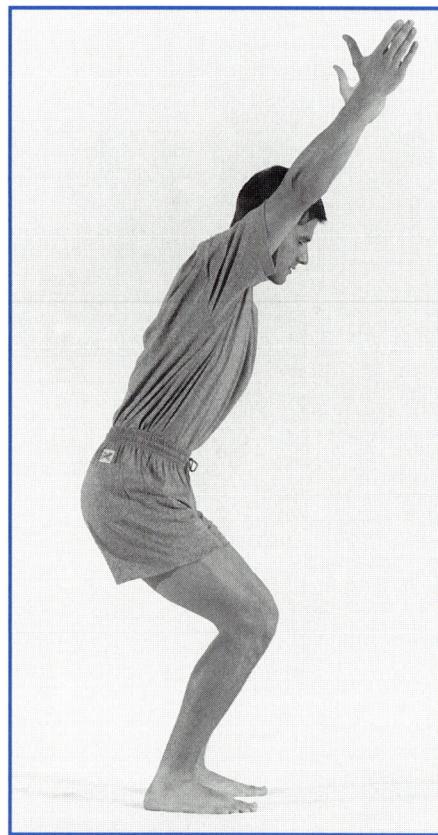

Stabilisation des Beckens - Aufrichtung der Wirbelsäule

In der gleichen Ausgangsposition wie bei den vorangegangenen Übungen werden beide Arme gestreckt nach oben geführt. Während der Oberkörper etwas nach vorne genommen wird, beugen sich die Hüft- und Kniegelenke leicht. Mit Hilfe der Bauchmuskelspannung wird das Becken wie gewohnt kontrolliert.
Die Fingerspitzen zeigen nach oben, die Handflächen zueinander. Nun werden die Arme als gedachte Verlängerung der Wirbelsäule aus den Schultergelenken heraus nach oben gestreckt. Die Aufrichtung des Beckens wird nochmals verstärkt.

Abb. 198
Die Hände sind bei gebeugten Ellenbogen auf der Höhe der Schultergelenke, die Handflächen zeigen nach außen.

Stabilisation des Schultergürtels

Im Stand sind die Füße mehr als hüftbreit nebeneinandergestellt. Während der Oberkörper aufrecht bleibt, werden die Hüft- und Kniegelenke etwas gebeugt. Das Becken wird erneut durch den Einsatz der Bauchmuskulatur aufgerichtet. Die Arme werden mit leicht gebeugten Ellenbogen bis auf die Höhe des Schultergürtels angehoben. Die Fingerspitzen zeigen nach vorne, die Handflächen nach außen. Nun werden die Handrücken in Richtung der Unterarme angezogen. Gleichzeitig erfolgt ein kräftiger Schub gegen einen gedachten Widerstand nach außen. Dies kann in der Vorstellung geschehen, »gegen einen Türrahmen zu drücken«. Es ist keine Bewegung sichtbar, die Ellenbogen werden dabei nicht gestreckt (vgl. Seite 21). Während der Anspannung darf die Beckenaufrichtung nicht aufgegeben werden. Die Ellenbogen sollten ebenfalls auf Schulterhöhe gehalten werden.
Gelingt es nach einiger Zeit, die Übung kontrolliert auszuführen, sollte man versuchen, gegen den Schub der Arme nach außen die Schulterblätter nach innen zur Wirbelsäule zu ziehen, was das Gefühl der Anspannung deutlich verstärkt.

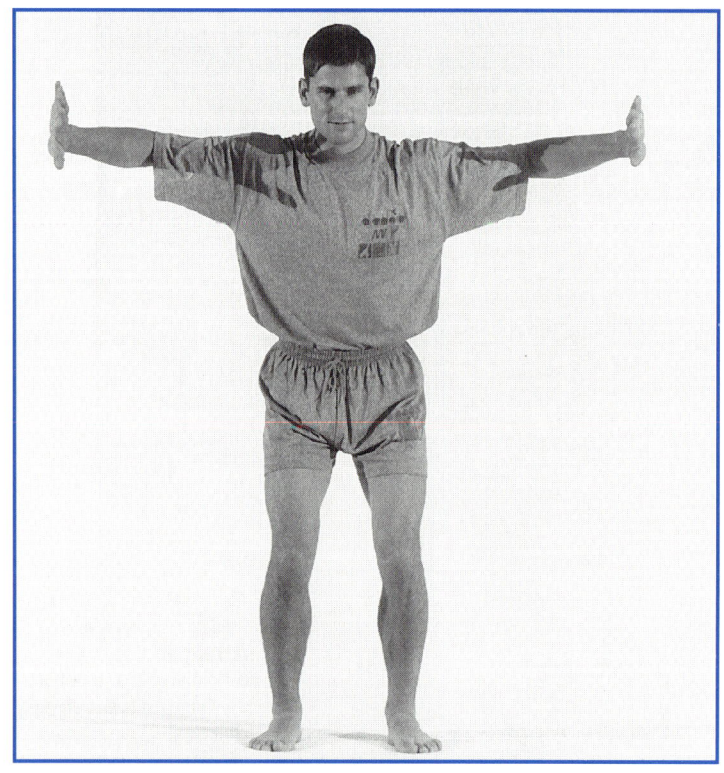

Variation

Aus der gleichen Ausgangsstellung ist die Anspannung in die Körperdiagonalen möglich. Dazu wird erneut der Stand mit gebeugten Hüft- und Kniegelenken eingenommen und die Bauchmuskulatur angespannt. Ein Arm zeigt mit leicht angewinkeltem Ellenbogen auf der gedachten Verlängerung der Körperdiagonalen schräg nach oben. Die Handfläche ist nach außen gedreht, die Fingerspitzen zeigen zum Körper. Der andere Arm ist mit ebenfalls gebeugtem Ellenbogen auf einer Parallelen der Körperdiagonalen nach unten eingestellt. Die Handfläche zeigt schräg nach unten zum Boden, die Fingerspitzen zum Körper. Die Anspannung wird aufgebaut, indem die Handrücken wie zuvor in Richtung der Unterarme ziehen. Die Handflächen werden gleichzeitig gegen einen gedachten Widerstand nach außen geschoben. Das Becken bleibt stabilisiert.

Gelingt es auch bei dieser Übung, ohne oder mit kaum sichtbarer Bewegung eine deutliche Muskelspannung zu erreichen, sollte die nach außen gerichtete Spannung der Arme durch den Gegenzug der Schulterblätter nach innen ergänzt werden, was die Intensität der Übung wieder deutlich verstärkt.

Variation

Eine weitere Variation ergibt sich, wenn die Hände über dem Kopf gehalten werden. Die Ellenbogen sind wiederum leicht gebeugt, die Fingerspitzen zeigen zueinander. Über dem Kopf kann man sich nun einen Balken oder einen Türholm vorstellen, gegen den die Spannung gerichtet ist. Auch bei dieser Variante kann die Intensität verstärkt werden, wenn man sich vorstellt, »die Schulterblätter zur Wirbelsäule zu ziehen«.

Alle die vorgeschlagenen komplexen Stabilisationsformen können nach einiger Übung zu einer intensiven Muskelanspannung für den gesamten Schultergürtel führen. Wie bereits angemerkt, darf die Konzentration auf die Arme und Schultern dabei nicht zu einer Aufgabe der Bauchmuskelspannung führen. Auf eine gleichmäßige Atmung ist zu achten.

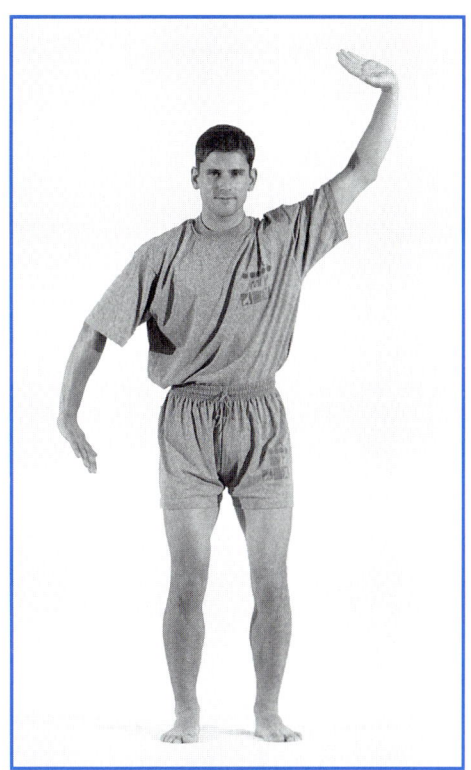

Abb. 199
Beide Arme werden mit leicht gebeugten Ellenbogen gehalten, wobei eine Hand schräg nach oben, die andere Hand schräg nach unten zeigt. Die Handflächen sind nach außen gedreht, die Fingerspitzen zum Körper.

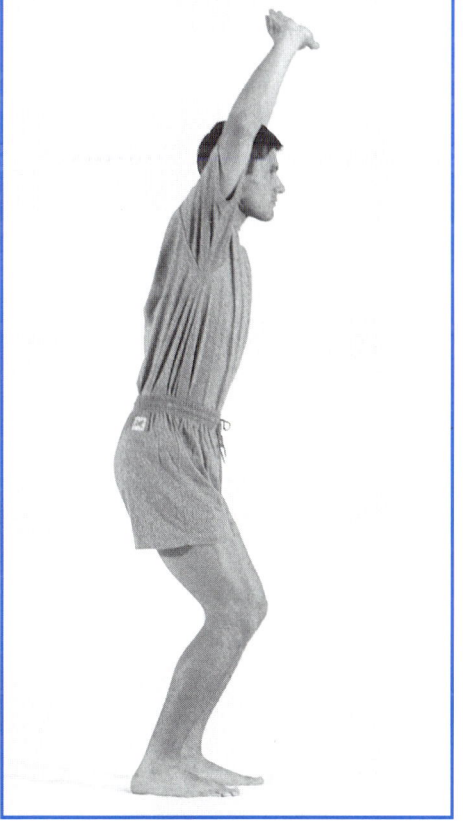

Abb. 200
Beide Arme werden mit gebeugten Ellenbogen über dem Kopf gehalten, die Fingerspitzen zeigen zueinander, die Handflächen nach oben.

Stabilisation der Wirbelsäule im Sitzen

Die auf den letzten Seiten beschriebenen Übungen im aufrechten Stand können ohne weiteres auch aus dem Sitzen ausgeführt werden. Als Ausgangsstellung sollte hierzu der »stabile Sitz« gewählt werden.

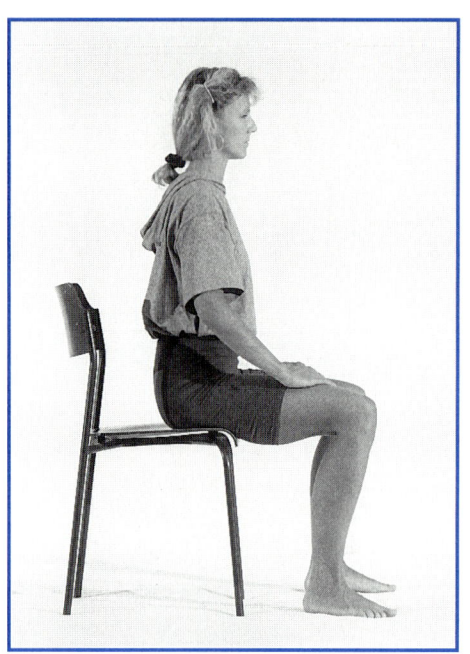

Abb. 201
Im aufrechten Sitz auf dem vorderen Drittel der Sitzfläche sind die Füße hüftbreit aufgesetzt.

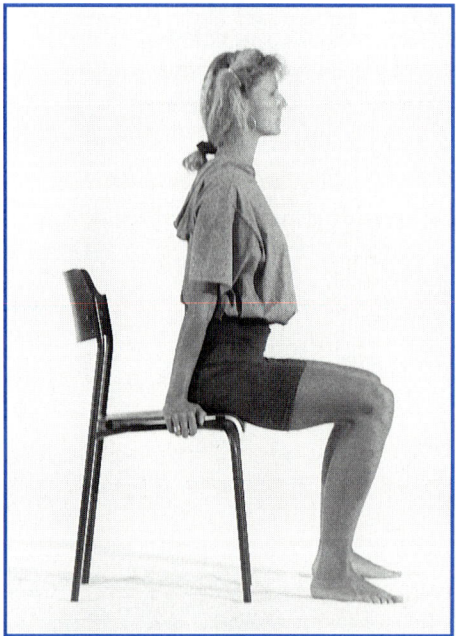

Abb. 202
Die Hände werden neben dem Gesäß auf die Sitzfläche aufgestützt und nach unten gedrückt. Die Wirbelsäule richtet sich auf.

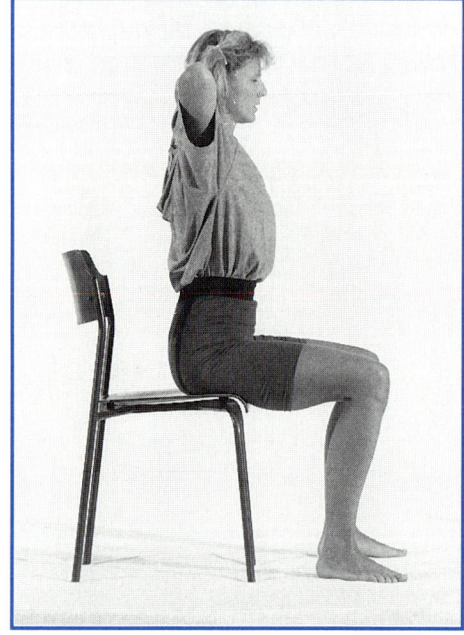

Abb. 203
Die Hände werden hinter dem Kopf verschränkt, die Ellenbogen rückwärts gezogen.

Dazu rutscht man auf dem Stuhl so weit nach vorne, daß als Sitzfläche nur mehr das vordere Drittel des Stuhles zur Verfügung steht. Der Rücken wird gerade gehalten, der Blick ist nach vorne gerichtet. Um die Aufrichtung der Wirbelsäule zu unterstützen, werden beide Hände neben dem Gesäß auf dem Stuhlrand aufgestützt. Während die Hände nach unten drücken, wird der Oberkörper etwas nach vorne geschoben. Dabei kann der Eindruck entstehen, daß man sich in die »Hohlkreuzstellung« begibt, was jedoch nicht zur Aufgabe dieser Position führen soll. Dies wird folgendermaßen begründet: Im aufrechten Stand befindet sich die Wirbelsäule normalerweise in einer belastungsstabilen Position. Hier sind die Grund- und die Deckflächen der Wirbelkörper so zueinander eingestellt, daß die Bandscheiben gleichmäßig belastet sind. Durch den Wechsel zum Sitzen wird in Verbindung mit der Hüftgelenkbeugung eine Beckenaufrichtung erreicht. In dieser Stellung entsteht durch die gleichzeitige Flachstellung der Lendenwirbelsäule eine vermehrte Belastung in diesem Bereich, da die Wirbel nun in einer gekippten Position zueinanderstehen und die Bandscheiben einseitig belastet werden. Die ursprünglich günstigeren Verhältnisse des aufrechten Standes können nun, wie oben beschrieben, durch die leichte Beckenkippung erreicht werden.

Diese Form des Sitzens soll als Ausgangsposition für die bereits genannten Stabilisationsübungen dienen. Sie kann aber ebenso als »aktives Sitzen« zum Ausgleich der sonst bevorzugten angelehnten »passiven Sitzhaltung« verstanden werden.

Da die einzelnen Übungen exakt den Ausführungen im aufrechten Stand entsprechen (vgl. Abb. 196), sind sie hier nicht mehr der Reihe nach beschrieben. Für die korrekte und somit wirkungsvolle Ausführung sollte die Sitzposition immer wieder kontrolliert werden.

Stabilisation mit Hilfe einer erhöhten Unterstützungsfläche

Zum Abschluß der stabilisierenden Übungsformen sollen zwei Vorschläge beschrieben werden, die abweichend vom Gesamtkonzept des Buches ein nicht unbedingt überall verfügbares Hilfsmittel einsetzen. Dies kann wie abgebildet ein Turnkasten oder eine entsprechend stabile Liege sein. Beide Formen haben sich in der Übungspraxis als sehr effektiv erwiesen und erscheinen deshalb an dieser Stelle.

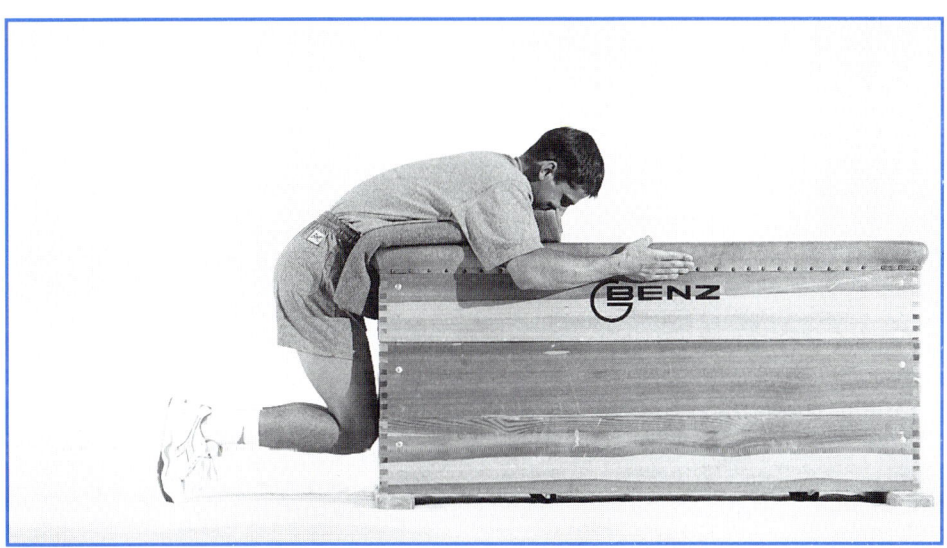

Abb. 204
In der Bauchlage auf einer erhöhten Unterstützungsfläche greifen beide Hände nach vorne und stabilisieren den Oberkörper. Das Becken liegt nicht mit auf, die Hüft- und Kniegelenke sind gebeugt.

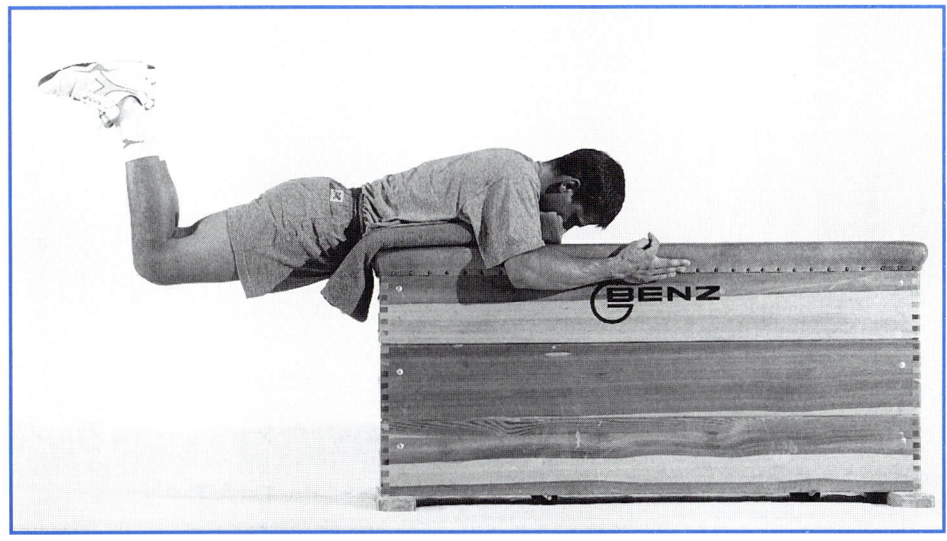

Abb. 205
Bei gebeugten Kniegelenken werden die Oberschenkel und das Becken bis zur Waagerechten angehoben.

Kräftigung der unteren Anteile der Rückenmuskulatur

Um die Rückenmuskulatur aus der Bauchlage entsprechend ihrer Funktion zu belasten, muß eine freie Beckenbeweglichkeit gewährleistet sein. Dies erreicht man auf einem Kasten, der nur dem Oberkörper, nicht aber dem Becken als Unterstützungsfläche dient. In der Bauchlage wird die Auflagefläche so gefaßt, daß die Ausgangsposition stabilisiert wird. Die Beine werden mit gebeugt gehaltenen Kniegelenken angehoben, bis die Oberschenkel auf der Höhe der Unterstützungsfläche sind. Führt man die Bewegung weiter, ergibt sich eine Ausweichbewegung der Lendenwirbelsäule.

Der Bauchraum kann durch das Unterlegen mit einer Decke oder einer dünnen Gymnastikmatte etwas abgepolstert werden. Diese Empfehlung gilt auch für die folgende Übung.

Kräftigung der Gesäßmuskulatur

Die Ausgangsstellung der letzten Übung wird so verändert, daß nun das Becken mit aufliegt. Durch den sicheren Griff an der Unterstützungsfläche wird die Position stabilisiert. Beide Beine sind in den Hüft- und Kniegelenken gebeugt. Während ein Bein weiter in Richtung der Unterlage zieht, wird das andere bis auf die Höhe der Unterstützungsfläche angehoben. Auf diese Art erreicht man eine Stabilisation des Beckens, die eine Ausweichbewegung weitgehend verhindert.

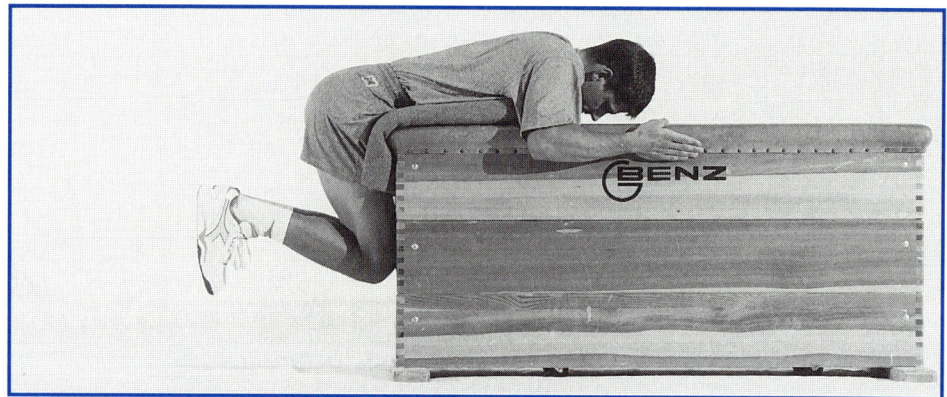

Abb. 206
Bei gebeugten Knie- und Hüftgelenken liegt das Becken mit auf der Unterstützungsfläche.

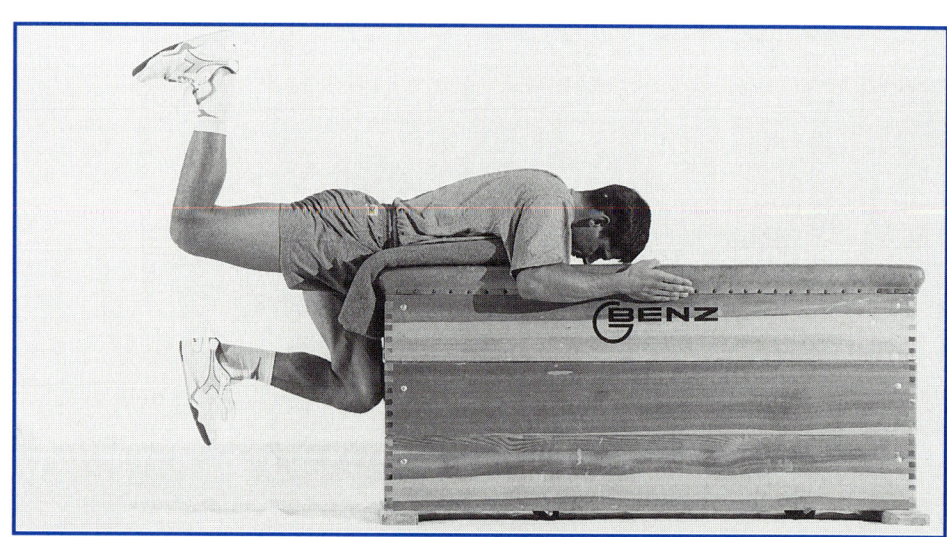

Abb. 207
Während ein Bein im Hüftgelenk gestreckt wird, zieht das andere Bein in die Hüftgelenkbeugung.

Übungsformen zur Mobilisation der Wirbelsäule

Wie bereits mehrfach beschrieben, basiert das hier vorgestellte Gymnastikkonzept auf einer sinnvollen Kombination von Dehn- und Kräftigungsübungen. In der gängigen Übungspraxis finden sich darüber hinaus eine Reihe von bewährten Anwendungsformen, die keinem der beiden Bereiche eindeutig zugeordnet werden können. Diese sowohl mobilisierenden wie teilweise auch stabilisierenden Übungen sind in ihrer Bedeutung den reinen Dehn- und Kräftigungsformen jedoch gleichzusetzen. Aus diesem Grund werden im folgenden einige Beispiele aus diesem Bereich beschrieben.
Werden in einem Übungsprogramm Mobilisationen angewendet, so sollte hier stets folgender Grundsatz beachtet werden: Niemals mobilisieren, ohne zu stabilisieren!

Übung

Im »Vierfüßerstand« ist das Gewicht gleichmäßig auf die Hände und die Knie verteilt, der Blick ist zum Boden gerichtet. Die rechte Hand und das linke Bein werden vom Boden gelöst und so unter den Körper gezogen, daß sich der Ellenbogen und das Kniegelenk unter dem Bauchnabel treffen. Der Rücken wird dabei gerundet.
In der Gegenbewegung streckt sich der rechte Arm und das linke Bein, bis beide auf die Höhe des Rückens angehoben sind. In dieser Position zeigt die rechte Handfläche nach vorne, als ob dort »etwas weggeschoben werden sollte« (vgl. Seite 21). Die Zehenspitzen des linken Fußes werden in Richtung des Schienbeines angezogen und die Ferse in Verlängerung der Wirbelsäule gestreckt. Das Bein bleibt parallel zum Boden, der Fersenschub soll nicht nach oben erfolgen. Danach kehrt man in den »Vierfüßerstand« zurück und wiederholt die Übung auf der anderen Körperdiagonalen.

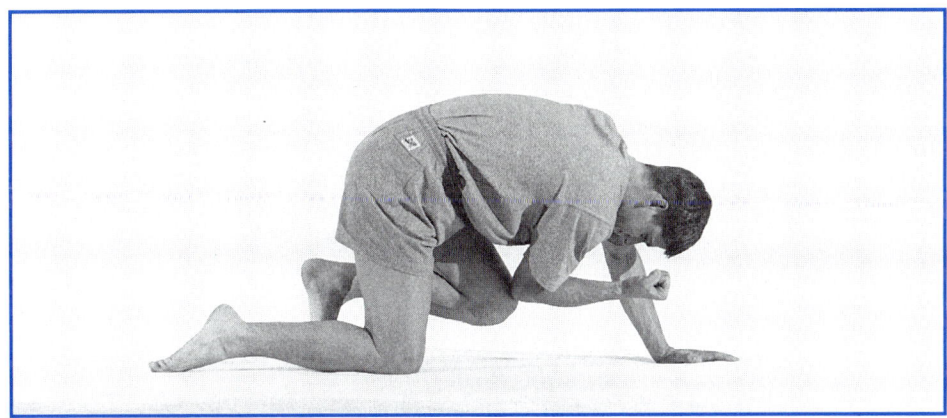

Abb. 208
Aus der Vierfüßerposition werden ein Ellenbogen und das Kniegelenk der Gegenseite unter dem Körper zusammengeführt.

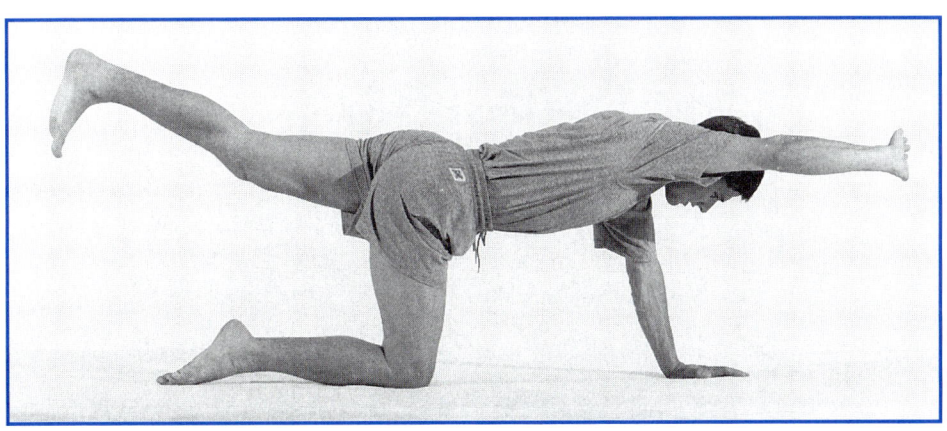

Abb. 209
Eine Hand und der Unterschenkel der Gegenseite stützen den Körper. Ein Arm und das Bein der Gegenseite sind auf die gedachten Verlängerungen der Wirbelsäule ausgestreckt.

Übung

Aus dem »Vierfüßerstand« verlagert man das Gewicht langsam in Richtung der Fersen, ohne die Hände vom Boden zu lösen. In der Endposition hat man den Fersensitz erreicht, die Hände stützen weit vor dem Schultergürtel. Der Kopf sollte möglichst entspannt mit der Stirn am Boden abgelegt sein.

Gelingt es nicht, die abgebildete Position zu erreichen, verweilt man in der individuell möglichen nur kurz und kehrt dann in die Ausgangsstellung zurück. Ansonsten bleibt man in der sowohl dehnenden als auch wirbelsäulenmobilisierenden Stellung, solange es angenehm ist. Die Atmung sollte jedoch nicht behindert sein.

Variation

Die letzte Übung wird bis zu einer Endposition ausgeführt, wo der Oberkörper noch nicht auf die Oberschenkel abgelegt ist. Während der Blick zum Boden gerichtet bleibt, löst sich eine Hand aus der stützenden Position und der gestreckte Arm wird vom Boden so weit möglich angehoben. Zur besseren Stabilisation des Schultergürtels sollte die Hand des Gegenarmes auf den Boden gedrückt werden.

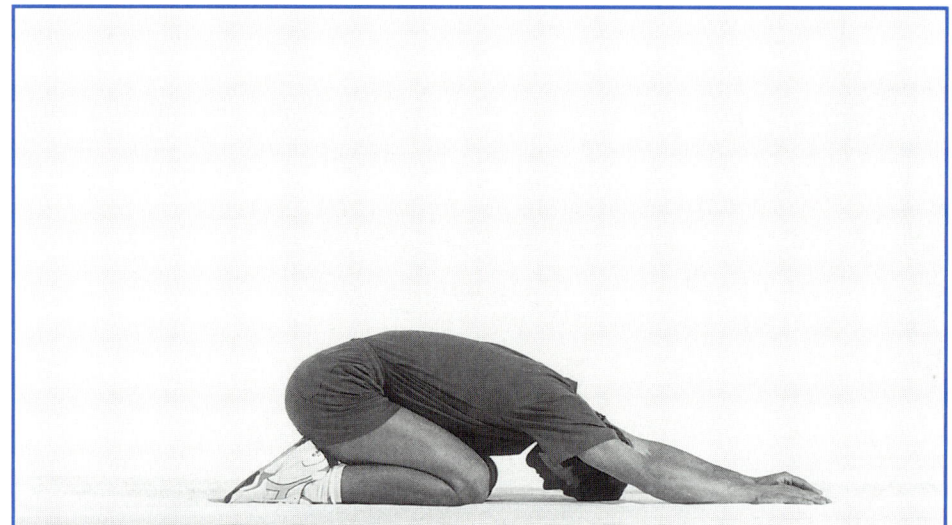

Abb. 210
Im Fersensitz ist der Oberkörper zum Boden abgesenkt, beide Hände sind weit vor dem Kopf aufgestützt.

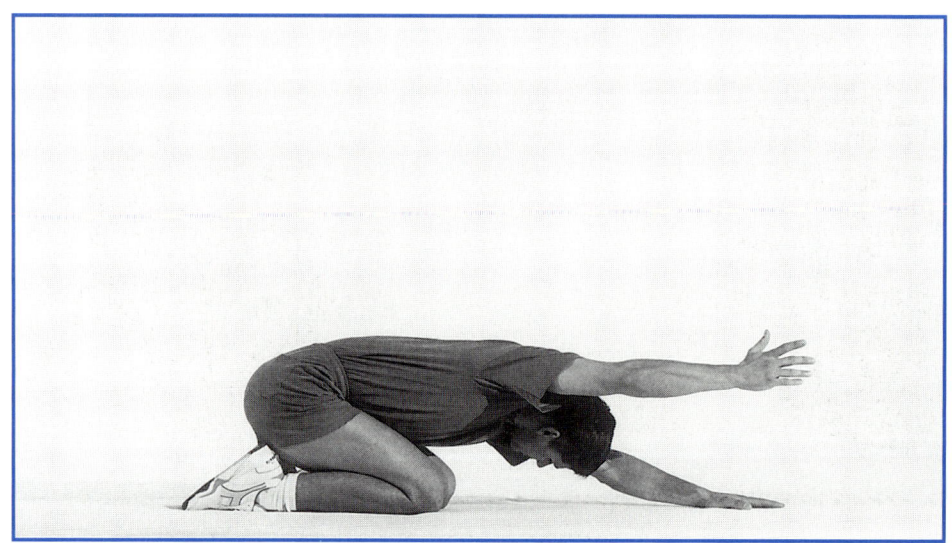

Abb. 211
Eine Hand wird vom Boden gelöst und nach oben geführt, der Blick bleibt zum Boden gerichtet.

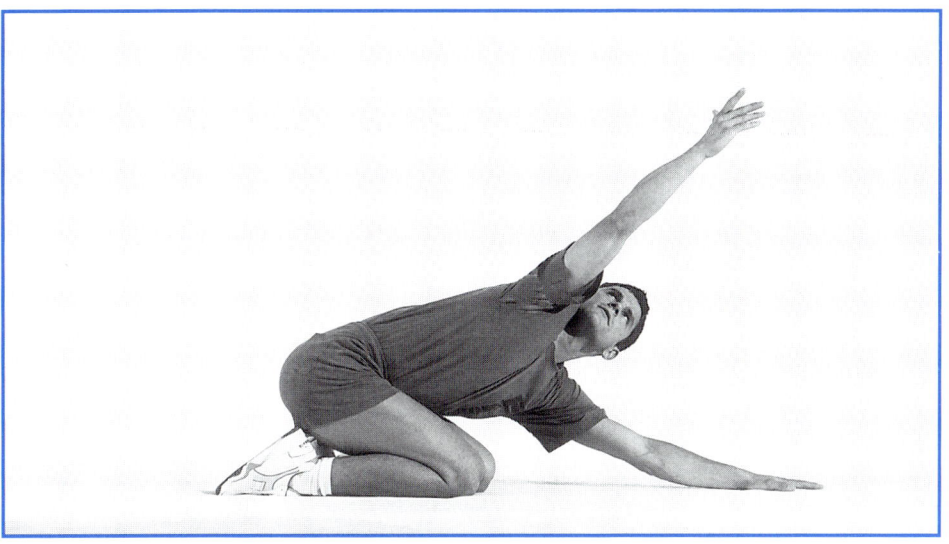

Abb. 212
Ein Arm wird angehoben und nach oben geführt, der Blick folgt der Bewegung.

Variation

Während die erste Variation eine mehr stabilisierende Wirkung hat, beabsichtigt die zweite Variante eine Mobilisation. Dazu wird in der Endposition der vorherigen Übung mit dem Abheben des Armes der Blick vom Boden gelöst und in die sich nach oben bewegende Hand gelenkt. Der Gegenarm drückt wie zuvor kräftig gegen den Boden.

Übung

Im aufrechten Sitz mit angestellten Beinen, werden die Füße mehr als hüftbreit aufgesetzt. Die Kniegelenke sollten so weit auseinander sein, daß der Oberkörper dazwischen Platz hat. Die Hände werden ineinander verschränkt und an den Hinterkopf gelegt.

Der folgende Bewegungsablauf beginnt mit dem Becken, das man rückenwärts absinken läßt. Dadurch wird die Lendenwirbelsäule gerundet. Nun beginnt man, sich vom Kopf über die Brustwirbelsäule »einzurollen«. Die Ellenbogen werden

Abb. 213
Im aufrechten Sitz auf dem Boden sind beide Hände hinter dem Kopf verschränkt.

Abb. 214
Die Ellenbogen werden nach vorne geführt und der Oberkörper langsam gebeugt.

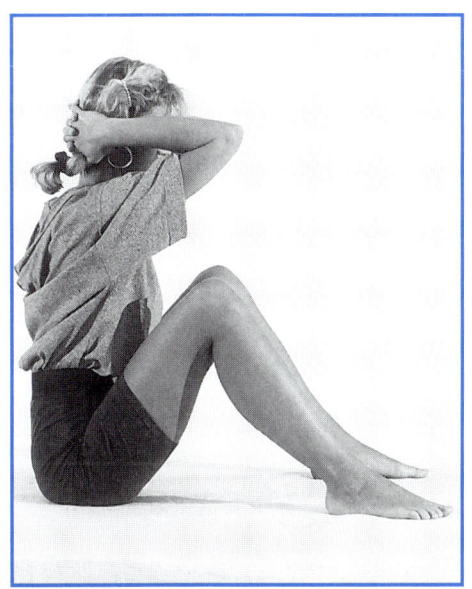

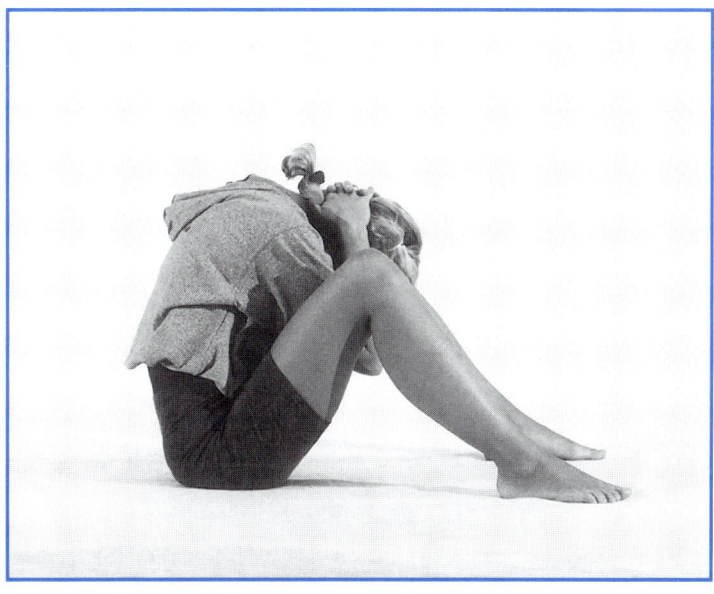

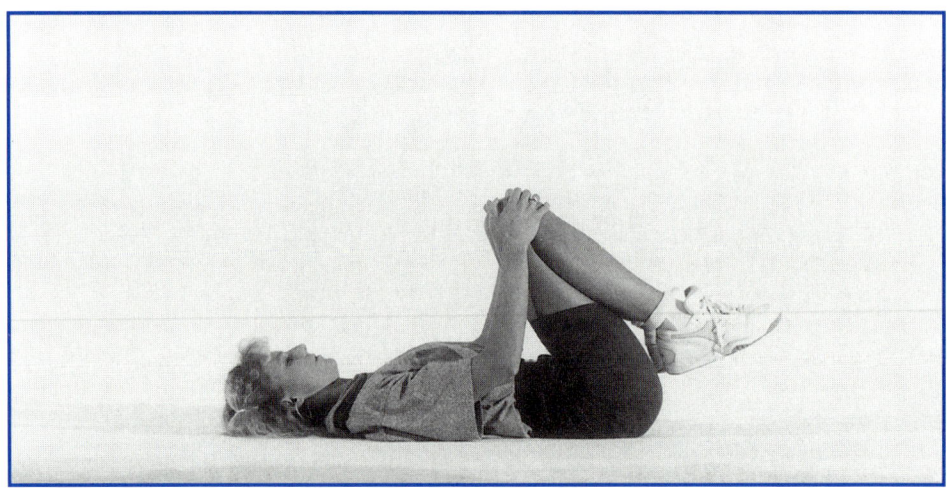

Abb. 215
In der Rückenlage umfassen beide Hände beide Kniegelenke, der Kopf liegt entspannt auf.

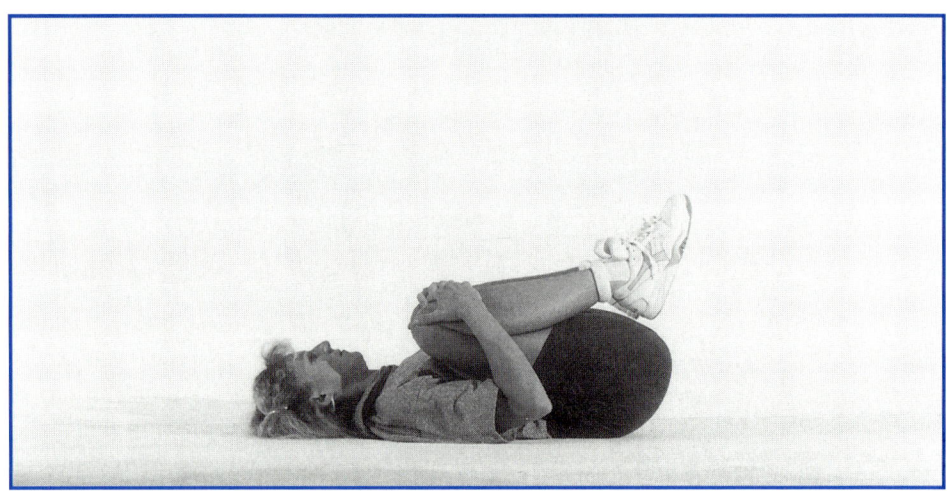

Abb. 216
Durch den Zug beider Hände werden die Oberschenkel an den Oberkörper gebracht.

dabei nach vorne geführt und zeigen in der Endposition zum Boden. Hier läßt man nur das Gewicht der Hände und der Arme auf den Kopf und somit auch auf die Hals- und Brustwirbelsäule wirken. Auch wenn nur ein geringes Dehnungsgefühl entsteht, sollte man nicht am Kopf ziehen. Die gesamte Bewegung wird langsam und mit Konzentration auf den Rücken ausgeführt.
Gemäß dem oben genannten Grundsatz sollte diese Mobilisation stets durch die auf der Seite 59 beschriebene Stabilisation ergänzt werden.

Übung

Auf ähnliche Art läßt sich in der Rückenlage eine Mobilisation und leichte Dehnung der unteren Abschnitte der Wirbelsäule herbeiführen.

Auf dem Rücken liegend umfassen beide Hände beide Kniegelenke. Durch einen kräftigen Zug an den Beinen werden die Oberschenkel dicht an den Oberkörper herangezogen, aber so, daß die Atmung nicht behindert wird.
Die Endposition kann noch etwas weiter geführt werden, indem man die Beine öffnet und die Kniegelenke seitlich neben den Körper zieht.

Übung

Der Drehdehnsitz ist ebenfalls eine Übung, die sowohl dehnenden als auch mobilisierenden Charakter hat. Er soll als Überleitung zu den danach folgenden Drehdehnlagerungen gesehen werden.
Im Sitz auf dem Boden sind beide Beine gestreckt, der Rücken wird möglichst gerade gehalten. Beide Hände werden hin-

ter dem Gesäß mit den Handflächen aufgesetzt. Durch den verstärkten Druck der Hände gegen den Boden kann die Aufrichtung der Wirbelsäule unterstützt werden.

Nun wird ein Bein angebeugt und der Fuß auf die äußere Seite des anderen Beines neben das Kniegelenk gestellt. Der Oberkörper und der Kopf drehen sich dem angebeugten Bein entgegen. Dabei verläßt die stützende Hand auf der Seite des gestreckten Beines den Boden. Sie wird ebenfalls an der Außenseite des gebeugten Beines dicht am Kniegelenk angelegt. Durch zunehmenden Zug der Hand am Kniegelenk des angebeugten Beines soll

die Rumpfdrehung weiter verstärkt werden. Dabei kann auch die Gesäßmuskulatur in eine Dehnstellung kommen. Der Kopf wird ebenfalls mitgedreht, bis der Blick über die Schulter des stützenden Armes gerichtet ist.

Fühlt man sich bei der Atmung etwas beengt, so sollte mit jedem Einatemzug die Drehung etwas nachgelassen und mit der Ausatmung wieder verstärkt werden. Auf diese Weise läßt sich eine sehr schonende Mobilisation der Wirbelsäule erreichen. Der Drehdehnsitz sollte nicht plötzlich aufgelöst werden, sondern langsam Schritt für Schritt in entgegengesetzter Reihenfolge.

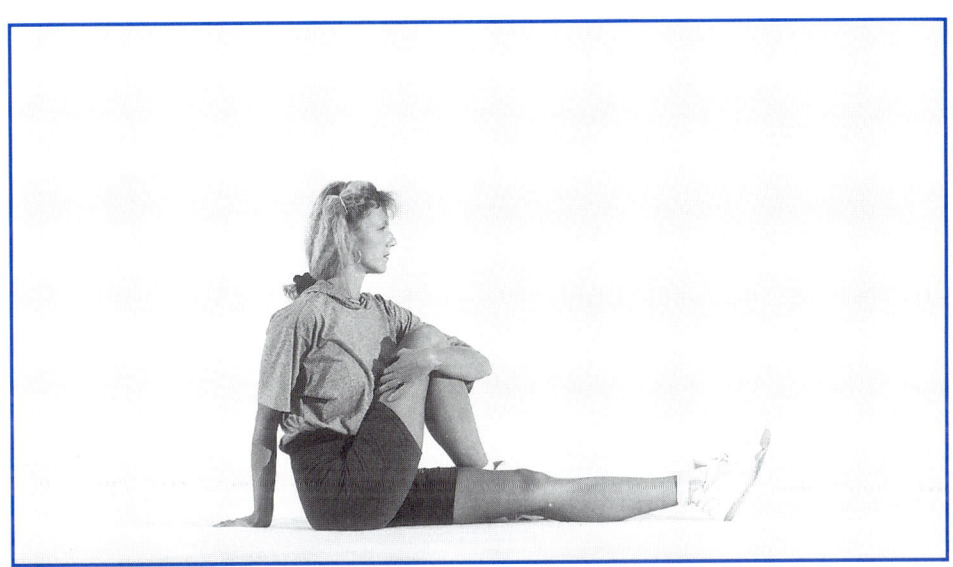

Abb. 217
Im aufrechten Sitz auf dem Boden ist ein Bein gestreckt, das andere so angestellt, daß sich der Fuß an der Außenseite des gestreckten Beines befindet. Die Hand der Seite des angestellten Beines stützt hinter dem Gesäß, die andere umfaßt das angebeugte Kniegelenk.

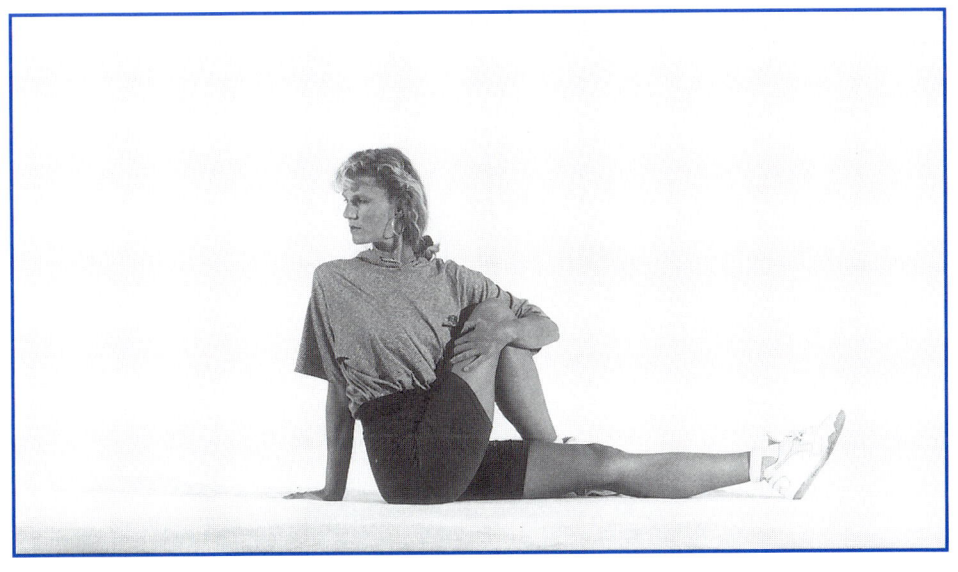

Abb. 218
Das gebeugte Bein wird zum Oberkörper herangezogen, wobei der Kopf und der Schultergürtel in die Gegenrichtung dreht.

Drehdehnlagerungen

Die im allgemeinen als Drehdehnlagerungen bezeichneten Übungen gehören zu den wirbelsäulenmobilisierenden Formen. Einige der Positionen bewirken darüber hinaus auch die Dehnung von nicht zur Wirbelsäule gehörigen Muskelgruppen. Stellt sich bei einer der Positionen ein deutliches Dehngefühl zum Beispiel in der Brustmuskulatur ein, so sollte diese Übung durchaus auch als eine gezielte Dehnstellung benutzt werden.

Übung

In der bequemen Seitenlage sind die Knie- und Hüftgelenke angebeugt. Der Kopf ist bei Bedarf mit einem flachen Kissen unterlagert.

Aus dieser Position wird die obenliegende Schulter langsam rückgedreht und der gebeugt gehaltene Arm in die Drehung mitgenommen. Der Kopf folgt der Bewegung ebenfalls, bis der Blick nach oben gerichtet ist. Die Beine bleiben in der Ausgangsstellung liegen, die gebeugten Knie heben sich folglich nicht vom Boden ab. Ist die Dehnung in der rückgedrehten Schulter unangenehm, so sollte der Arm gestreckt hinter dem Rücken abgelegt werden. Wenn diese Übung mühelos gelingt, kann sie durch die folgende Variante etwas intensiviert werden.

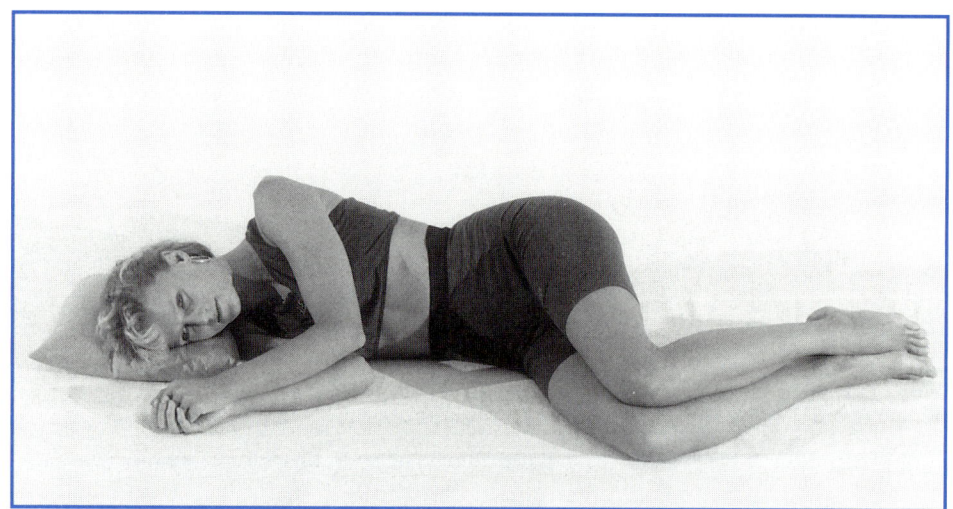

Abb. 219
In der Seitlage sind beide Beine angebeugt, die Arme liegen bequem vor dem Körper.

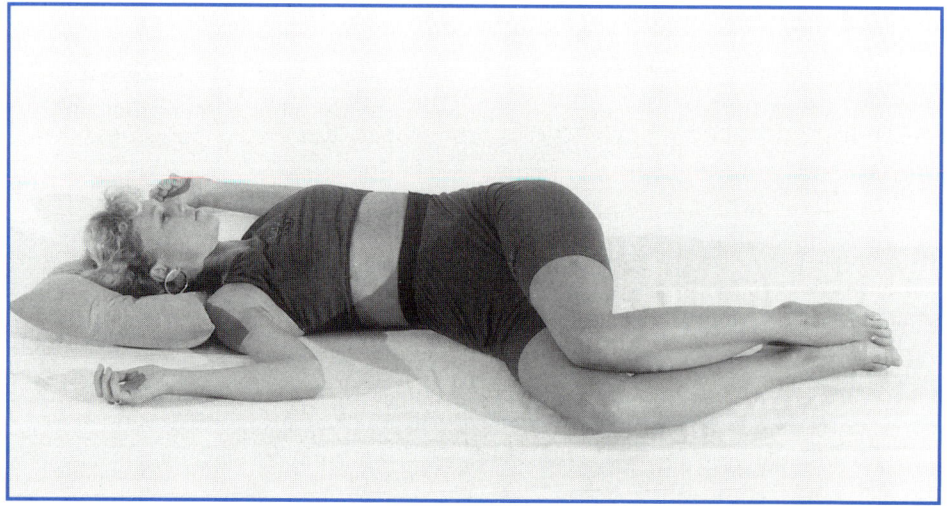

Abb. 220
Die oben liegende Schulter und der Arm werden rückenwärts gedreht, der Kopf folgt der Bewegung. Die Beine bleiben in der Ausgangsposition.

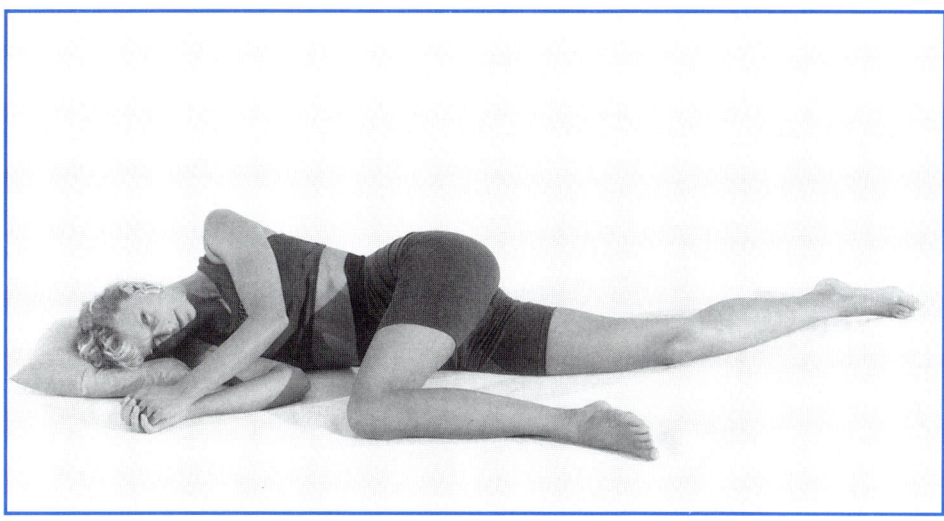

Abb. 221
In der Seitlage ist das
untere Bein gestreckt,
das obere angebeugt.

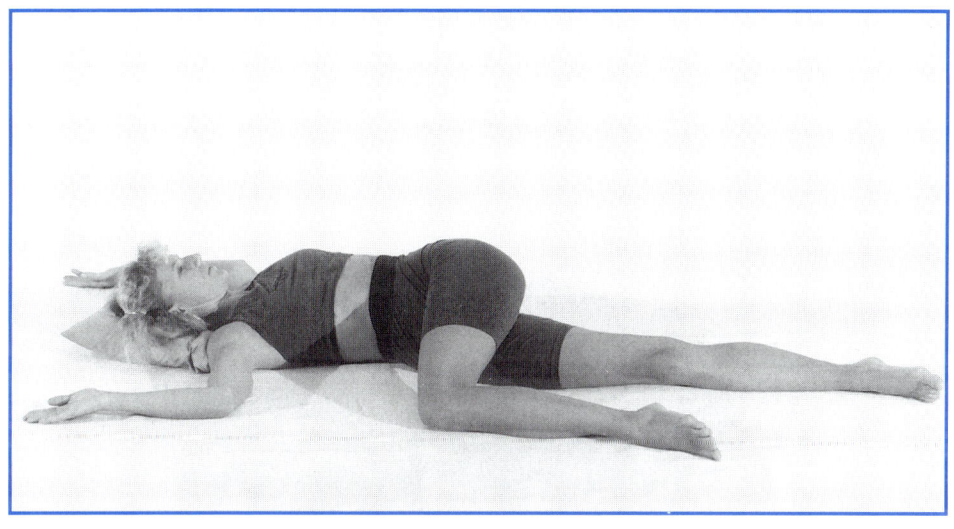

Abb. 222
Die oben liegende Schul-
ter und der Arm werden
rückenwärts gedreht,
der Kopf folgt der Bewe-
gung. Das angebeugte
Kniegelenk bleibt in der
Ausgangsposition.

Variation

In der Ausgangsstellung der letzten
Übung wird das obere Bein nun gebeugt
vor dem unteren abgelegt. Die Drehung
rückenwärts beginnt wie zuvor mit der
obenliegenden Schulter bis die gleiche
Endposition erreicht ist. Auch hier ist darauf zu achten, daß das angebeugte Bein
sich nicht vom Boden löst.
Die Arme sind so abgelegt, daß bei rechtwinkelig gebeugten Ellenbogen die
Oberarme im rechten Winkel zum Oberkörper liegen. Die Handflächen zeigen
nach oben. Diese Position wird für mehrere Atemzüge beibehalten, wobei die Ein-
atmung gezielt in die aufgedrehte Körperhälfte gelenkt werden kann.

Bei mangelnder Beweglichkeit oder auch
bei nachlässiger Ausführung der Drehdehnlagerungen kommt es häufig zu
einer Ausweichbewegung der Beine und
somit auch des Beckens. Dabei verlassen
die Beine die Ausgangsposition und werden in die Drehung mit einbezogen.
Dies kann verhindert werden, indem die
Hand des unten liegenden Armes auf das
obere angebeugte Kniegelenk gelegt
wird.

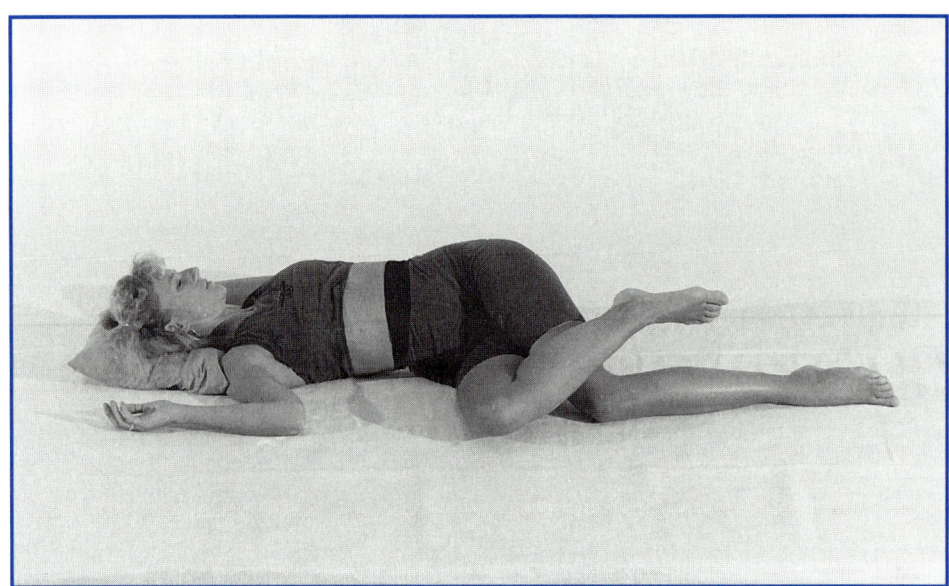

Abb. 223
In der Drehdehnlage ist
das untere Bein über das
obere angebeugte Knie-
gelenk gelegt.

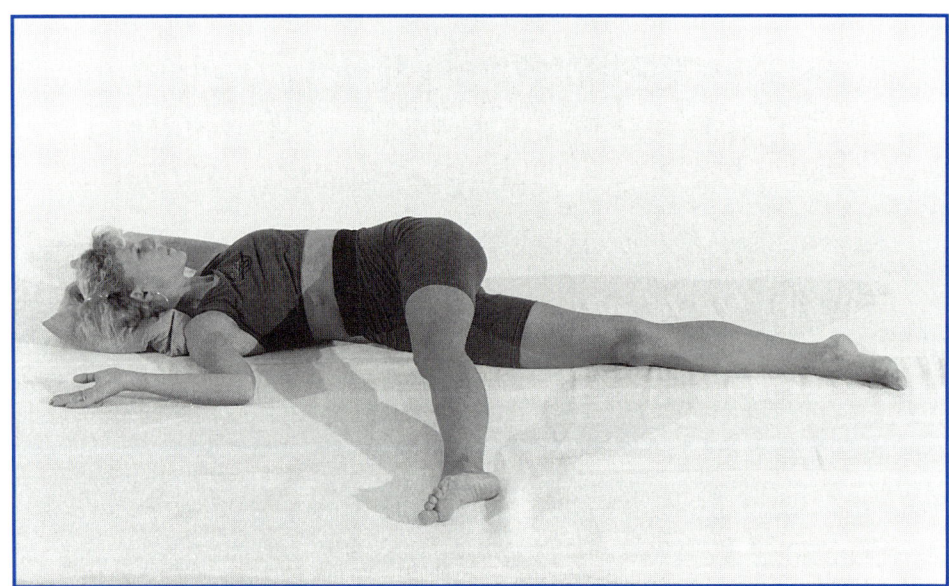

Abb. 224
In der Drehdehnlage ist
das obere Bein gestreckt
im rechten Winkel zum
unteren abgelegt.

Eine besser gesicherte Ausgangsposition
ergibt sich, wenn in der Seitlage das untere Bein angewinkelt über das oben liegende gebracht wird (Abb. 223). Dies
setzt jedoch einige Grundbeweglichkeit
voraus.
Eine weitere Stabilisationsmöglichkeit erfolgt, wenn ebenfalls bereits in der Ausgangsposition das obere Bein im Hüftgelenk rechtwinkelig gebeugt und im Kniegelenk gestreckt abgelegt wird (Abb.
224). Dabei ist zu beachten, daß die Intensität der Übung etwas gesteigert wird.

Übung

Bei den bisherigen Dehnlagerungen erfolgte die Drehung stets rückenwärts. Für Personen mit eingeschränkter Wirbelsäulenbeweglichkeit sind diese Positionen oft schwer erreichbar. Als Alternative bietet sich hier die Drehung bauchwärts an. Die Ausgangsposition ist wie bisher die bequeme Seitlage (Abb. 219). Nun wird das obere Bein gestreckt und das untere Bein im Hüft- und Kniegelenk rechtwinkelig gebeugt. Die unten liegende Schulter und der Arm werden rückenwärts ge-

dreht. Beide Arme liegen mit gebeugten Ellenbogen auf, wobei der obere Arm sich vor dem Körper, der untere Arm nun hinter dem Rücken befindet.
Schließlich wird der Kopf ebenfalls zum Rücken gedreht.

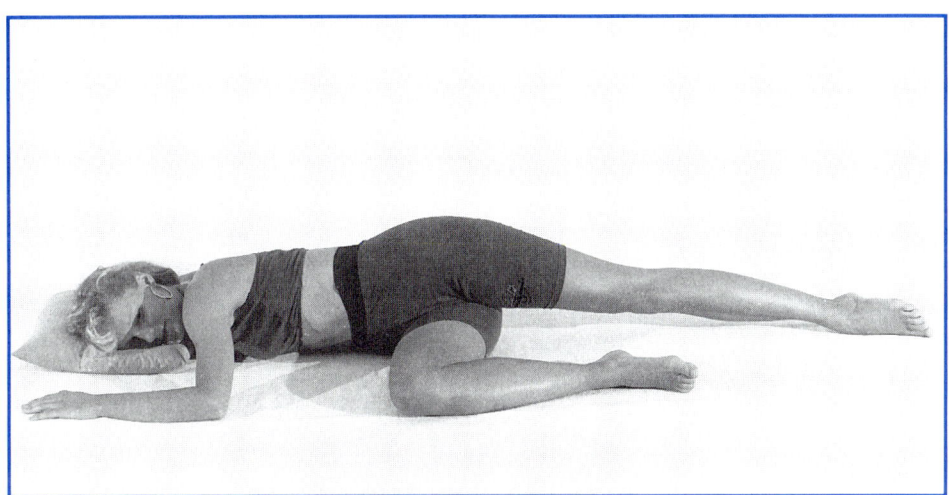

Abb. 225
In der Seitlage ist das untere Bein angebeugt, das obere gestreckt. Ein Arm liegt mit gebeugtem Ellenbogen vor dem Körper, der andere mit ebenfalls gebeugtem Ellenbogen hinter dem Rücken.

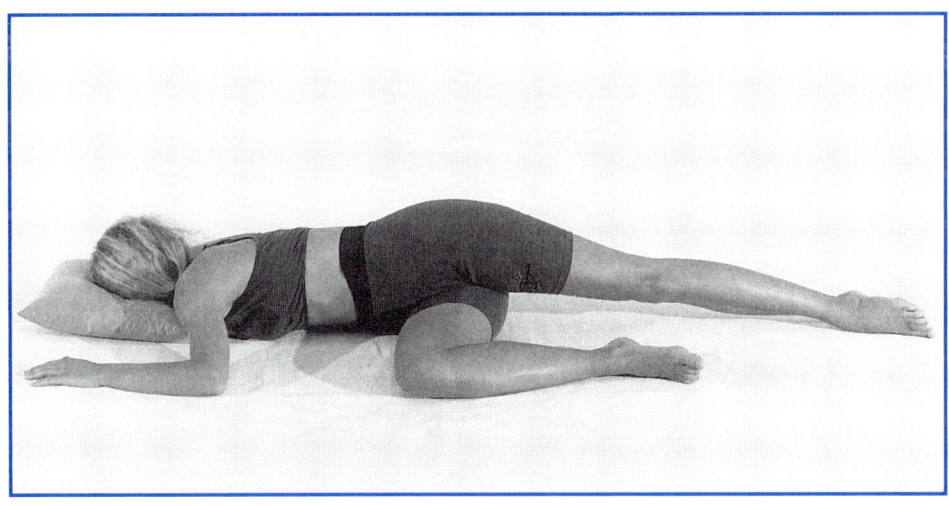

Abb. 226
Der Kopf wird angehoben rückenwärts gedreht und wieder bequem abgelegt.

Übungsformen zur Verbesserung der Beweglichkeit

Einleitend zu den Mobilisationsformen der Wirbelsäule wurde angemerkt, daß viele der Übungen aus der gängigen Praxis nicht eindeutig den Dehnpositionen beziehungsweise den Kräftigungsübungen zugeordnet werden können. Häufig beinhalten sie auch mobilisierende und je nach Ausgangsposition unter Umständen auch stabilisierende Elemente. Da die Begriffe »Mobilisation« und »Dehnung« sehr eng beieinanderliegen, erscheint folgender Hinweis angebracht:

Unter »Mobilisation« werden solche Übungen verstanden, die entweder allgemein oder auf bestimmte Abschnitte des Bewegungsapparates bezogen eine Verbesserung der Gelenkbeweglichkeit zum Ziel haben.

Unter »Dehnung« werden Übungen verstanden, die gezielt auf bestimmte Muskelgruppen wirken und dort zu einer Veränderung der muskulären Dehnfähigkeit führen sollen. Dies hat natürlich auch einen Einfluß auf die Beweglichkeit.

Die im folgenden zusammengestellten Übungsformen zur Verbesserung der Beweglichkeit sind in erster Linie als Dehnübungen zu verstehen. Einige der beschriebenen Vorschläge werden mit einer gezielten Stabilisation verbunden, auf die jeweils aufmerksam gemacht wird. Die Dehnstellungen lassen sich hinsichtlich der Dosierung nicht in unterschiedliche Schwierigkeitsgrade aufteilen. Für die praktische Durchführung sei deshalb nochmals an die auf Seite 22 genannten Übungsprinzipien erinnert.

Die Überprüfung der Dehnfähigkeit wichtiger Muskelgruppen wird den jeweiligen Übungsformen zur Verbesserung der Beweglichkeit vorangestellt. Dabei kann auch jede der Prüfpositionen als Dehnstellung genutzt werden.

Dehnung der Unterschenkelrückseite

Die bereits erwähnte Neigung zu einer verminderten Dehnfähigkeit bestimmter Muskelgruppen betrifft unter anderem auch die Wadenmuskulatur, und hier insbesondere die tieferliegende Muskelschicht.

Prüfung der Dehnfähigkeit der Wadenmuskulatur

Test: Eine Verkürzung des genannten tiefen Anteiles kann vorliegen, wenn der Hocksitz nur mit dem Abheben der Fersen vom Boden erreicht werden kann (Abb. 227). Da aber insbesondere sehr große Personen bei der Prüfung benachteiligt sind, sei nochmals an die Einschränkungen, die für die »Teststellungen« gelten, erinnert.
Eine ausreichende Dehnfähigkeit liegt jedoch vor, wenn die tiefe Hocke mühelos gelingt.

Test: Die obere Schicht der Wadenmuskulatur sollte bei gestrecktem Kniegelenk das Anheben des Fußes zumindest bis zu einem rechten Winkel zulassen (Abb. 229). Tritt hierbei ein intensives Dehngefühl in der Wade auf, so kann dies ein Zeichen für eine mangelnde Dehnfähigkeit sein.

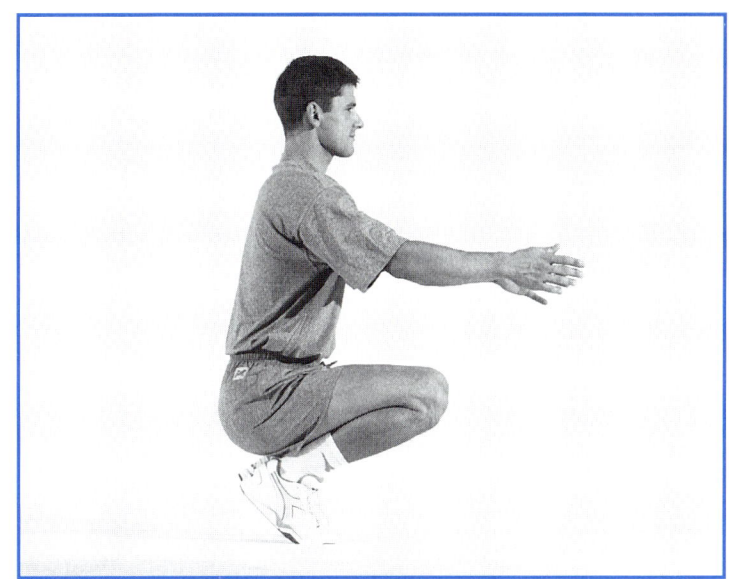

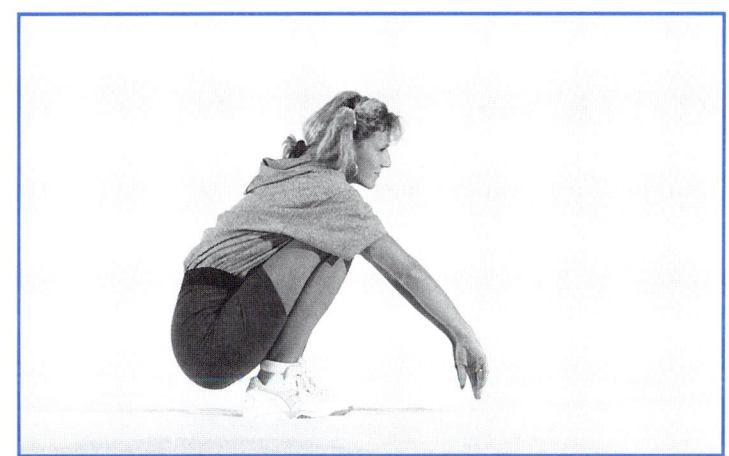

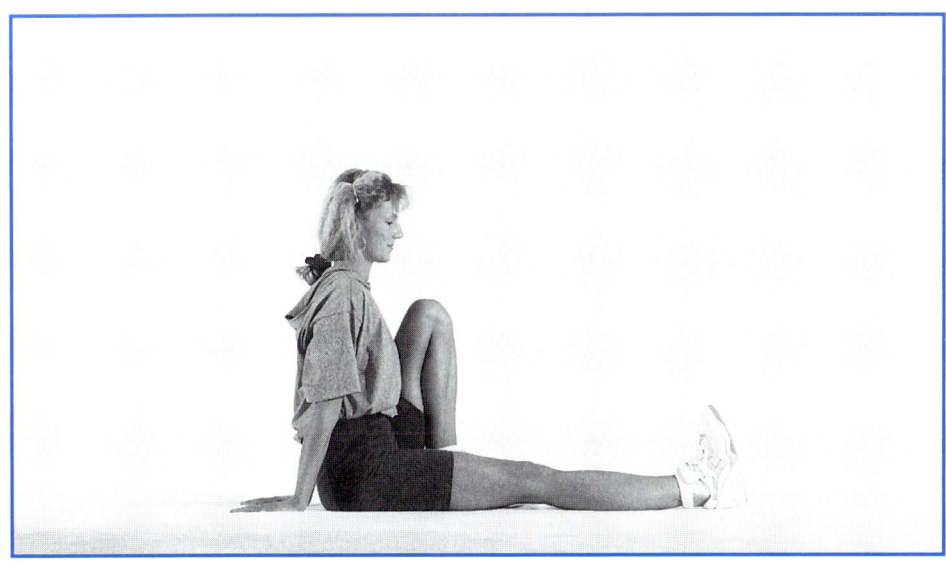

Abb. 227
Bei dem Versuch in die tiefe Hocke zu kommen, müssen die Fersen vom Boden gelöst werden.

Abb. 228
Die tiefe Hocke kann mühelos erreicht werden, die Fußsohlen behalten Kontakt zum Boden.

Abb. 229
Im aufrechten Sitz auf dem Boden ist ein Bein gestreckt, das andere angestellt. Die Zehenspitzen des gestreckten Beines werden kräftig in Richtung der Kniescheibe gezogen.

Dabei muß beachtet werden, daß nach einer Sprunggelenkverletzung oft das Gelenkspiel stark eingeschränkt ist und keine Aussage über die Dehnfähigkeit zuläßt.

Übung
Die gezielte Dehnung der Muskulatur der Unterschenkelrückseite wird durch zwei sich ergänzende Übungen erreicht. Dabei ist es günstig, sich mit den Händen gegen einen Stuhl oder eine Wand abzustützen. In der Schrittstellung, die Zehenspitzen beider Füße zeigen nach vorne, wird das Gewicht zum größten Teil auf das vorgestellte Bein verlagert. Der hintere Fuß bleibt mit der Ferse auf dem Boden, das Kniegelenk des hinteren Beines wird langsam gestreckt, bis die Dehnung in der Wade zu spüren ist.

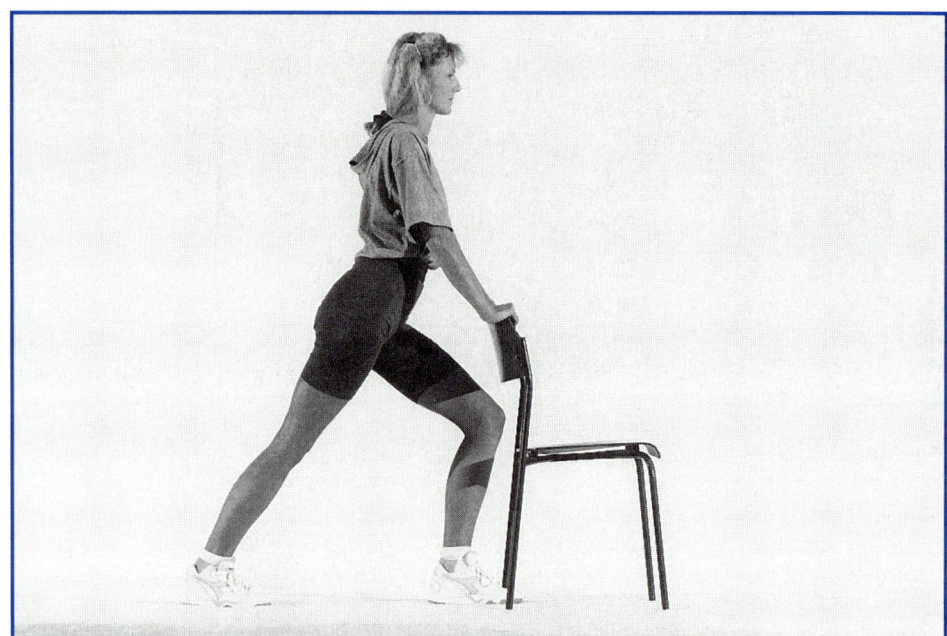

Abb. 230
In der Schrittstellung sind beide Hände auf eine Stuhllehne gestützt. Der hintere Fuß wird mit der Ferse gegen den Boden gedrückt, das gleichseitige Kniegelenk gestreckt.

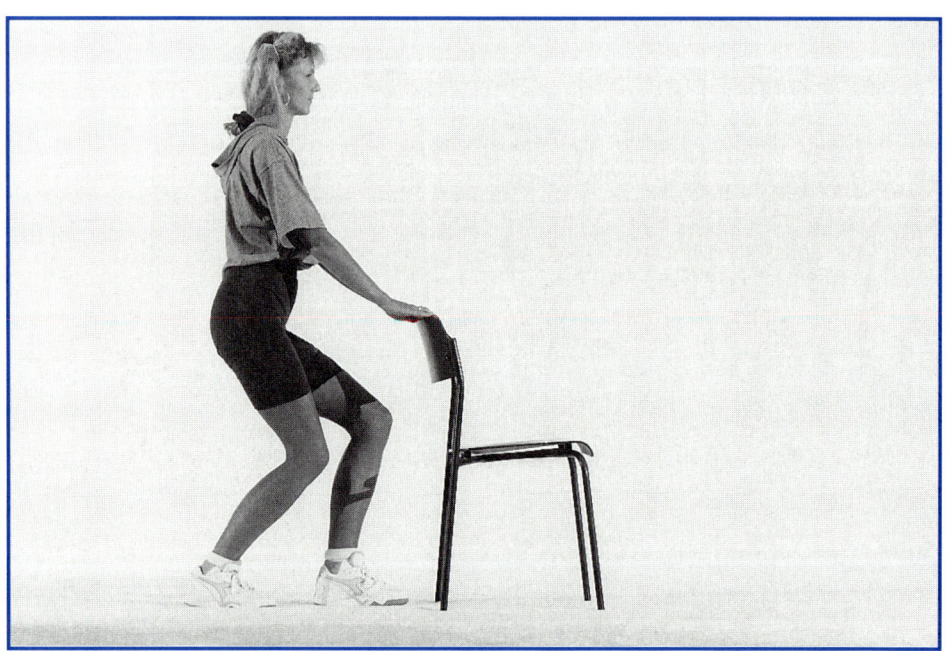

Abb. 231
In einer kleinen Schrittstellung wird das hintere Bein im Kniegelenk gebeugt, die gleichseitige Ferse gegen den Boden gedrückt.

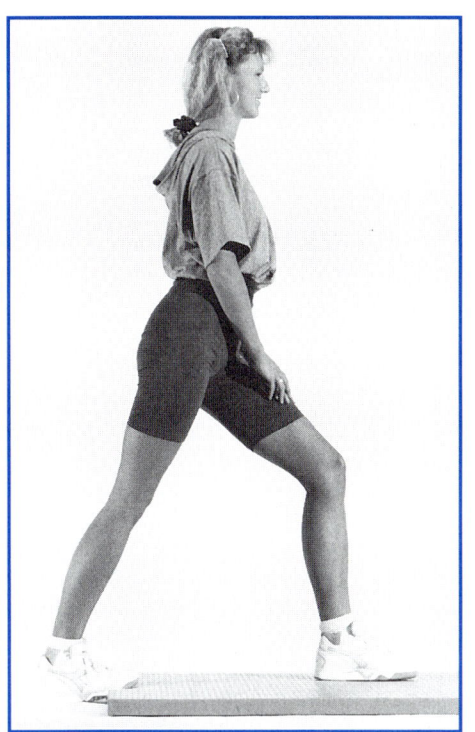

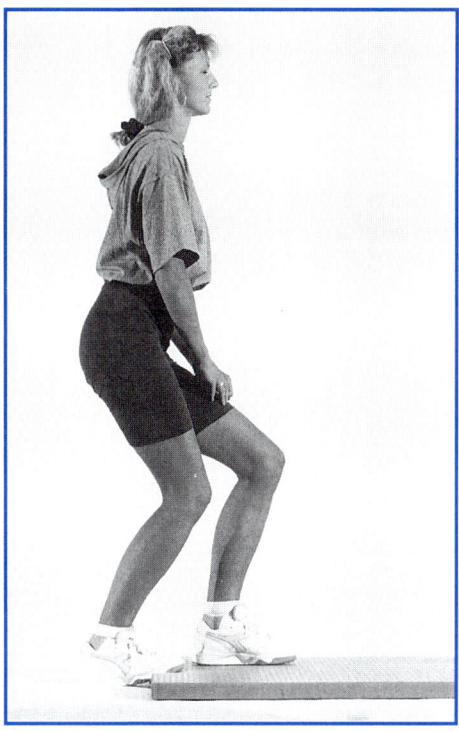

Abb. 232
In der Schrittstellung ragt der hintere Fuß mit der Ferse über eine Kante. Die Ferse wird in Richtung des Bodens gedrückt, das gleichseitige Kniegelenk gestreckt.

Abb. 233
In einer kleinen Schrittstellung wird das hintere Bein im Kniegelenk gebeugt, die gleichseitige Ferse über die Kante in Richtung des Bodens gedrückt.

Ergänzende Übung

Die zweite ergänzende Dehnung erfolgt aus der gleichen Ausgangsstellung, der Schritt ist etwas kleiner als zuvor. Das rückgestellte Bein wird jetzt im Kniegelenk soweit gebeugt, wie es ohne ein Abheben der Ferse möglich ist. Dabei sollte die Kniescheibe über den Fußrücken geführt werden.

Diese Position wird nicht immer als deutliche Dehnung empfunden, was jedoch nicht zum Abbruch der Übung führen sollte.

Verstärkte Dehnung

Die ersten beiden Dehnstellungen können durch eine leichte Veränderumg der Ausgangsposition intensiviert werden. Hierzu wird der rückgestellte Fuß mit den Zehenballen auf einen Mattenrand oder eine andere Erhöhung gesetzt. Die Übungen werden wie zuvor ausgeführt, wobei noch genauer darauf zu achten ist, daß die Ferse des rückgestellten Beines auf dem Boden bleibt.

Bei der Beschreibung der stabilisierenden Übungsformen wurde an verschiedenen Stellen auf mögliche Fehler bei der Ausführung hingewiesen. Diese Vorge-

hensweise soll nun bei den Dehnpositionen fortgeführt werden. Da nicht alle möglichen Fehlerbilder beschrieben werden können, wurde versucht, die wichtigsten Ausweich- beziehungsweise Belastungsmechanismen darzustellen.

Die Abbildung 234 zeigt eine solche Übung, die in der Praxis häufig zur Dehnung der Wadenmuskulatur eingesetzt wird. Für den Ungeübten, der zudem noch über eine mangelnde Dehnfähigkeit verfügt, stellt dies eine Belastung für die Lendenwirbelsäule dar.

Abb. 234
Fehlerbild:
Greift man im Langsitz mit beiden Händen zu den Zehenspitzen, kann dies zu einer verstärkten Belastung der Lendenwirbelsäule führen.

FEHLER

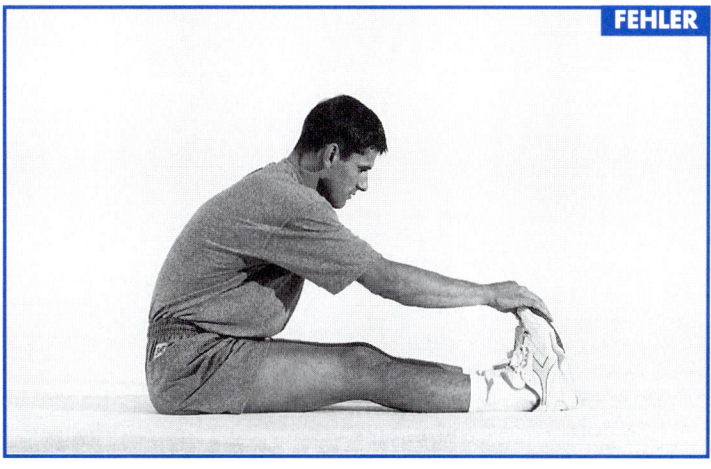

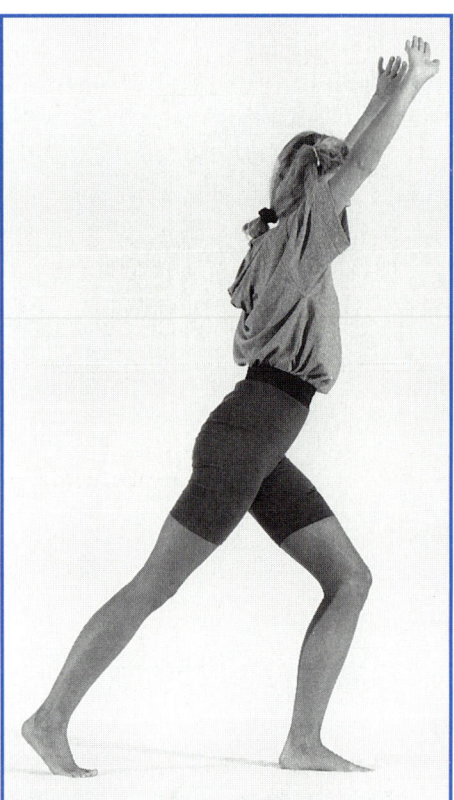

Abb. 235
In der Schrittstellung befinden sich beide Arme über dem Kopf auf der gedachten Verlängerung der Wirbelsäule. Das rückgestellte Bein ist im Kniegelenk gestreckt, die Ferse angehoben.

Dehnung bei stabilisierter Wirbelsäule

In der Schrittstellung stehen beide Füße parallel, die Zehenspitzen zeigen nach vorne. Mit der Verlagerung des Gewichtes auf das vordere Bein werden beide Arme mit leicht gebeugten Ellenbogen bis über den Kopf angehoben. Sie bilden die gedachte Verlängerung der Wirbelsäule. Das Becken wird durch kräftige Bauchmuskelspannung (vgl. Seite 38) stabilisiert.

Nun wird die Ferse langsam in Richtung des Bodens gedrückt, wobei die Arme aus den Schultergelenken nach oben geschoben werden. Dabei sollte das Gefühl entstehen, »ständig größer zu werden«. Die Ferse muß in der Endposition nicht den Boden berühren. Es sollte jedoch ein deutliches Gefühl der Dehnung in der Wade aufkommen. Wird die Bauchmuskulatur intensiv genug eingesetzt, kann die Aufrichtung der Brustwirbelsäule ebenfalls gut spürbar werden.

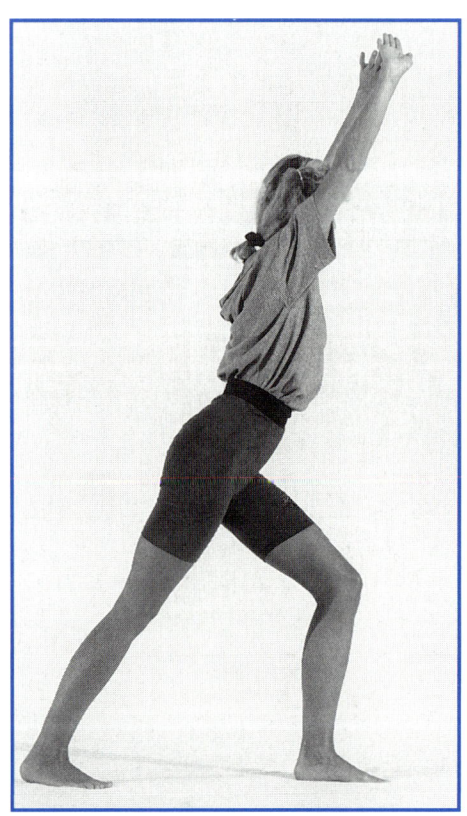

Abb. 236
Die Handflächen werden nach oben geschoben, das Becken mit Hilfe der Bauchmuskelspannung aufgerichtet. Die Ferse des rückgestellten Beines wird gegen den Boden gedrückt.

Dehnung der Oberschenkelrückseite

Die Muskulatur der Oberschenkelrückseite fällt ebenso häufig wie die Wadenmuskulatur durch eine verminderte Dehnfähigkeit auf. Dies wird unter anderem durch unsere Alltagsgewohnheiten bedingt, wie zum Beispiel das Sitzen, wo sie sich meist in einer angenäherten Position befindet.

Prüfung der Dehnfähigkeit der Oberschenkelrückseite

Test: In der Rückenlage wird ein Bein mit beiden Händen an der Oberschenkelrückseite bei gestrecktem Kniegelenk gegriffen und gehalten. Das andere Bein liegt ebenfalls gestreckt auf dem Boden. Fällt das Greifen des Beines schwer, sollte zur Erleichterung ein Handtuch benutzt werden. Das angehobene Bein wird nun so weit wie möglich in die Hüftgelenkbeugung gezogen. Eine gute Dehnfähigkeit liegt vor, wenn das im Kniegelenk gestreckte Bein circa 90 Grad Hüftbeuge erreicht. Von einer verminderten Dehnfähigkeit muß ausgegangen werden, wenn die Hüftbeuge deutlich unter dem rechten Winkel bleibt.

Übung

Wie bei der Überprüfung der Dehnfähigkeit wird in der Rückenlage ein Bein mit beiden Händen oder mit der Hilfe des Handtuches an der Oberschenkelrückseite gehalten. Das Kniegelenk ist jetzt gebeugt und zunächst wird der Oberschenkel in Richtung des Oberkörpers

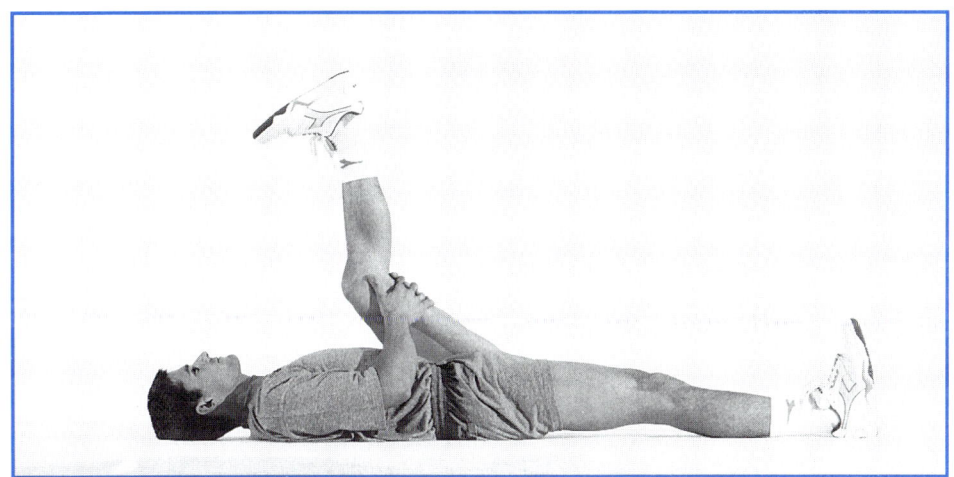

Abb. 237
In der Rückenlage greifen beide Hände in die Kniekehle eines Beines und ziehen den Oberschenkel zum Oberkörper. Das zuvor gebeugte Kniegelenk wird langsam gestreckt.

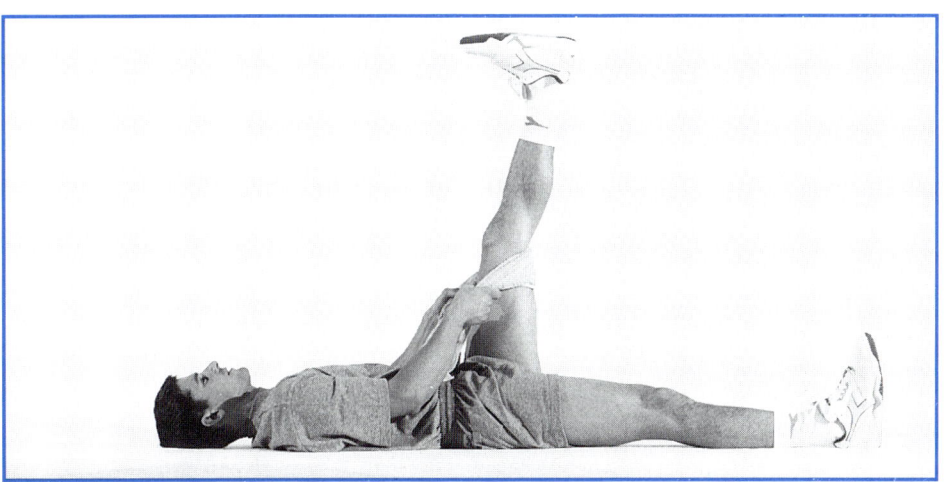

Abb. 238
In der Rückenlage ist ein Bein gestreckt auf dem Boden, das andere wird mit Hilfe eines Handtuches bei ebenfalls gestrecktem Kniegelenk in die Hüftbeugung gezogen.

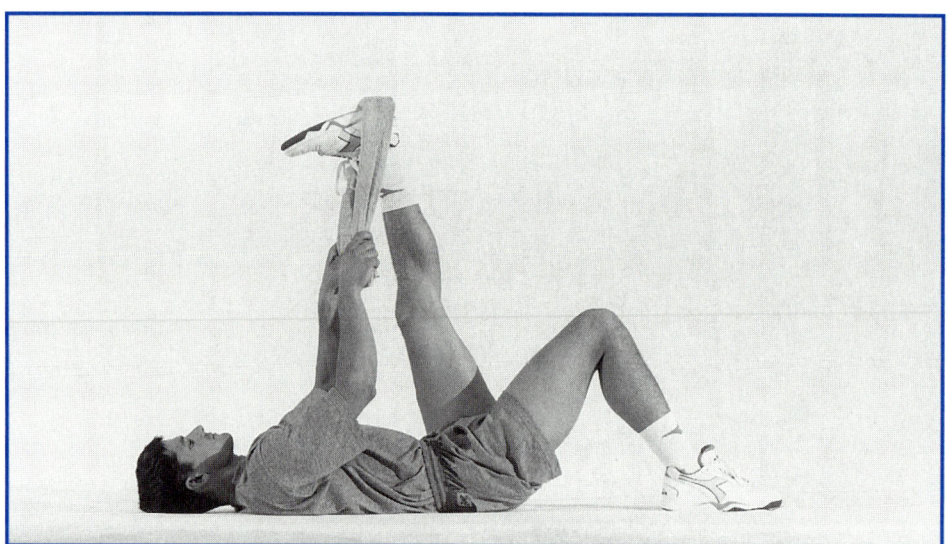

Abb. 239
In der Rückenlage ist ein Bein angestellt, über die Fußsohle des anderen Beines ist ein Handtuch gelegt, das mit beiden Händen gehalten wird. Mit Hilfe des Handtuches wird die Hüftgelenkbeugung verstärkt, das gleichseitige Kniegelenk gestreckt.

gezogen. Nun wird der Fuß langsam nach oben geschoben, was zu einer Streckung im Kniegelenk führt. Der Hüftbeugewinkel bleibt dabei unverändert, auch wenn das Kniegelenk nicht ganz gestreckt werden kann. In der Endposition ist in der Regel ein deutliches Dehngefühl vorhanden.

Variation
Bei einer weniger guten Dehnfähigkeit kann erneut das Handtuch und eine leicht veränderte Ausgangsposition eine Hilfe sein.
In der Rückenlage sind zunächst beide Beine angestellt. Über die Ferse eines

Beines wird das Handtuch gelegt und der Oberschenkel in Richtung des Oberkörpers gezogen. Die Dehnposition wird wie zuvor durch das Strecken des Kniegelenkes erreicht.

Variation
Die Dehnung für die Oberschenkelrückseite kann auf die Wadenmuskulatur übertragen werden, wenn in der Endposition der letzten Übung zusätzlich die Zehenspitzen in Richtung der Kniescheibe angezogen werden.
Mit Unterstützung des Handtuches ist diese Erweiterung der Übung ebenfalls

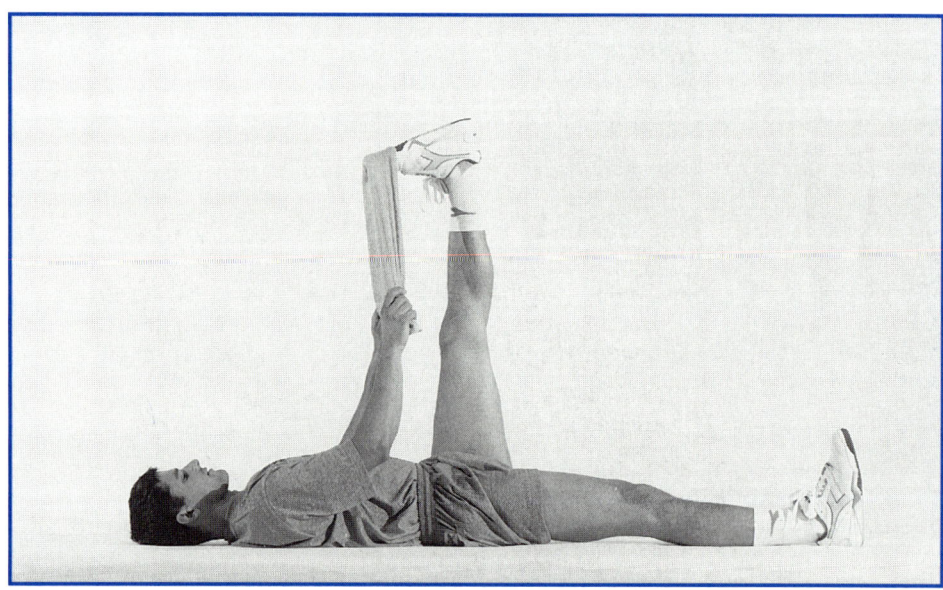

Abb. 240
Das Handtuch ist über die Zehenspitze gelegt und wird mit der Streckung des Kniegelenkes zum Oberkörper gezogen.

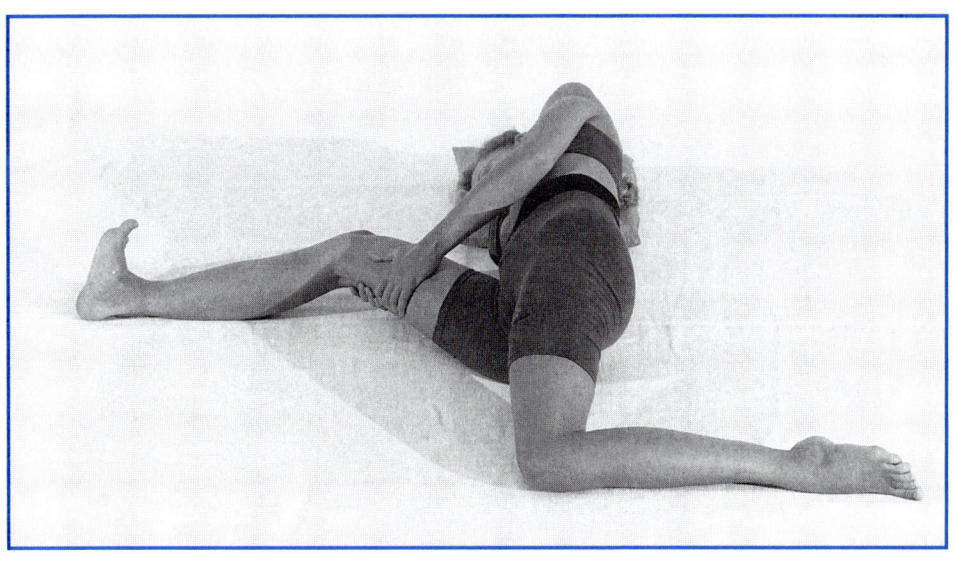

Abb. 241
In der Seitlage wird das untere Bein mit beiden Händen in Hüftgelenkbeugung gehalten. Das obere Bein ist mit gebeugtem Kniegelenk abgelegt. Das untere Kniegelenk wird gestreckt.

möglich. Hierfür wird das Handtuch über die Zehenspitzen gelegt und mit der Streckung des Kniegelenkes zum Oberkörper gezogen.

Je nach vorhandener Dehnfähigkeit kann das andere Bein gestreckt auf dem Boden liegen oder angestellt sein.

Variation

Die gleiche Dehnung kann auch aus der Seitlage ausgeführt werden. Hierzu greifen beide Hände den Oberschenkel des unten liegenden Beines und ziehen ihn bei gebeugtem Kniegelenk zum Oberkörper. Das obere Bein wird mit ebenfalls an-

gewinkeltem Kniegelenk in leichte Hüftgelenkstreckung gelegt, um eine Ausweichbewegung des Beckens bei der Dehnung zu verhindern.

Nun wird das untere Bein langsam gestreckt, bis die Dehnung in der Oberschenkelrückseite spürbar wird.

Auch diese Variante kann durch das Anziehen der Zehenspitzen ergänzt werden.

Fehlerbilder

Die beiden dargestellten Partnerübungen (Abb. 242 und Abb. 243) werden häufig zur Verbesserung der Dehnfähigkeit der Oberschenkelrückseite eingesetzt. In bei-

FEHLER

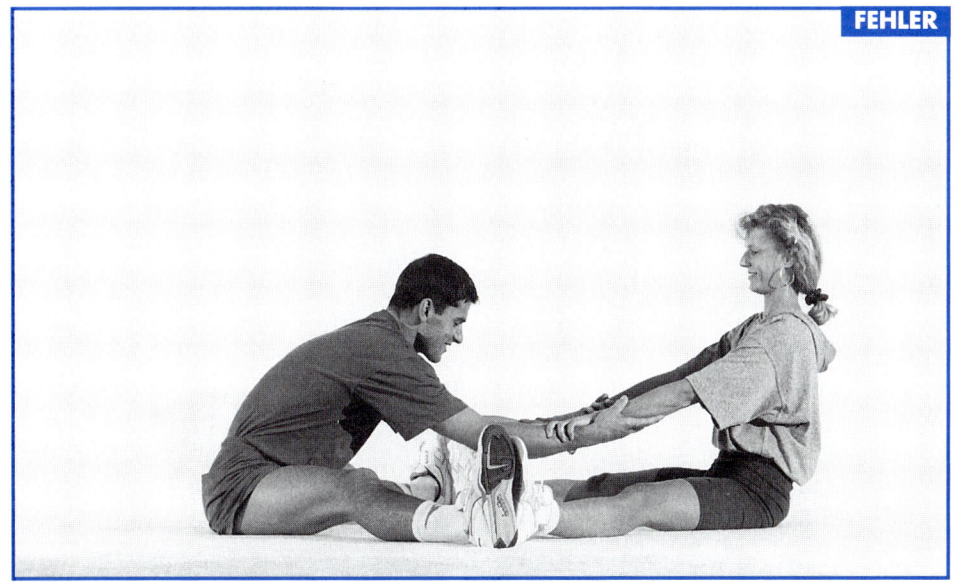

Abb. 242
Fehlerbild:
Das Nach-Vorne-Federn im Grätschsitz mit Partnerunterstützung kann eine erhebliche Belastung für die Lendenwirbelsäule darstellen.

Abb. 243
Fehlerbild:
Im Langsitz kann durch
das Einwirken des
Partners die Wirbelsäule,
aber auch die Ober-
schenkelrückseite ver-
stärkt belastet werden.

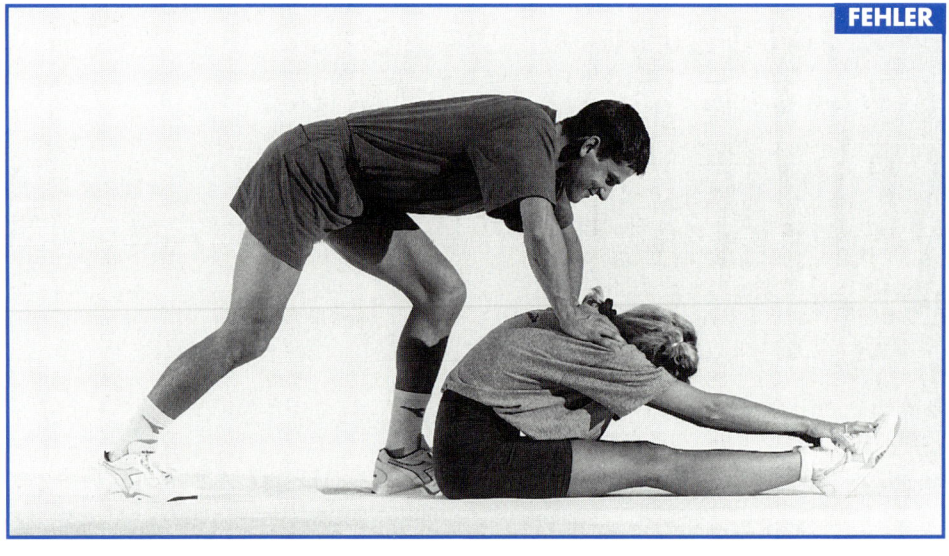

FEHLER

Abb. 244
In der Seitgrätschstellung
ist ein Fuß im rechten
Winkel zum anderen
gestellt. Der Oberkörper
wird auf das gedrehte
Bein abgelegt, das im
Kniegelenk gebeugt ist.

Abb. 245
Während das Gewicht
zum rückgestellten Bein
verlagert wird, streckt
sich das vordere Knie-
gelenk. Der Oberkörper
bleibt auf dem Ober-
schenkel liegen.

den Fällen kann es, je nach Intensität der
Ausführung, zu einer starken Belastung
der Lendenwirbelsäule kommen. Beim
»Nach-vorne-Federn« mit gestreckten
Beinen ist zudem die Muskulatur der
Oberschenkelrückseite in Gefahr, über-
mäßig beansprucht zu werden.

Übung

Bei korrekter Ausführung gelingt eine
weitere Dehnung für die Oberschenkelrückseite aus der Ausgangsposition im
aufrechten Stand.
In der Schrittstellung wird der Fuß des
hinteren Beines ungefähr im rechten Winkel zum vorderen Fuß eingestellt. Mit der
Beugung im Kniegelenkes des vorgestellten Beines wird der Brustkorb auf den

Oberschenkel abgelegt. Beide Arme umfassen das Bein und halten den Oberkörper auf dem Oberschenkel. Nun wird das
Gewicht langsam zum rückgestellen Fuß
verlagert und gleichzeitig das Kniegelenk
dieses Beines gebeugt. Die Endposition
wird wie bei den voranstehenden Dehnungen durch das Dehngefühl bestimmt.
Es ist also nicht notwendig, das Kniegelenk des gedehnten Beines zur Streckung
zu bringen. Der Oberkörper bleibt auch
in der Dehnstellung auf dem Oberschenkel liegen.

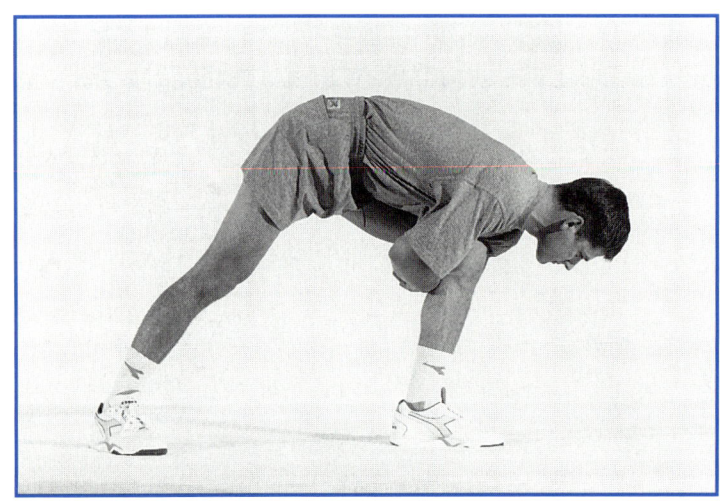

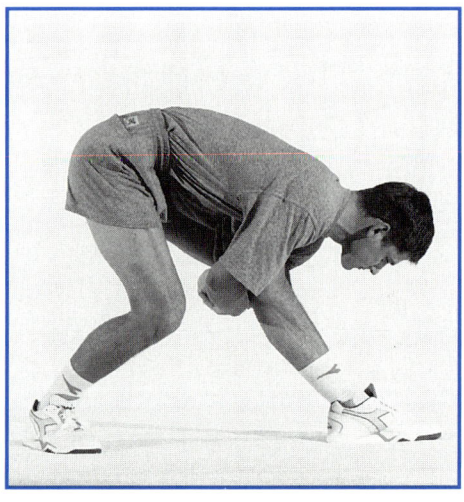

Variationen

Die Muskulatur der Oberschenkelrückseite besteht aus mehreren Anteilen mit
unterschiedlichen Funktionen. Aus diesem
Grund ist es sinnvoll, die Dehnung folgendermaßen zu variieren:

In der oben beschriebenen Ausgangsposition zeigen die Zehenspitzen des vorderen Fußes mehr nach außen. Dies führt
zu einer Außendrehung im Hüftgelenk
dieses Beines und somit zu einer veränderten Einstellung der betreffenden
Muskulatur.

In der Dehnposition, die genauso wie zuvor erreicht wird, kann sich dies durch
ein verändertes Dehngefühl bemerkbar
machen.

Eine andere Variation wird erreicht, indem die Zehenspitzen mehr nach innen
gedreht werden. Jetzt stehen beide Füße
parallel.

Die bisher beschriebenen Dehnungen
der Oberschenkelrückseite aus dem
Stand sind mit dem Absenken des Oberkörpers und deshalb mit einer tiefen Position des Kopfes verbunden. Dies kann unter Umständen als unangenehm empfunden werden. Trifft dies im Einzelfall zu,
sollte folgende Ausführungsform versucht
werden.

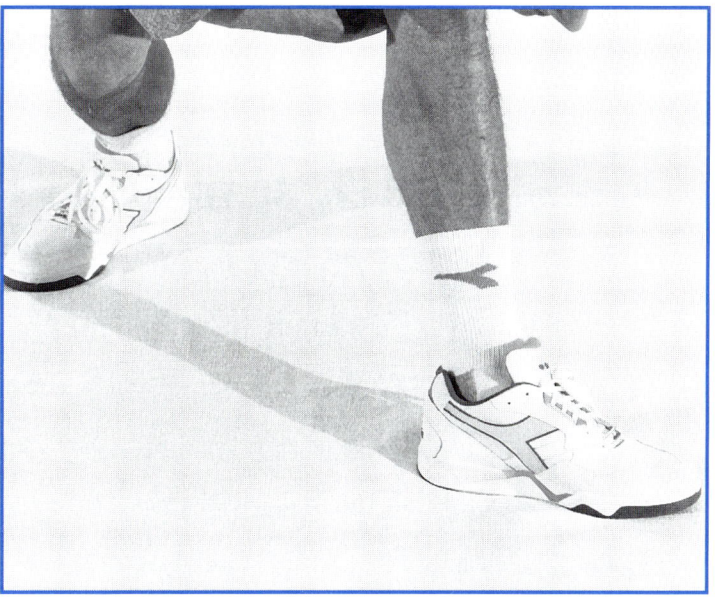

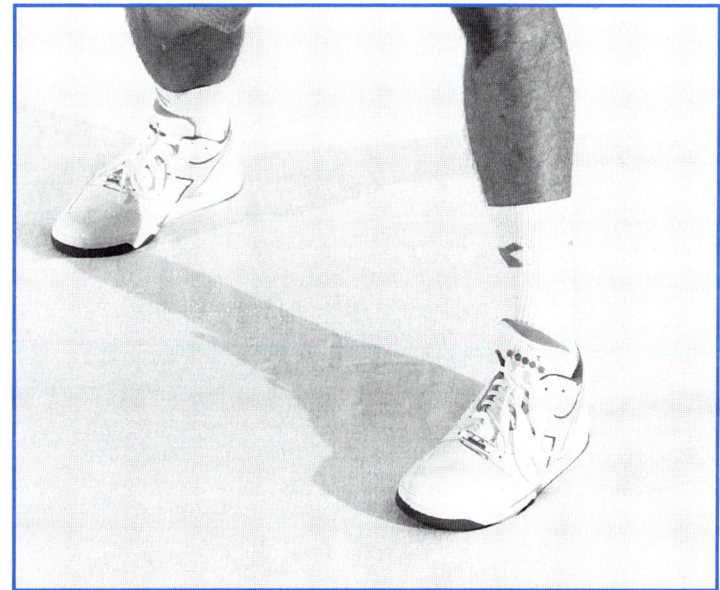

Abb. 246
Der Fuß des vorgestellten
Beines ist im rechten
Winkel zum hinteren Fuß
aufgesetzt.

Abb. 247
Beide Füße zeigen mit
den Zehenspitzen in die
gleiche Richtung.

Abb. 248
Im aufrechten Stand an
einem Stuhl ist ein Fuß
bei gebeugtem Knie-
gelenk mit der Ferse auf
die Sitzfläche gestellt.

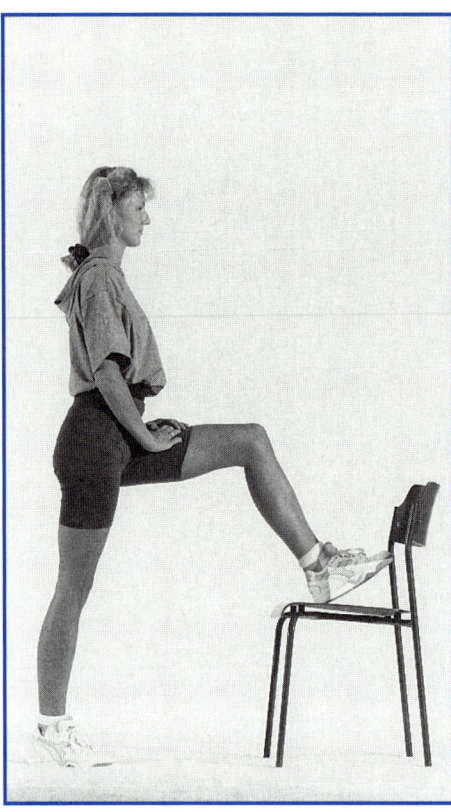

Übung

Im aufrechten Stand vor einem Stuhl wird
ein Fuß mit der Ferse auf die Sitzfläche
aufgestellt. Das Kniegelenk dieses Beines
ist gebeugt. Beide Arme umfassen den
Oberschenkel so, daß der Oberkörper
auf das Bein abgelegt werden kann. Aus
dieser Position wird das Gewicht langsam
auf das Standbein vor dem Stuhl verlagert, während das aufgestellte Bein gestreckt wird.
Wie bei den voranstehenden Dehnungen
muß es nicht zur Streckung des Kniegelenkes kommen, da wieder die Intensität
der Dehnung das Bewegungsausmaß
bestimmt.

Abb. 249
Der Oberkörper wird auf
das vordere Bein abge-
legt, die Arme umfassen
den Oberschenkel.

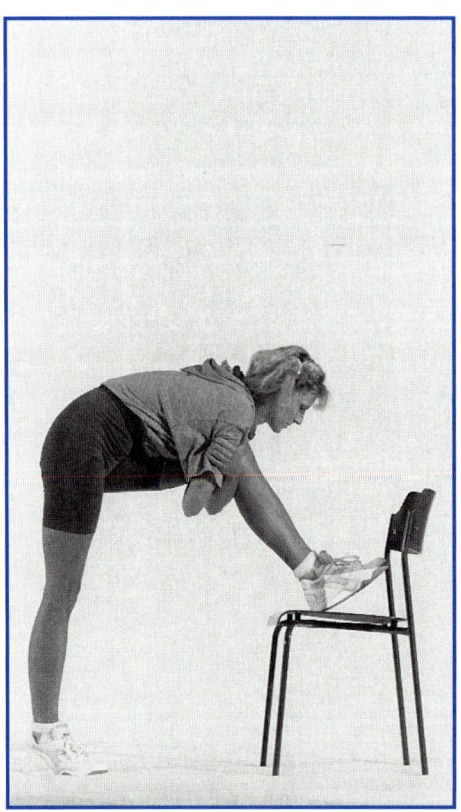

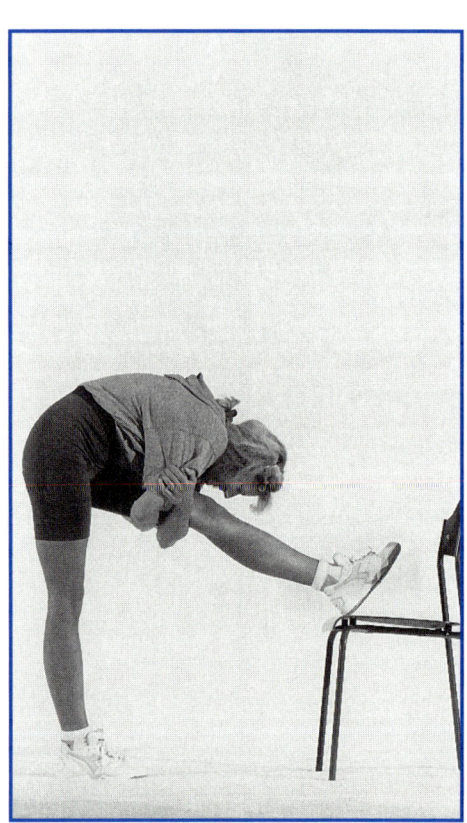

Abb. 250
Das Kniegelenk wird
gestreckt, der Ober-
körper bleibt liegen.

Dehnung der Oberschenkelrückseite mit aufgerichteter Wirbelsäule

Im Zusammenhang mit den komplexen Stabilisationsformen wurde auf Seite 96 beschrieben, daß die Wirbelsäule dann am belastungsfähigsten ist, wenn sie entsprechend ihren natürlichen Krümmungen eingestellt wird. Diese Position ist normalerweise im aufrechten Stand vorhanden, wenn keine besonderen Haltungsschwächen vorliegen.

Dies soll jedoch nicht zu dem Mißverständnis führen, daß Ausgangs- oder Endpositionen, die von der aufrechten Haltung abweichen, als fehlbelastend für den Bewegungsapparat einzustufen sind.

Im Bezug zur Dehnung der Oberschenkelrückseite wird durch das leicht gekippte Becken und der somit vorhandenen Lendenwirbelsäulenkrümmung eine günstige Ausgangslage für die gezielte Dehnung erreicht.

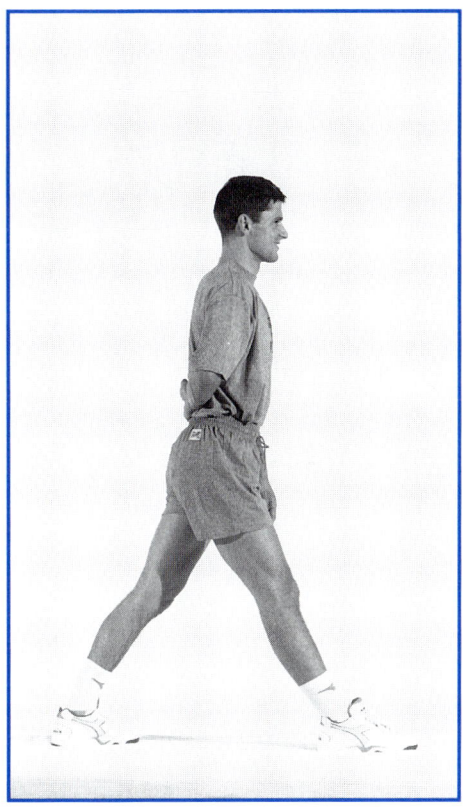

Abb. 251
In der Schrittstellung im aufrechten Stand wird eine Hand mit dem Handrücken an die Lendenwirbelsäule gelegt.

Übung

In der Schrittstellung mit aufrechtem Oberkörper wird der Handrücken einer Hand an die Lendenwirbelsäule gelegt. Die fühlbare Krümmung bauchwärts soll nun während der Dehnung erhalten bleiben. Das bedeutet, daß die Stellung der Wirbelsäule sich während der gesamten Übung nicht verändert.

Hierzu wird das Gewicht mit immer noch aufgerichteter Wirbelsäule auf das vordere Bein verlagert. Jetzt erfolgt eine Beugung des Oberkörpers und des Beckens über die Hüftgelenke. Dabei kann man sich vorstellen, daß »der Bauchnabel die Bewegung führt«. Der Handrücken kontrolliert dabei die Einstellung der Lendenwirbelsäule. In der erreichten Position (Abb. 253) wird das vordere Kniegelenk langsam gestreckt, der Oberkörper und das Becken unverändert gehalten.

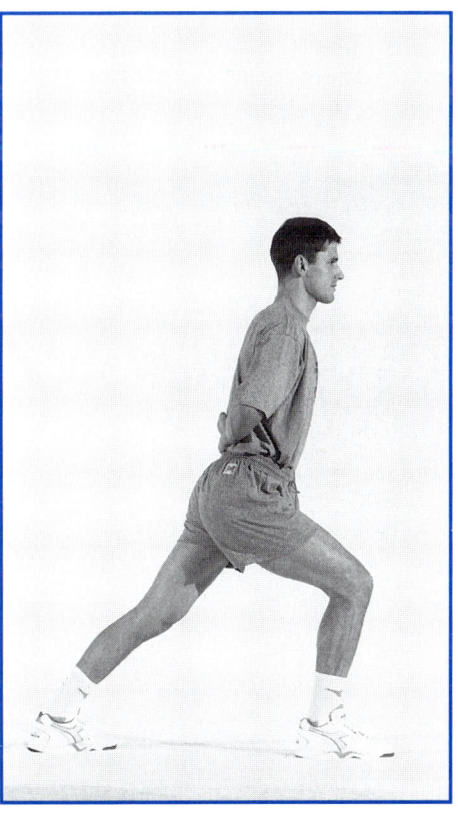

Abb. 252
Das Gewicht wird auf den vorderen Fuß verlagert, das gleichseitige Kniegelenk dabei gebeugt.

Abb. 253
Der Oberkörper wird mit
geradem Rücken zum
vorgestellten Bein abge-
senkt. Die natürliche
Krümmung der Lenden-
wirbelsäule bleibt erhal-
ten.

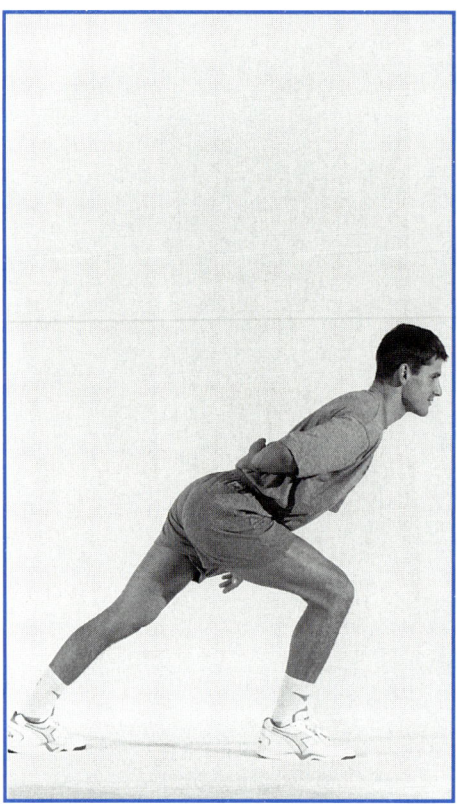

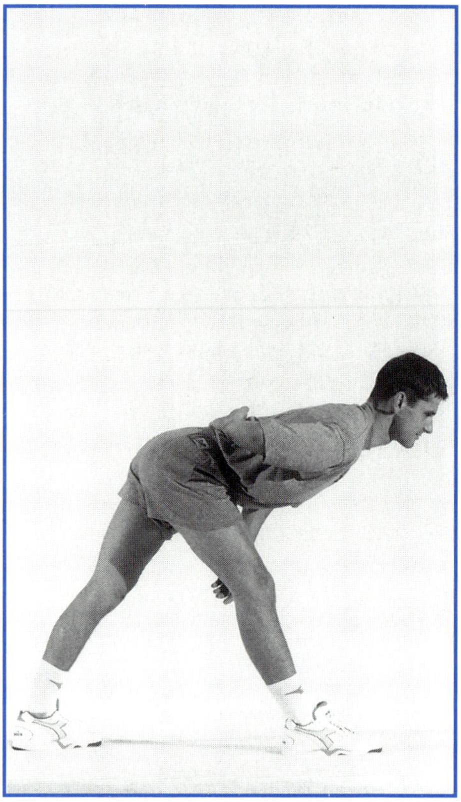

Abb. 254
Das vordere Kniegelenk
wird langsam gestreckt,
der Handrücken kontrol-
liert die Position der Lendenwirbelsäule.

Zur korrekten Ausführung dieser Dehnung ist etwas Übungserfahrung und ein
gutes Körpergefühl notwendig. Für weniger Erfahrene kann deshalb die folgende
Variante leichter umsetzbar sein.

Erleichterte Ausführungsform

Im aufrechten Stand vor einem Stuhl, etwa ein Schritt entfernt, wird wie zuvor ein Handrücken an die Lendenwirbelsäule gelegt. Während nun die Ferse eines Beines auf die Sitzfläche aufgestellt wird, ist darauf zu achten, daß die Lendenwirbelsäule nicht aufgerichtet wird. Die Dehnung beginnt, indem der Oberkörper und das Becken »wie ein Block« zum aufgestellten, gestreckten Bein über die Hüftgelenke gebeugt wird. In der Endposition soll die leichte Lendenwirbelsäulenkrümmung immer noch spürbar sein.

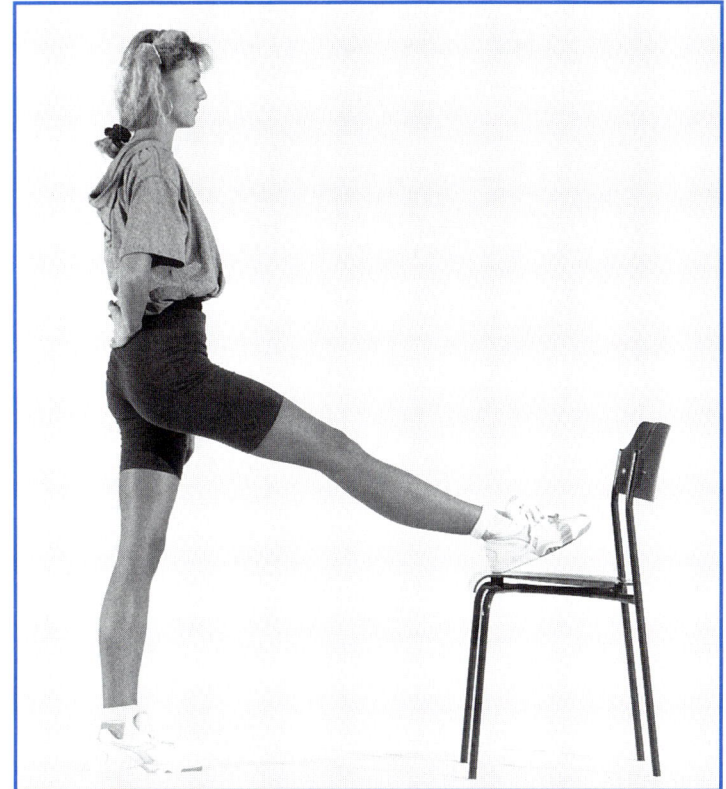

Abb. 255
Im aufrechten Stand an einem Stuhl ist ein Fuß bei gestrecktem Kniegelenk mit der Ferse auf die Sitzfläche gestellt. Eine Hand liegt mit dem Handrücken an der Lendenwirbelsäule.

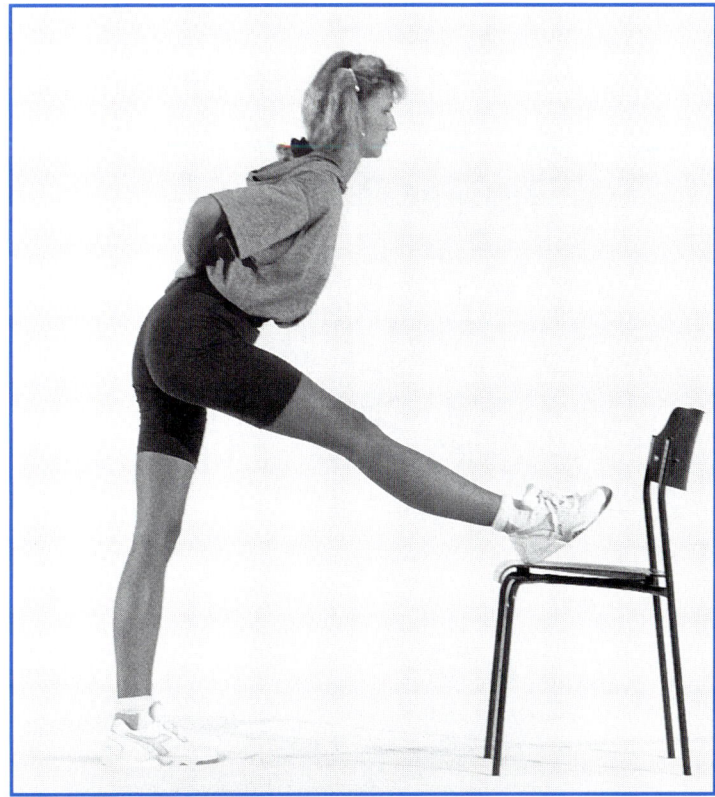

Abb. 256
Der Oberkörper wird mit geradem Rücken zum vorgestellten Bein abgesenkt. Die natürliche Krümmung der Lendenwirbelsäule bleibt erhalten.

Erleichterte Ausführungsform aus dem Sitz

Im aufrechten Sitz auf dem vorderen Drittel der Sitzfläche ist ein Bein gestreckt, also mit der Ferse aufgestellt. Zur Kontrolle der Lendenwirbelsäule wird erneut der Handrücken einer Hand an diesen Bereich gelegt. Da durch die Sitzposition eine Beckenaufrichtung mit gleichzeitiger Flachstellung der Lendenwirbelsäule erreicht wird, muß diese vor Beginn der

Dehnung aufgelöst werden. Dazu schiebt man die Brustwirbelsäule nach vorne und zugleich den Scheitel nach oben, bis unter dem Handrücken eine bauchwärts gerichtete Krümmung der Lendenwirbelsäule spürbar wird.

Die Dehnstellung wird wieder erreicht, wenn der Oberkörper und das Becken zugleich nach vorne gebeugt werden. Dabei kann wie zuvor die Vorstellung helfen, »der Bauchnabel führt die Bewegung«.

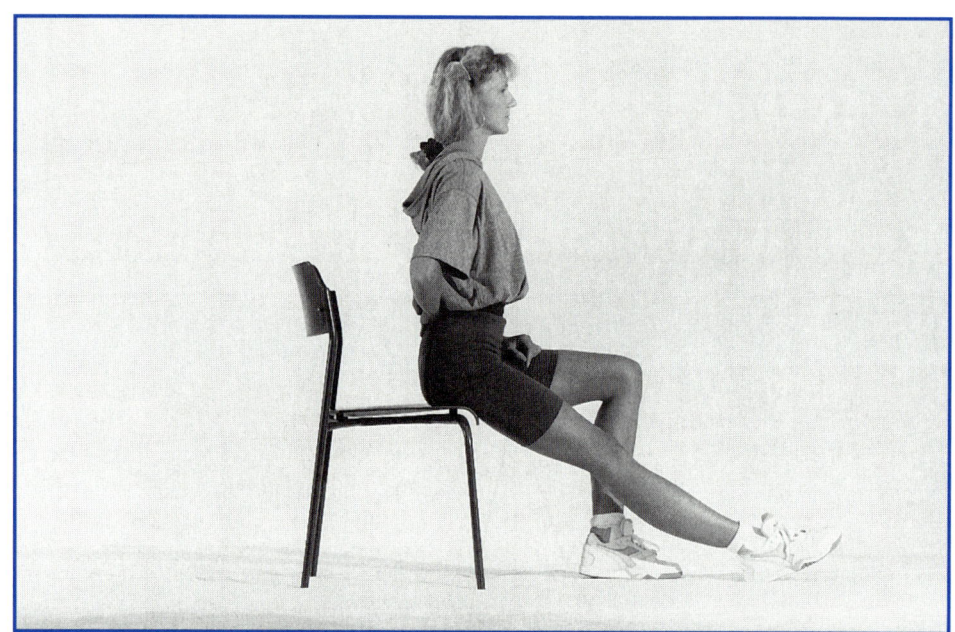

Abb. 257
Im aufrechten Sitz auf dem vorderen Drittel der Sitzfläche eines Stuhles ist ein Bein angestellt, das andere gestreckt. Eine Hand liegt mit dem Handrücken an der Lendenwirbelsäule.

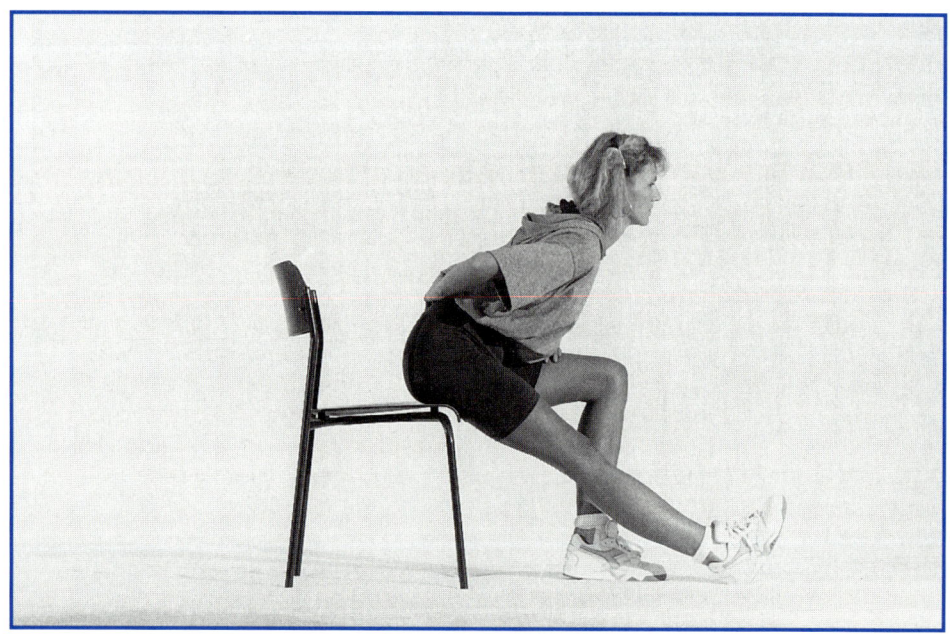

Abb. 258
Der Oberkörper wird mit geradem Rücken zum vorgestellten Bein abgesenkt. Der Handrücken kontrolliert die Ausgangsposition der Lendenwirbelsäule.

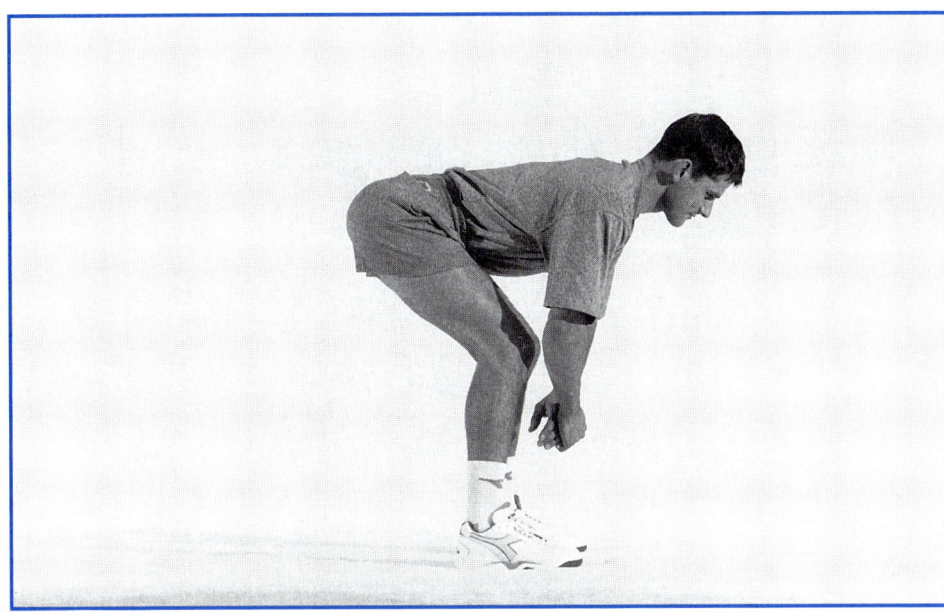

Abb. 259
Bei hüftbreiter Fußstellung sind beide Kniegelenke gebeugt. Der Oberkörper wird mit dem Becken über die Hüftgelenke abgesenkt.

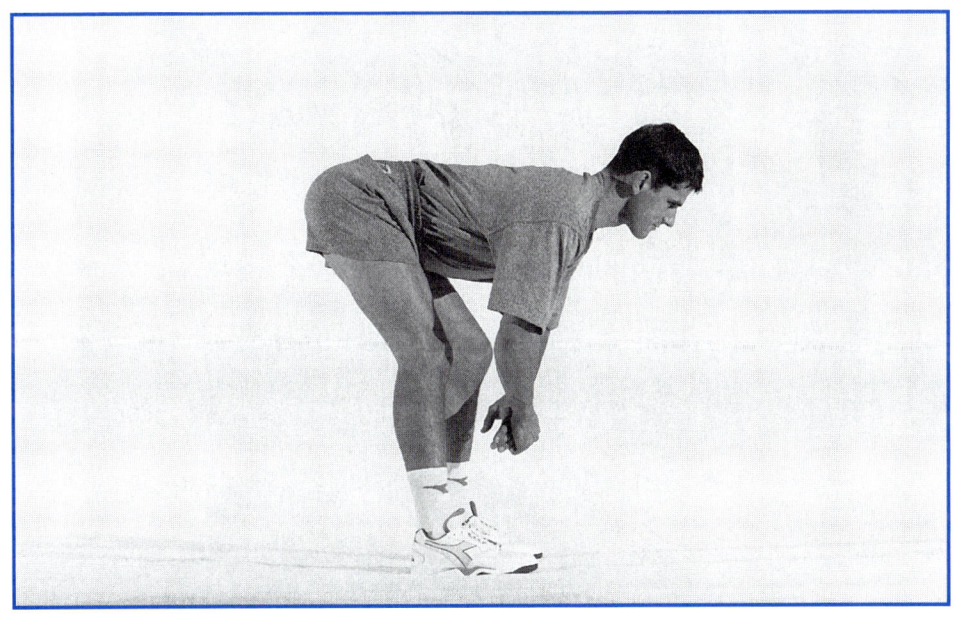

Abb. 260
Das Kniegelenk eines Beines wird gestreckt, die Position der Wirbelsäule bleibt unverändert.

Erschwerte Ausführungsform

Diese Varaiante setzt ein gutes Bewegungsgefühl und einige Übungserfahrung voraus, wendet sich also mehr an den Fortgeschrittenen. Sie beginnt im aufrechten Stand.

Zunächst werden beide Kniegelenke gebeugt und der Oberkörper mit geradem Rücken nach vorne abgesenkt. Gleichzeitig wird das Gewicht etwas nach hinten verlagert. Die Wirbelsäule läßt man ganz bewußt in Richtung des Bodens absinken, auch wenn dabei das Gefühl entsteht, »sich in das Hohlkreuz zu begeben«. Ohne die Position der Wirbelsäule zu verändern, wird nun ein Bein langsam im Kniegelenk gestreckt, das andere Bein gibt zum Ausgleich etwas nach.

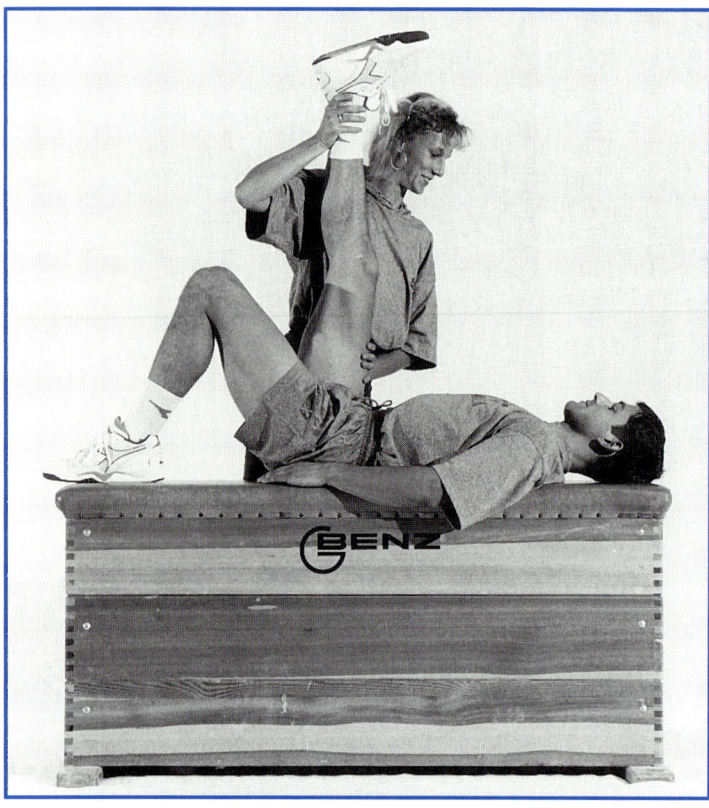

Partnerübung

Steht ein Turnkasten oder eine andere erhöhte Liegefläche zur Verfügung, empfiehlt sich für die Partnerarbeit eine einfache Dehnung, die jederzeit auch auf dem Boden durchgeführt werden kann. Ein Partner liegt in Rückenlage, wobei ein Bein gestreckt, das andere angestellt ist. Der andere Partner faßt das gestreckte Bein am Unterschenkel und am Kniegelenk und führt es langsam in die Hüftgelenkbeugung. Dabei sollte das gedehnte Bein im Kniegelenk nicht nachgeben.

Variation

Die Unterschenkelrückseite kann durch eine leichte Veränderung der letzten Übung in die Dehnung mit einbezogen werden. Der Partner, welcher die Dehnung ausführt, umfaßt hierzu den Unterschenkel und greift an die Zehenspitzen des zu dehnenden Beines.
Das gestreckte Bein wird wie zuvor in die Hüftbeugestellung gebracht, bis eine deutliche Dehnung der Oberschenkelrückseite erreicht ist. Durch vorsichtigen Zug an den Zehenspitzen wird nun zusätzlich die Wade gedehnt.

Bei bereits gut vorhandener Dehnfähigkeit, sollte die Ausgangsposition der letzten beiden Übungen so verändert werden, daß hier beide Beine gestreckt sind. Auch während der Übungen bleibt das nicht gedehnte Bein gestreckt liegen.

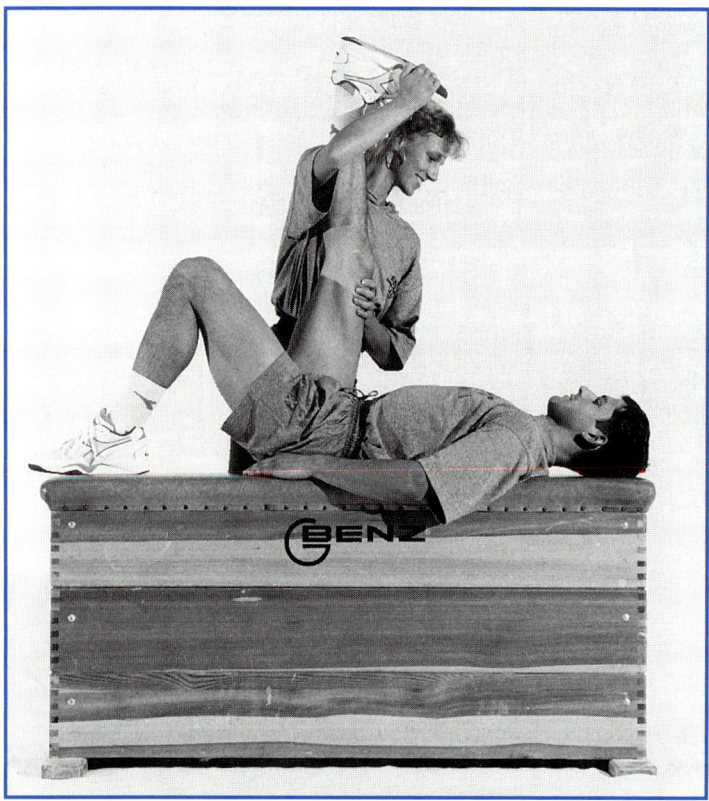

Abb. 261
In der Rückenlage auf einer erhöhten Unterstützungsfläche ist ein Bein angestellt. Das andere Bein wird von einem Partner bei gestrecktem Kniegelenk in die Hüftgelenkbeugung gebracht.

Abb. 262
Durch den Zug an den Zehenspitzen des gestreckten Beines wird die Dehnung erweitert.

Dehnung der Hüftbeugemuskulatur

Den hüftgelenkbeugenden Muskeln kommt aus der funktionellen Sichtweise eine besondere Bedeutung zu (vgl. hierzu Seite 12). Sie fallen sehr häufig durch eine verminderte Dehnfähigkeit auf und werden oft im Zusammenhang mit Beschwerdebildern des Bewegungsapparates gesehen. Die Dehnung dieser Muskelgruppe ist deshalb in der Übungspraxis besonders wichtig. Diese gelingt jedoch nur, wenn die Übungen exakt ausgeführt werden.

Übung

Eine einfache, wenn auch nicht sehr intensive Dehnung gelingt aus der Rückenlage. Hierzu umfassen beide Hände ein Kniegelenk und ziehen den Oberschenkel so dicht wie möglich zum Oberkörper. Das andere Bein wird gestreckt gegen den Boden, also in Richtung der Hüftgelenkstreckung gedrückt. Dabei sollte es zu keiner Behinderung der Atmung kommen.

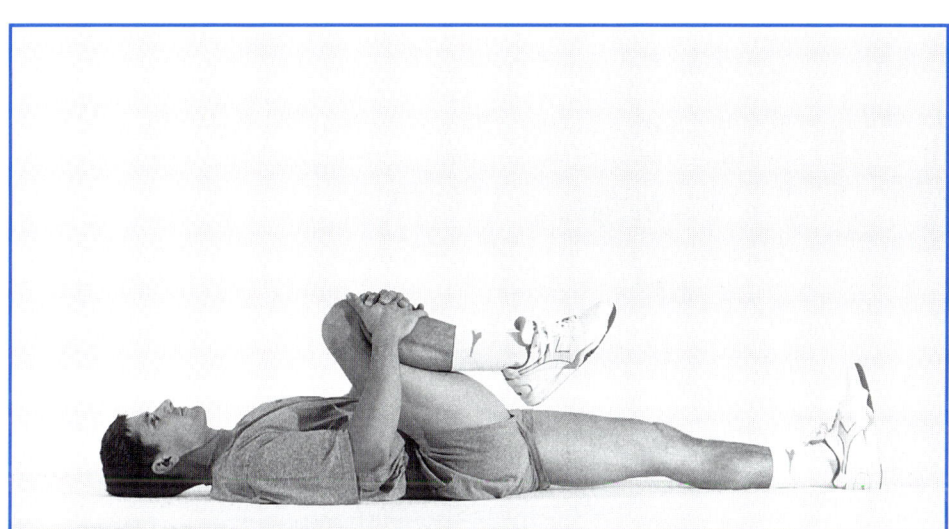

Abb. 263
In der Rückenlage umfassen beide Hände ein Kniegelenk und ziehen den Oberschenkel zum Oberkörper. Das andere Bein liegt gestreckt auf.

Übung

Im Sitz auf einem Stuhl rutscht man auf das vordere Drittel der Sitzfläche und so weit zu einer Seite, daß ein Bein frei bewegt werden kann. Der Oberkörper ist aufrecht, die Hände können auf das vorgestellte Bein gestützt werden. Das andere Bein ist mit leicht gebeugtem Kniegelenk nach hinten auf die Zehenspitzen aufgestellt.

Nun wird die Ferse des hinteren Beines in Richtung des Bodens gedrückt, was zu einer Knie- und der für die Dehnung notwendigen Hüftgelenkstreckung führt. Das Becken und die Lendenwirbelsäule dürfen dabei nicht ausweichen.

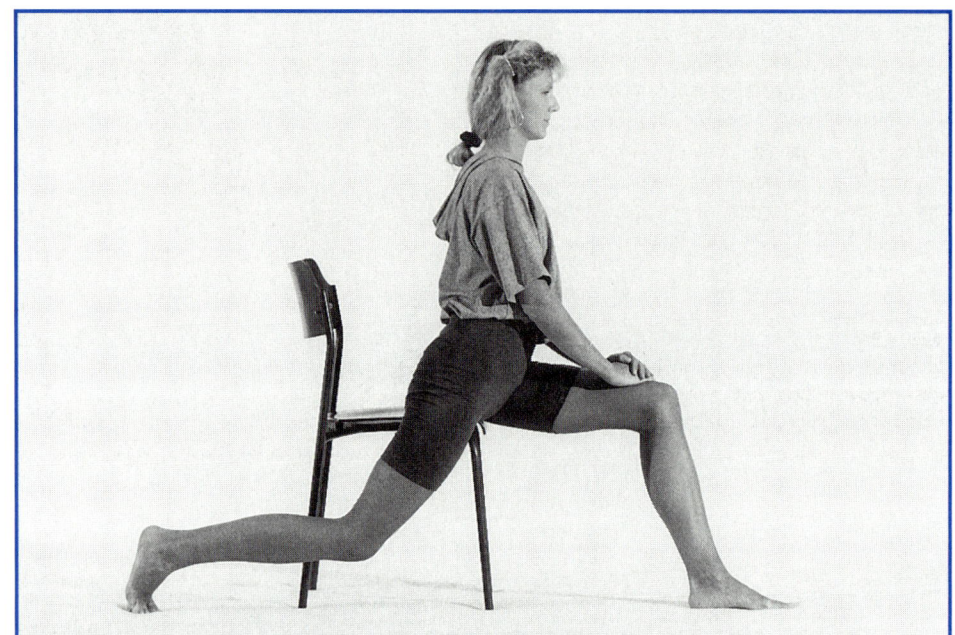

Abb. 264
Im aufrechten Sitz ist ein Bein neben der Sitzfläche mit leicht gebeugtem Kniegelenk nach hinten auf die Zehenspitzen gestellt. Das andere Bein ist vor dem Stuhl aufgesetzt.

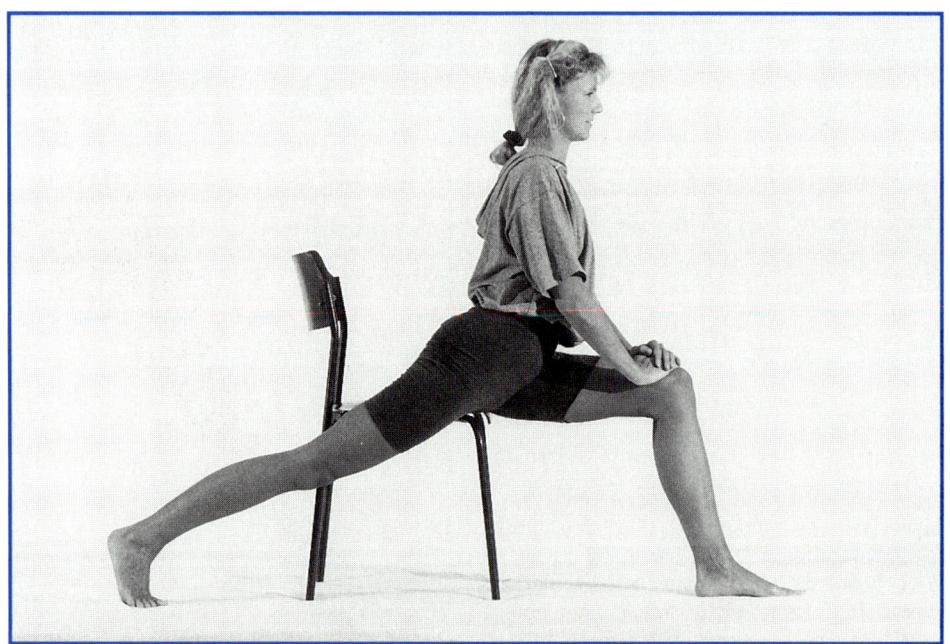

Abb. 265
Die Ferse des rückgestellten Beines wird gegen den Boden geschoben, das gleichseitige Kniegelenk dabei gestreckt.

Dehnung bei stabilisierter Wirbelsäule

In Schrittstellung wird ein Fuß auf die Sitzfläche eines Stuhles gestellt und das Gewicht dabei nach vorne verlagert. Das andere Bein ist gestreckt, der Fuß einen halben Schritt vom Stuhl entfernt auf dem Boden nur mit den Fußballen aufgesetzt. Bei aufrechtem Oberkörper werden nun beide Arme über Kopf angehoben, bis sie sich auf der Verlängerung der Wirbelsäule befinden. Gleichzeitig werden die Bauchmuskeln angespannt. Während die Ferse des rückgestellten Beines gegen den Boden drückt, wird das Gewicht weiter nach vorne verlagert. Die Arme strecken sich, wobei die Fingerspitzen weit nach oben geschoben werden.

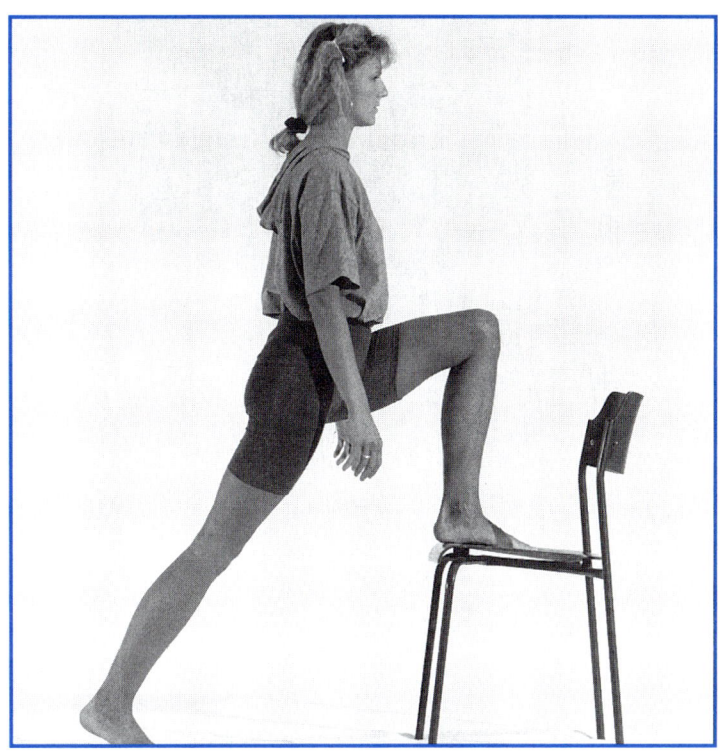

Abb. 266
Im Stand ist ein Fuß auf die Sitzfläche eines Stuhles gestellt, der andere Fuß mit den Zehen einen halben Schritt vor dem Stuhl auf dem Boden.

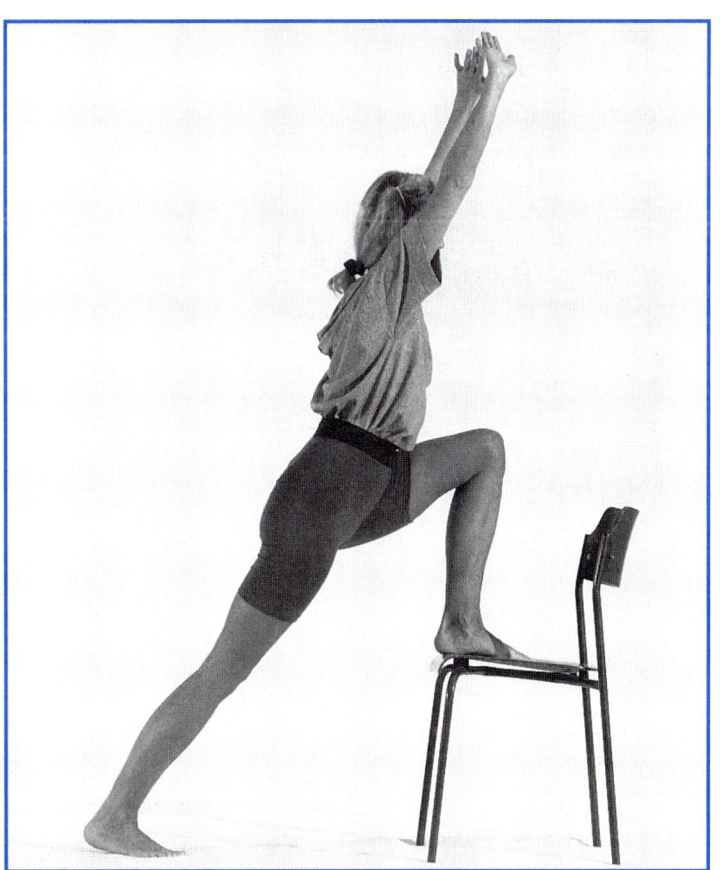

Abb. 267
Beide Arme werden über dem Kopf auf der gedachten Verlängerung der Wirbelsäule ausgestreckt. Die Ferse des rückgestellten Beines wird gegen den Boden gedrückt.

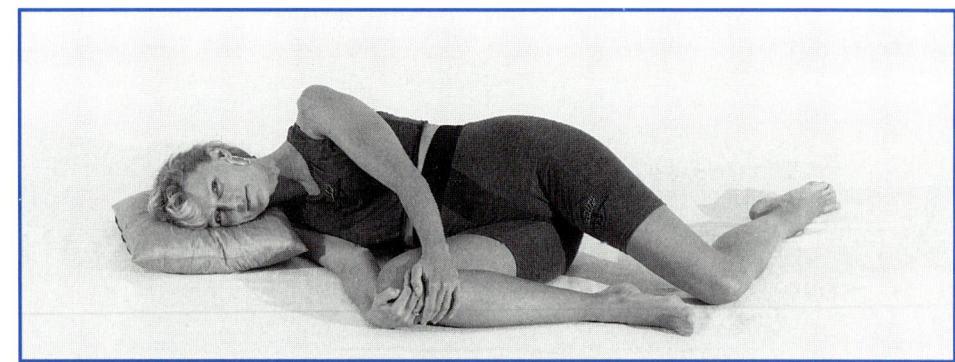

Abb. 268
In der Seitlage umfassen beide Hände das Kniegelenk des unteren Beines. Das obere Bein ist im Kniegelenk gebeugt.

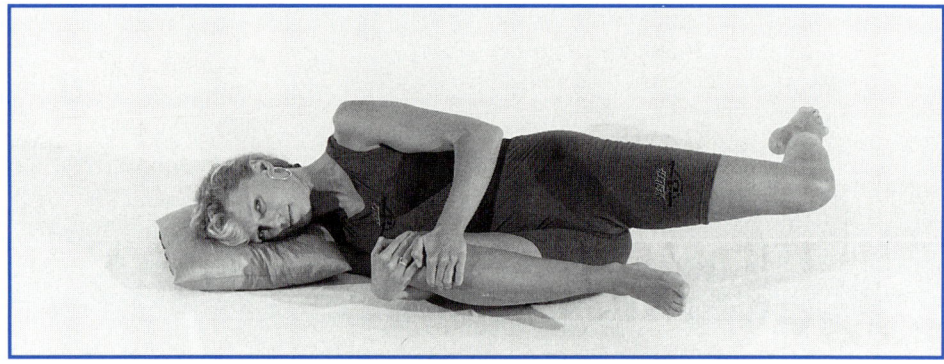

Abb. 269
Der Oberschenkel des unteren Beines wird zum Oberkörper gezogen, das obere Bein im Hüftgelenk gestreckt.

Übung

In der Seitlage umfassen beide Hände das unten liegende Bein und ziehen den Oberschenkel in Richtung des Oberkörpers. Das obere Bein liegt mit ungefähr rechtwinkelig gebeugtem Kniegelenk auf. Während die Hände nun das untere Bein so dicht wie möglich heranziehen, wird das obere Bein parallel zum Boden gehalten und im Hüftgelenk kräftig gestreckt. Dabei darf das Becken weder nach vorne noch nach hinten ausweichen.

Variation

In der Seitlage ist nun das obere Bein angebeugt und das untere gestreckt. Die Hände liegen in einer bequemen Position. Das unten liegende Bein wird mit den Zehenspitzen aufgesetzt und dabei etwas im Hüftgelenk gestreckt. Um eine Ausweichbewegung des Beckens zu verhindern, wird das obere Bein noch etwas stärker angebeugt.
Die Ferse des unteren Fußes schiebt auf der gedachten Verlängerung des Beines weit nach unten, was zu einer Verstärkung der Hüftgelenkstreckung führt.

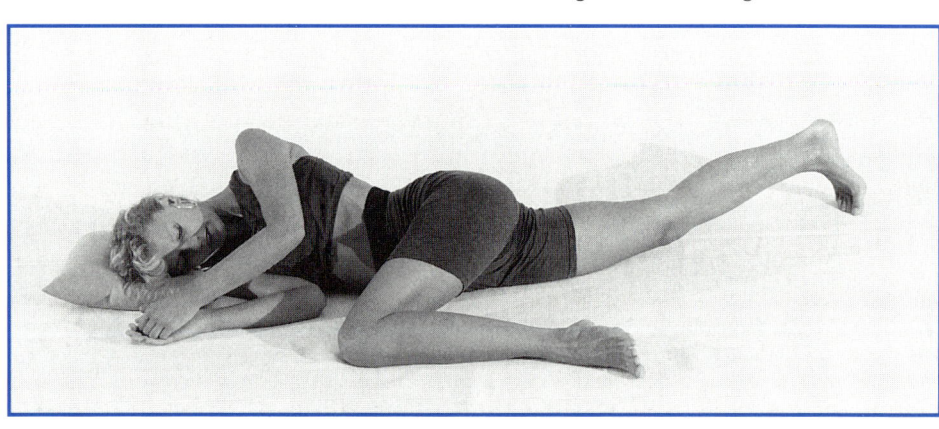

Abb. 270
In der Seitlage ist das obere Bein angebeugt und liegt auf. Das untere Bein ist im Hüftgelenk leicht gestreckt und mit den Zehenspitzen aufgestellt. Die Ferse des gestreckten Beines wird nach unten geschoben.

Übung

Mit der folgenden Ausführungsform wird noch ein weiterer Anteil der Hüftbeuge-muskulatur in die Dehnung mit einbezo-gen.

In der Seitlage sind beide Beine in den Hüft- und Kniegelenken angebeugt. Während die untere Hand das Kniegelenk des unten liegenden Beines faßt, greift die obere Hand an den Fußrücken des oberen Beines, dessen Oberschenkel parallel zum Boden eingestellt wird.

Zur Sicherung der Beckenposition wird das unten liegende Bein so weit wie möglich an den Oberkörper herangeführt. Die Dehnung wird eingeleitet, indem das obere Bein in die Hüftgelenkstreckung und die Ferse in Richtung des Gesäßes gezo-gen wird. Das Becken darf die Ausgangs-position nicht verlassen, zeigt also auch in der Dehnposition senkrecht nach unten.

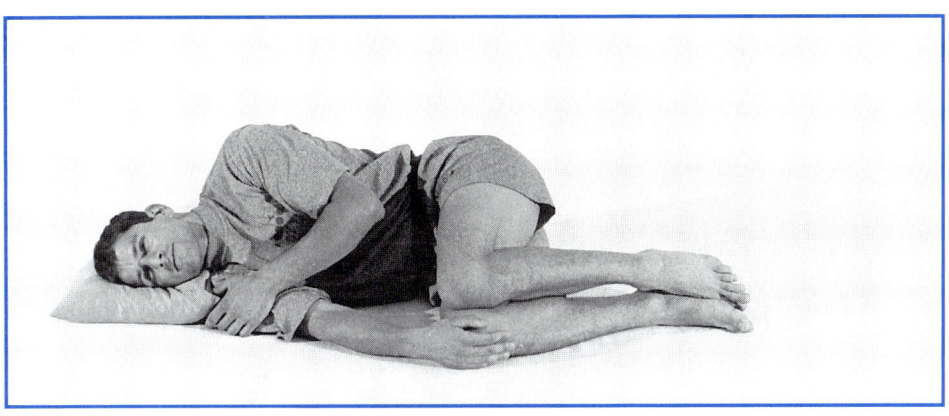

Abb. 271
In der Seitlage sind beide Beine angebeugt, die untere Hand faßt zum unteren Kniegelenk.

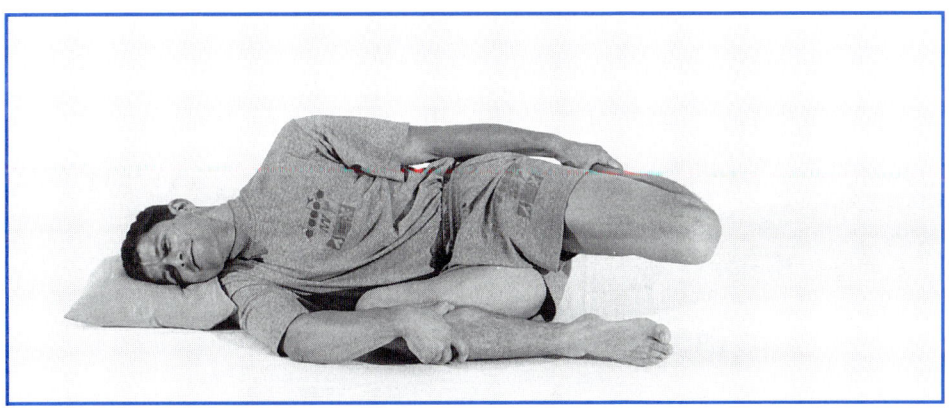

Abb. 272
Die untere Hand zieht das untere Bein in verstärkte Hüftgelenk-beugung. Die obere Hand faßt den oberen Fuß und zieht das Bein in Hüftgelenkstreckung.

FEHLER

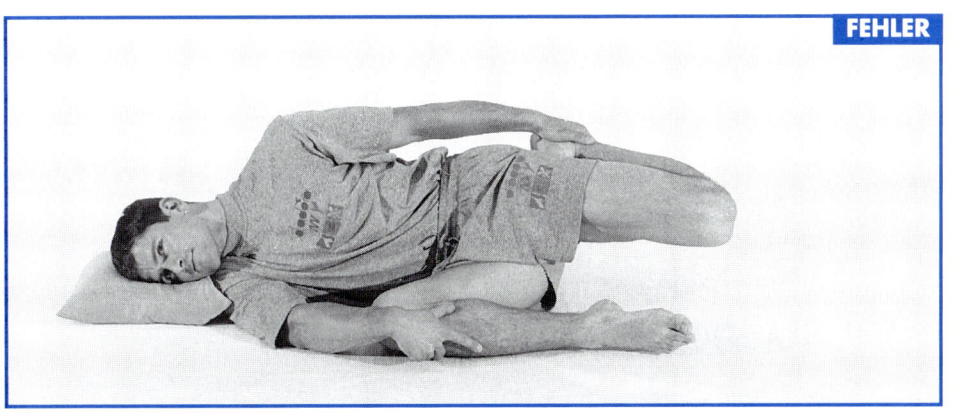

Abb. 273
Fehlerbild:
Wird das Becken nicht ausreichend stabilisiert, kommt es zu einer Aus-weichbewegung der Lendenwirbelsäule, was sich im Bild durch schein-bar stärkere Hüftgelenk-streckung zeigt.

Abb. 274
Im Sitz seitlich auf einem
Stuhl greift eine Hand
den gleichseitigen
Fußrücken.

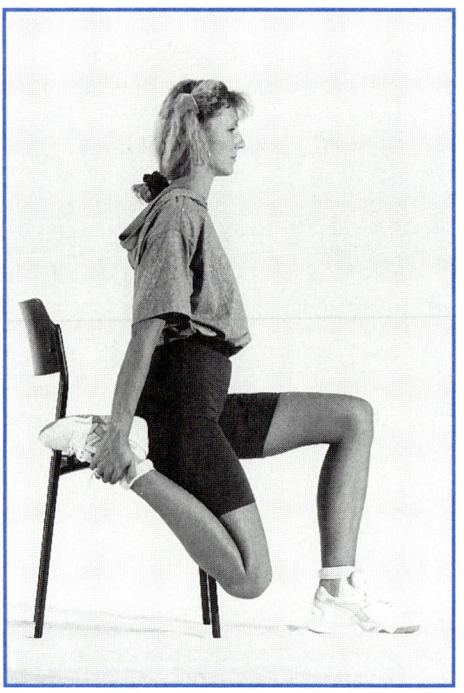

Übung

Die zuletzt beschriebene Dehnung setzt
bereits einige Grundbeweglichkeit voraus. Ist diese nicht vorhanden, kann die
gleiche Muskelgruppe etwas bequemer
aus dem Sitzen erreicht werden.
Hierzu rutscht man auf einem Stuhl auf
das vordere Drittel der Sitzfläche und soweit zur Seite, daß ein Bein neben den
Stuhl geführt werden kann. Bei aufrecht
gehaltenem Oberkörper greift eine Hand
den Fuß dieses Beines. Die andere Hand
faßt zur besseren Stabilisation der Ausgangsposition an die Sitzfläche. Nun wird
die Ferse des gegriffenen Fußes in Richtung des Gesäßes gezogen. Genau wie
zuvor, darf dies nicht zu der abgebildeten
Ausweichbewegung des Beckens und der
Lendenwirbelsäule führen.

Abb. 275
Bei aufrecht gehaltenem
Becken wird der Ober-
schenkel in die Hüftge-
lenkstreckung und
die Ferse zum Gesäß
gezogen.

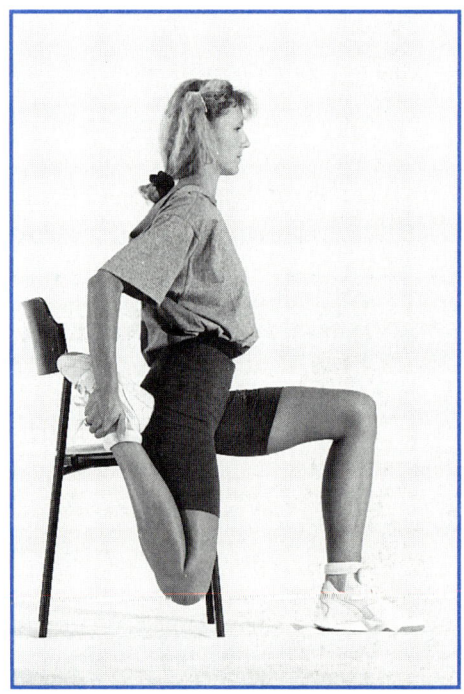

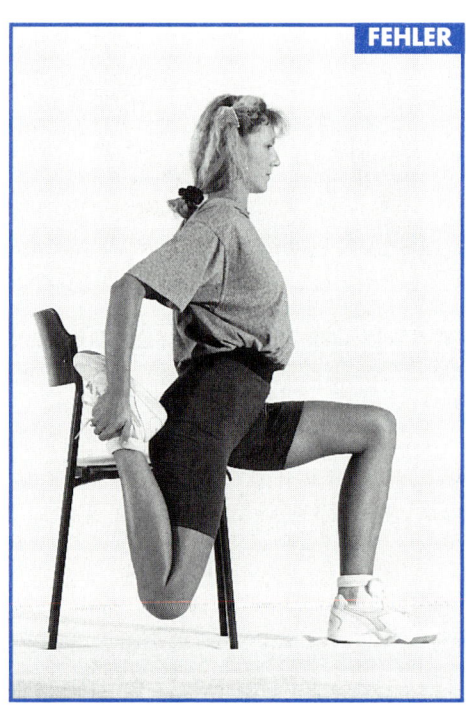

FEHLER

Abb. 276
Fehlerbild:
Wird das Becken nicht
ausreichend stabilisiert,
kommt es zu einer Aus-
weichbewegung der Len-
denwirbelsäule.

Übung

Im einbeinigen Kniestand wird der vordere Fuß soweit vorgestellt, daß die Ausgangsstellung gut stabilisiert wird. Beide Hände sind auf dem vorderen Kniegelenk aufgestützt. Mit aufrechtem Oberkörper und gespannter Bauchmuskulatur wird das Gewicht über den vorderen Fuß gebracht. Diese Bewegung sollte ausschließlich zu einer Hüftgelenkstreckung des rückgestellten Beines und keinesfalls zu einem Ausweichen des Beckens und der Lendenwirbelsäule führen.

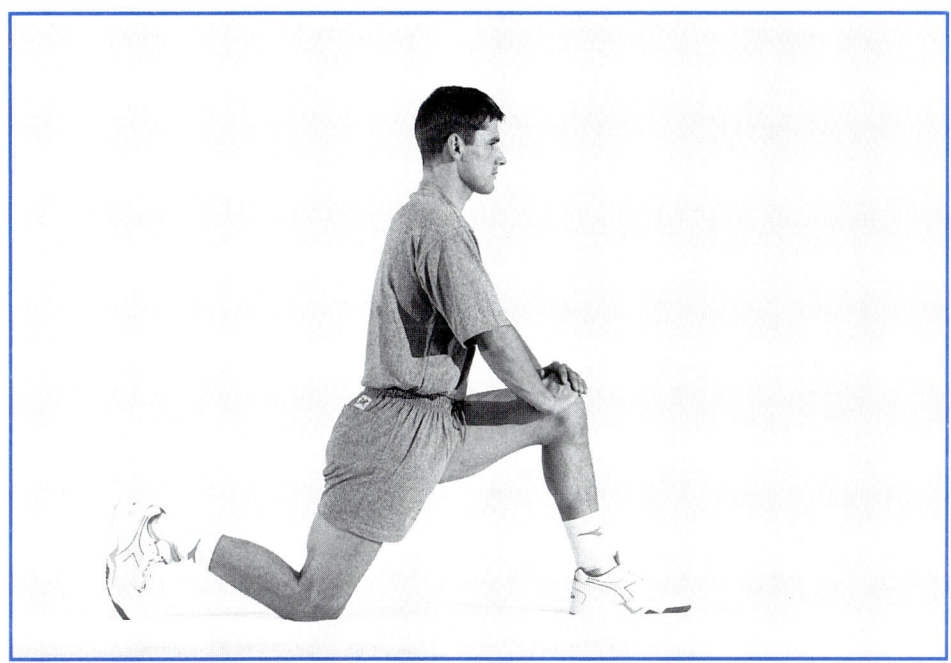

Abb. 277
Im einbeinigen Kniestand ist ein Fuß weit nach vorne gestellt, der Oberkörper wird aufrecht gehalten.

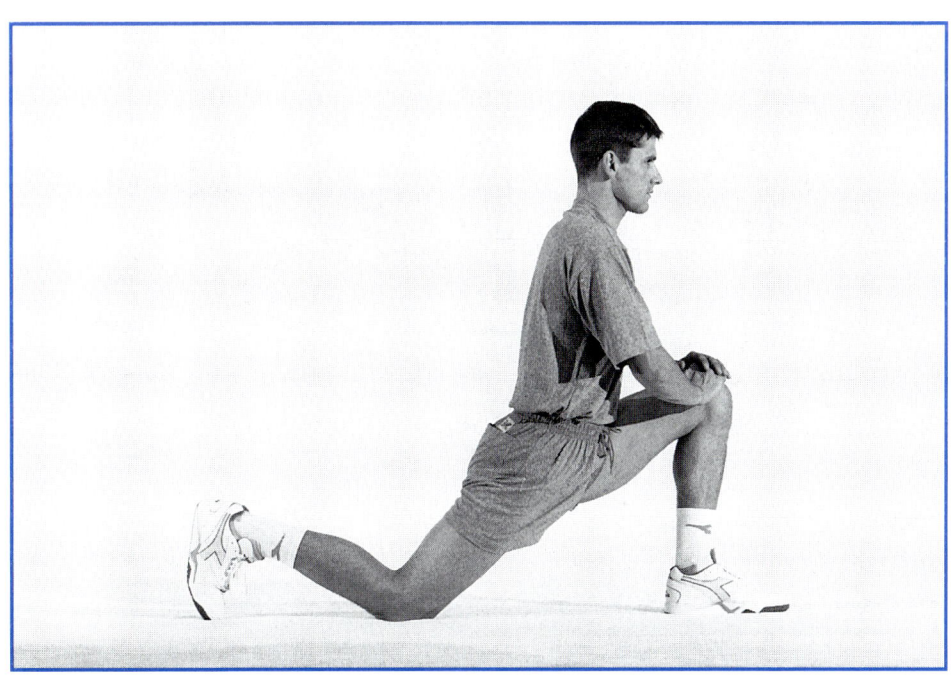

Abb. 278
Das Gewicht wird mit geradem Rücken nach vorne verlagert.

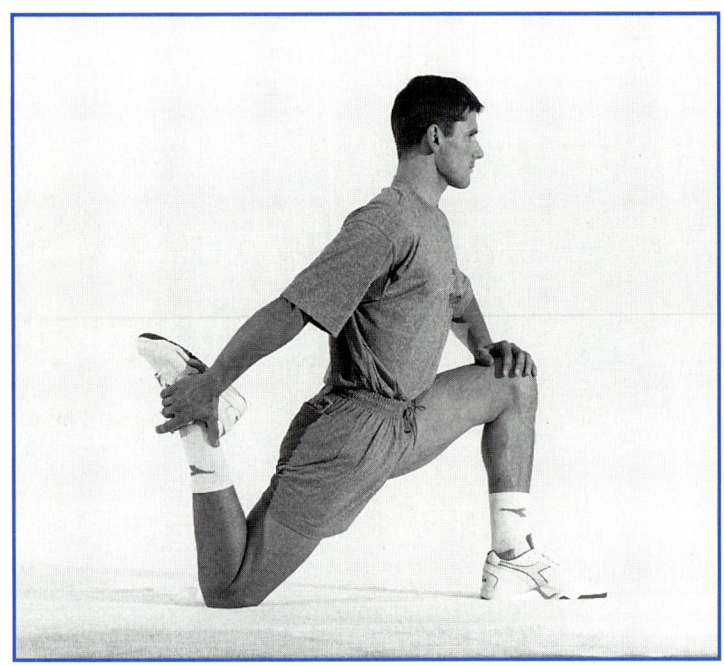

Variation

Die Variation der Dehnung erfordert wiederum eine gute Grundbeweglichkeit und sollte auch nur angewendet werden, wenn das Stützen auf dem Knie keine Probleme bereitet.

In der gleichen Ausgangsposition wie zuvor greift eine Hand den Fußrücken des rückgestellten Beines. Mit der Verlagerung des Gewichtes über den vorderen Fuß wird die Ferse in Richtung des Gesäßes gezogen. Der Oberkörper wird etwas mit nach vorne geneigt, die Bauchmuskulatur ist angespannt.

Ist die Dehnung aus dem einbeinigen Kniestand beschwerlich, so kann die Muskulatur der Oberschenkelvorderseite auch aus der Bauchlage gedehnt werden.

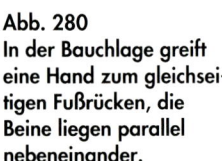

Abb. 279
Im einbeinigen Kniestand greift eine Hand zum gleichseitigen Fußrücken. Das Gewicht wird mit geradem Rücken nach vorne verlagert.

Übung

In der Bauchlage greift eine Hand zum gleichseitigen Fußrücken und hält ihn fest. Vor Beginn der Dehnung wird das Becken kräftig gegen den Boden gedrückt. Nun zieht man die Ferse des angebeugten Beines ohne Ausweichbewegung des Beckens weiter in Richtung des Gesäßes. Der Blick bleibt dabei zum Boden gerichtet.

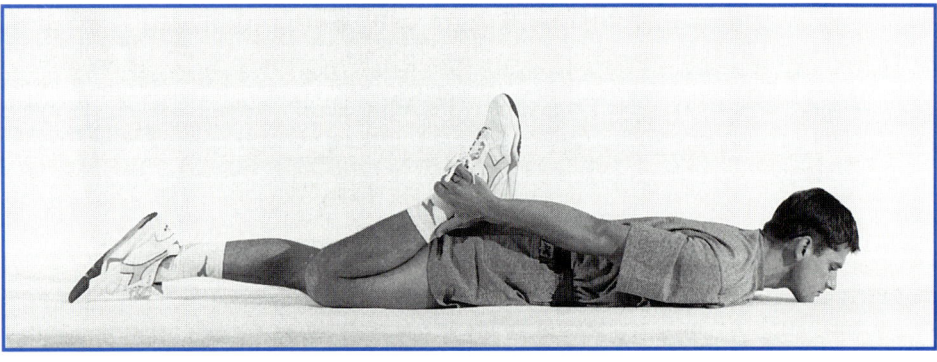

Abb. 280
In der Bauchlage greift eine Hand zum gleichseitigen Fußrücken, die Beine liegen parallel nebeneinander.

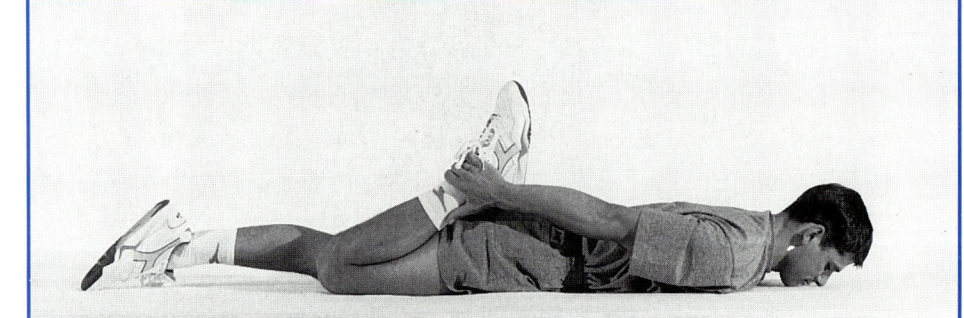

Abb. 281
Das Becken ist gegen den Boden gedrückt, während die Ferse zum Gesäß gezogen wird.

Fehlerbilder

Eine der letzten Übung verwandte Ausführungsform ist die »Bauch- oder Nestschaukel« (Abb. 282). Hierbei kommt es zu keiner Dehnung der Muskulatur der Oberschenkelvorderseite, sondern zu einer Fehlbelastung der Lendenwirbelsäule.

Das gleiche gilt für die in der Abbildung 283 dargestellten Übungsform, die ebenfalls keine kontrollierte Dehnung erlaubt.

Wird das Becken nicht nach vorne geschoben, sondern bei geradem Rücken stabilisiert, kann damit eine durchaus sinnvolle Kräftigungsübung entstehen.

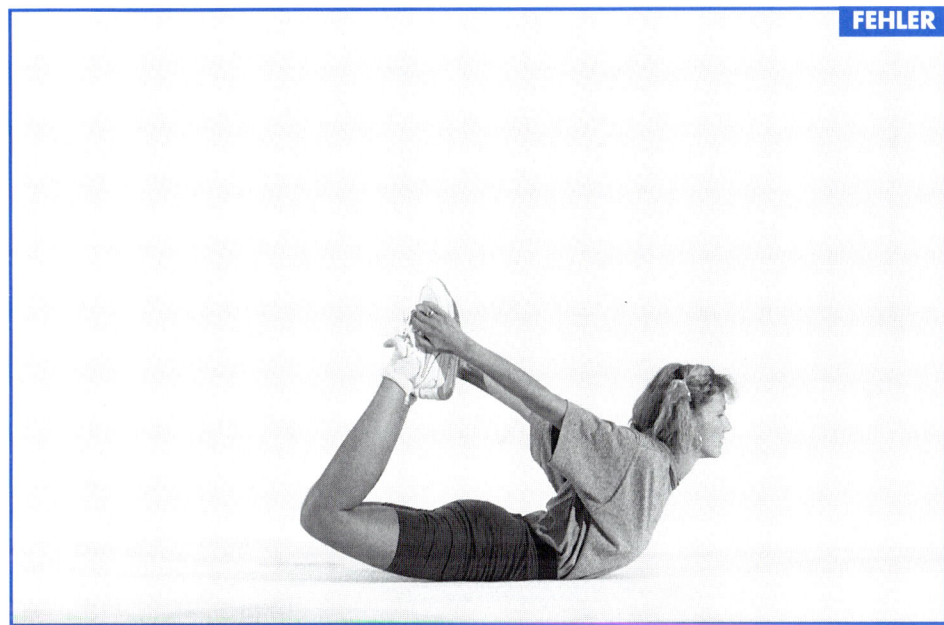

FEHLER

Abb. 282
Fehlerbild:
Die »Bauchschaukel« führt zu einer verstärkten Belastung der Lendenwirbelsäule, es kommt zu keiner Dehnstellung.

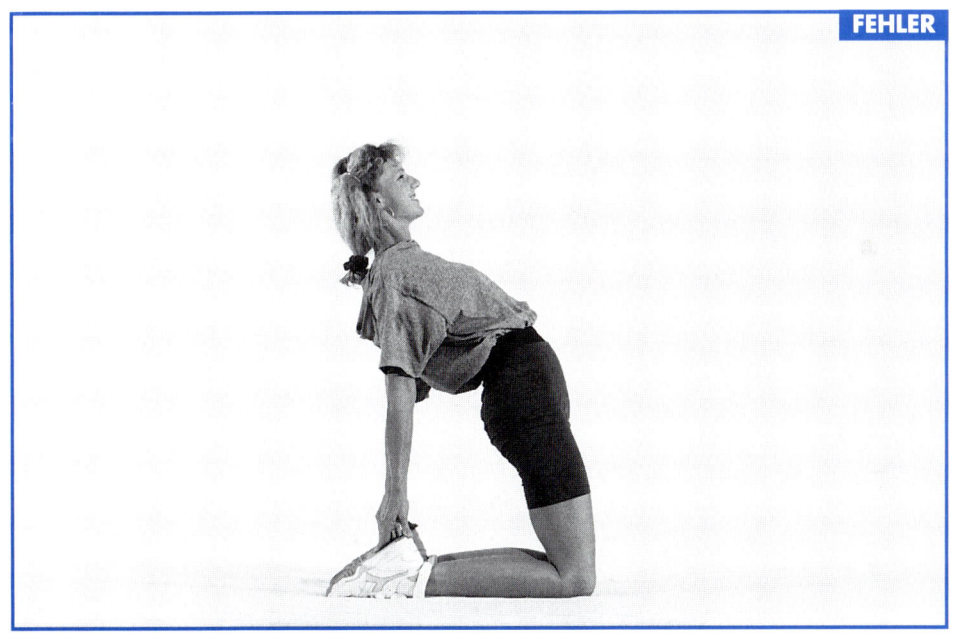

FEHLER

Abb. 283
Fehlerbild:
Der Schub des Beckens nach vorne bringt bei mangelnder Stabilität eine Belastung der Wirbelsäule mit sich.

Abb. 284
Im aufrechten Stand
greift eine Hand zum
gleichseitigen Fußrücken.

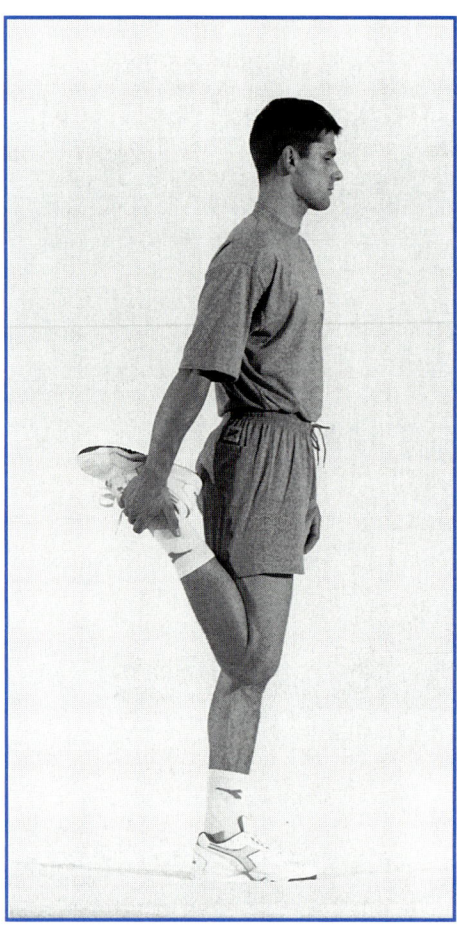
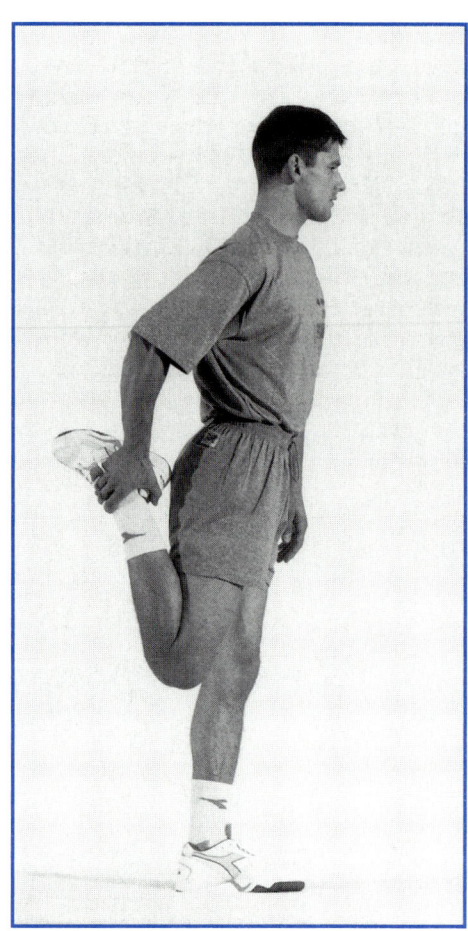

Abb. 285
Bei aufgerichtetem
Becken wird der Ober-
schenkel in die Hüft-
gelenkstreckung und
die Ferse zum Gesäß
gezogen.

Erschwerte Ausführungsform

Eine schwer zu kontrollierende, in der
Praxis jedoch häufig anzutreffende
Übungsform ist die Dehnung der Hüftbeugemuskulatur aus dem aufrechten Stand.
Auf einem Bein stehend greift wiederum
eine Hand den gleichseitigen Fußrücken.
Dabei kann man sich auch gegen eine
Wand oder einen Partner abstützen.
Durch kräftigen Bauchmuskeleinsatz wird
das Becken stabilisiert. Nun zieht die
Hand die Ferse des angebeugten Beines
zunächst nach hinten und dann in Richtung
des Gesäßes. Damit soll erst eine Hüftgelenkstreckung und dann eine Kniegelenkbeugung erreicht werden, was der Funktion der zu dehnenden Muskulatur entspricht.

Übung

Steht ein Turnkasten oder eine andere erhöhte Unterstützungsfläche zur Verfügung, kann mit dieser Hilfe ebenfalls eine gezielte Dehnung erreicht werden.
In der Rückenlage umgreifen beide Hände ein Kniegelenk und ziehen den Oberschenkel dicht an den Oberkörper. Das andere Bein sollte frei überhängen und nicht in der Hüftgelenkstreckung behindert sein. Die Beckenaufrichtung wird weiter durch den Zug am angebeugten Bein kontrolliert.

Variation

In der Rückenlage auf der gesamten Unterstützungsfläche legt man sich so, daß ein Bein in den seitlichen Überhang gebracht werden kann. Die Hand dieser Seite umfaßt den Fuß und zieht das Bein in Hüftgelenkstreckung und Kniegelenkbeugung. Das andere Bein ist angestellt. Mit Hilfe der Bauchmuskelspannung wird das Becken und die Lendenwirbelsäule gegen eine Ausweichbewegung geschützt.

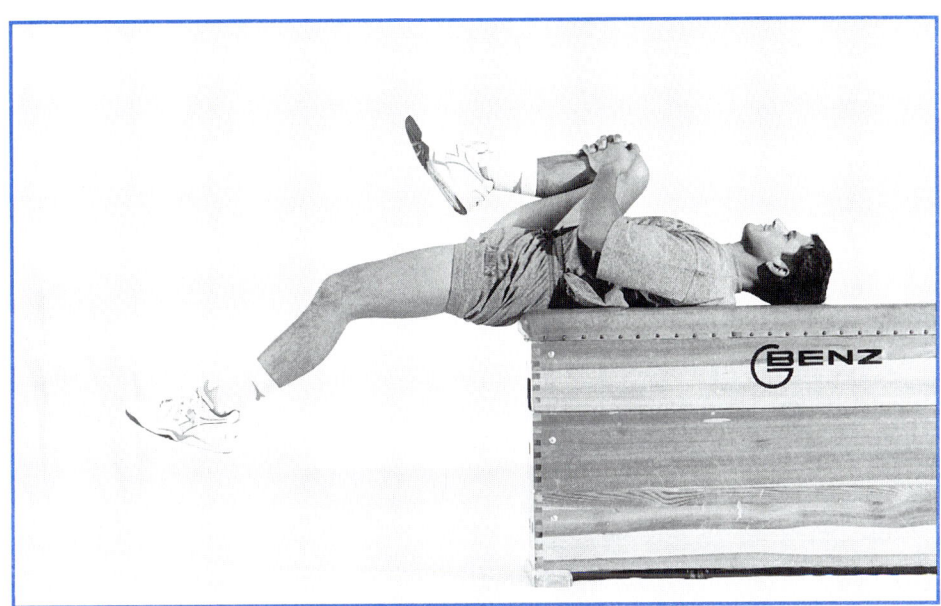

Abb. 286
In der Rückenlage auf einer erhöhten Unterstützungsfläche ziehen beide Hände einen Oberschenkel zum Oberkörper. Das andere Bein hängt frei über.

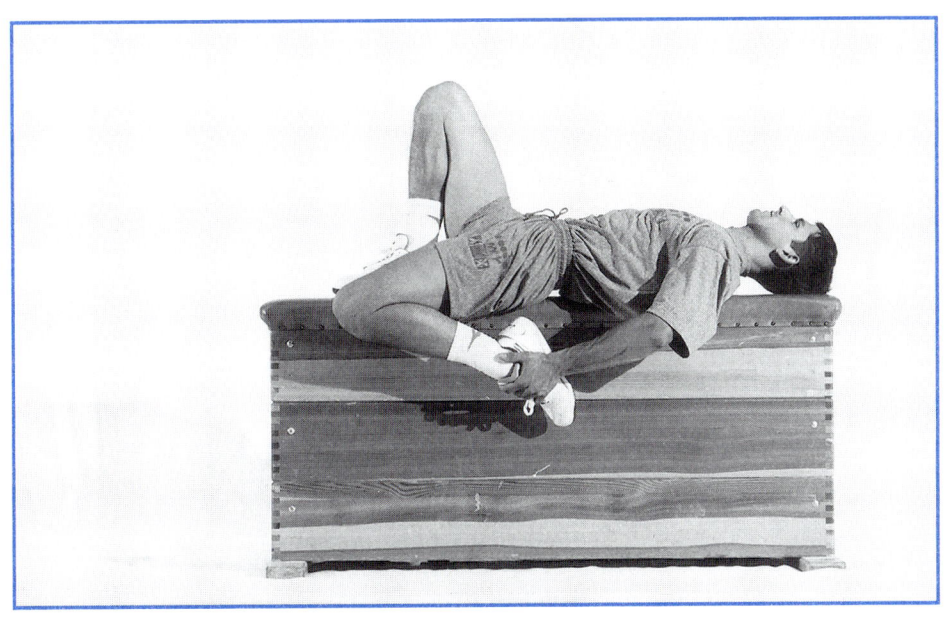

Abb. 287
In der Rückenlage am Rand einer erhöhten Unterstützungsfläche ist ein Bein angestellt. Der Fuß des anderen Beines wird mit einer Hand zum Gesäß gezogen.

Partnerübung

Eine sehr intensive und deshalb vorsichtig auszuführende Dehnung gelingt mit der Hilfe eines Partners.

In der Rückenlage auf der erhöhten Unterstützungsfläche befindet sich ein Bein wieder so im Überhang, daß die Hüftgelenkstreckung nicht behindert wird. Das andere Bein wird durch die Hilfe des Partners angebeugt. Eine günstige Position ergibt sich, wenn man die Fußsohle des gebeugten Beines gegen die zugewandte Schulter stützt. Durch vorsichtigen Druck mit einer Hand wird der überhängende Oberschenkel langsam in Richtung des Bodens gedrückt, bis ein deutliches Dehngefühl in der Hüftbeuge erreicht ist.

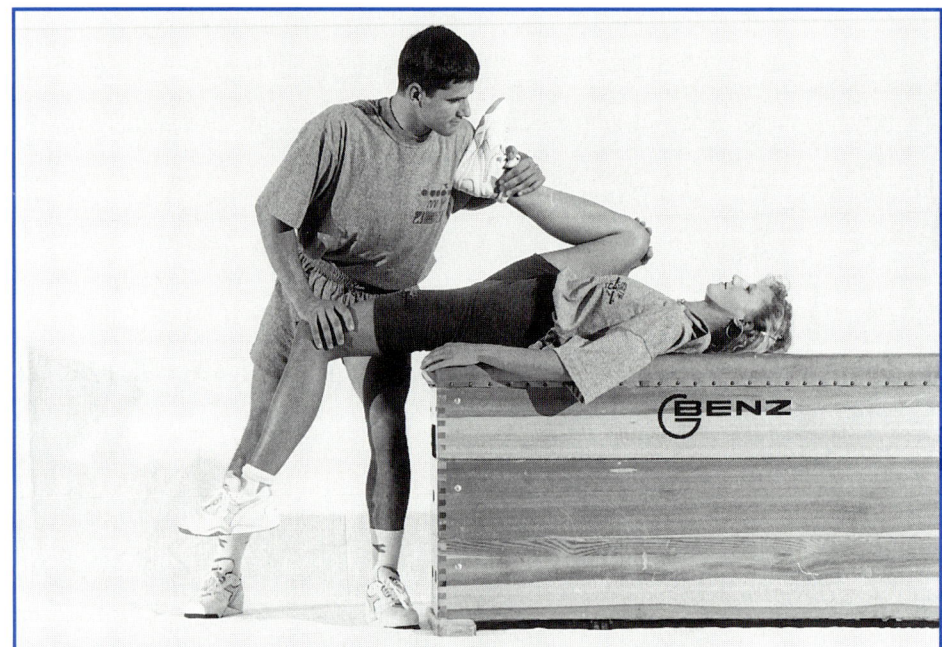

Abb. 288
In der Rückenlage auf einer erhöhten Unterstützungsfläche führt ein Partner ein Bein in die Hüftgelenkbeugung. Das andere Bein hängt frei über und wird in die Hüftgelenkstreckung gedrückt.

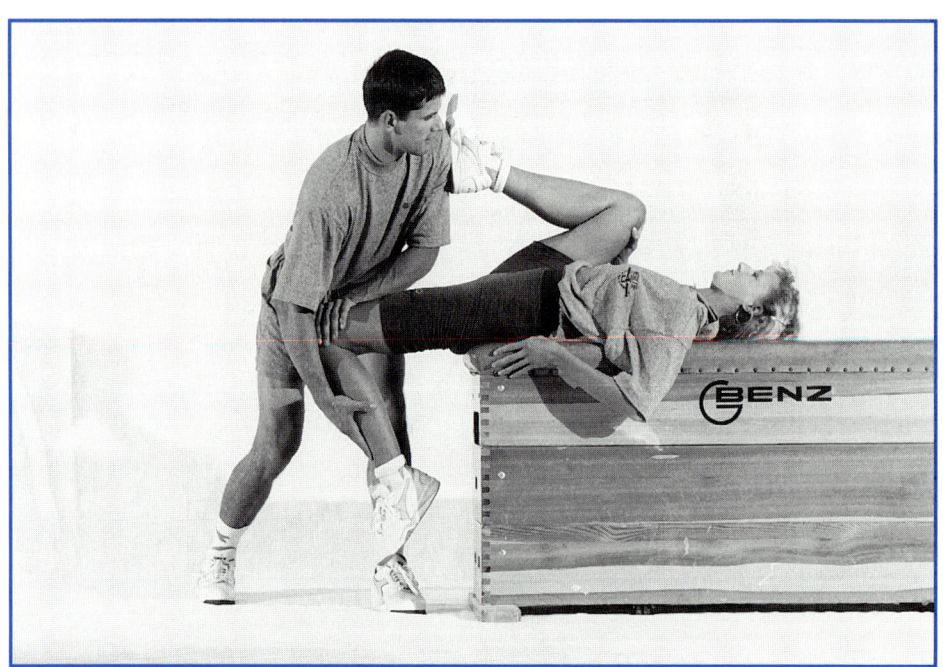

Abb. 289
Ist die Hüftgelenkstreckung erreicht, drückt die zweite Hand den Unterschenkel in die Kniegelenkbeugung.

Durch den Schub der Schulter gegen das aufgestützte Bein wird eine Ausweichbewegung der Wirbelsäule verhindert.

Variation

Die Anteile der Muskulatur der Oberschenkelvorderseite können bei der Dehnung berücksichtigt werden, wenn wie bei den anderen Ausführungsformen auch die Kniegelenkbeugung mit hinzukommt. Dazu wird die voranstehende Übung wiederholt. Wenn die Hüftgelenkstreckung und somit die Dehnung in der Hüftbeuge erreicht ist, drückt die zweite Hand den Unterschenkel in die Kniegelenkbeugung. Das Dehngefühl in der Oberschenkelvorderseite kann sehr intensiv werden.

Dehnung der seitlichen Hüftmuskulatur

Eine sinnvolle Ergänzung der beiden Partnerübungen ist aus der Seitlage zu erreichen. Diese zielt auf eine Muskelgruppe, die bei Dehnübungen häufig vernachlässigt wird.
Auf der Seite liegend ist das untere Bein angebeugt, das obere hängt gestreckt über das Ende der Unterstützungsfläche hinaus. Die Hand des oben liegenden Armes ist zur Sicherung der Ausgangsposition aufgestützt.
Der Partner hält mit einer Hand das Becken und mit der anderen wird das gestreckte Bein in Richtung des Bodens gedrückt. Die Beckenposition sollte dabei möglichst nicht verändert werden.

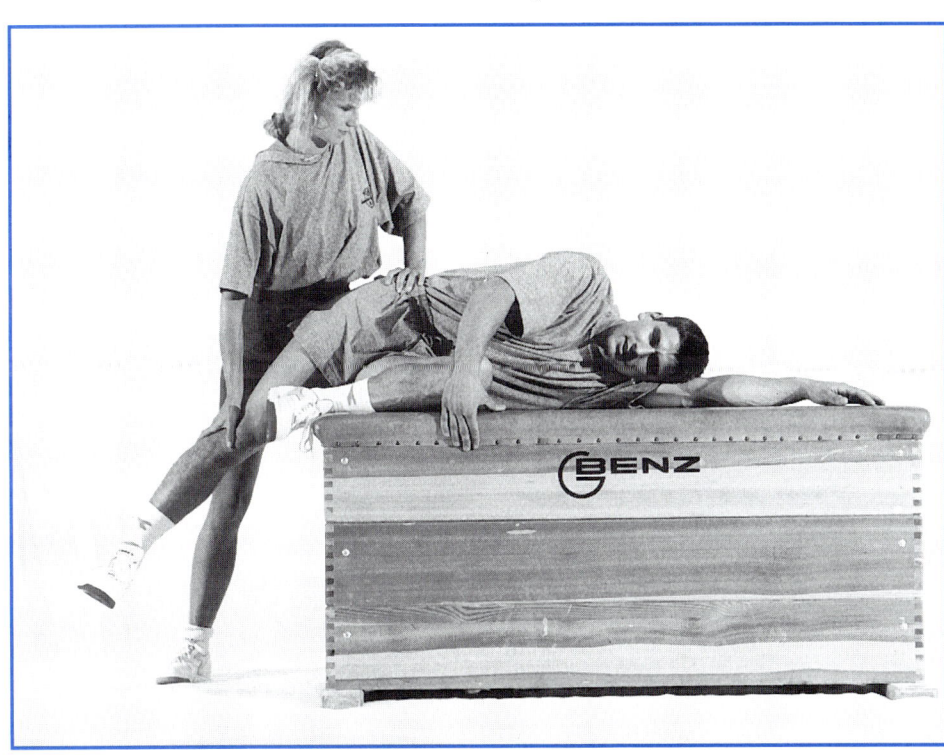

Abb. 290
In der Seitlage auf einer erhöhten Unterstützungsfläche ist das untere Bein angebeugt, das obere hängt frei über und wird von einem Partner in Richtung des Bodens gedrückt.

Dehnung der Anzieher der Oberschenkel

Da alle Anteile dieser Muskelgruppe dem Becken entspringen, ist bei der Dehnung der korrekten Beckenposition besondere Beachtung zu schenken. Dies ist bei einigen Übungsvorschlägen leicht nachvollziehbar, erfordert bei anderen jedoch ein gutes Körpergefühl. Dies kann dazu führen, daß nicht alle der beschriebenen Übungen ein intensives Dehngefühl vermitteln. In diesem Fall sollte mit den Vorschlägen begonnen werden, die den entsprechenden Erfolg vermitteln.

Prüfung der Oberschenkelanzieher

Die Muskulatur der Oberschenkelinnenseiten kann am einfachsten durch einen Seitenvergleich am linken und rechten Bein geprüft werden.

Test: In der Rückenlage werden beide Beine angestellt, die Fußsohlen haben also Kontakt zum Boden. Die Kniegelenke werden auseinandergeführt und sinken möglichst entspannt zum Boden. Je weiter die Kniegelenke nach außen kommen, um so mehr Dehnfähigkeit ist vorhanden. Sinkt jedoch ein Kniegelenk weniger weit ab (Abb. 291) und ist auf dieser Seite eine stärkere Dehnung zu fühlen, sollte das betreffende Bein bevorzugt gedehnt werden.

Abb. 291
In der Rückenlage sind beide Beine angestellt, die Kniegelenke sinken nach außen zum Boden ab.

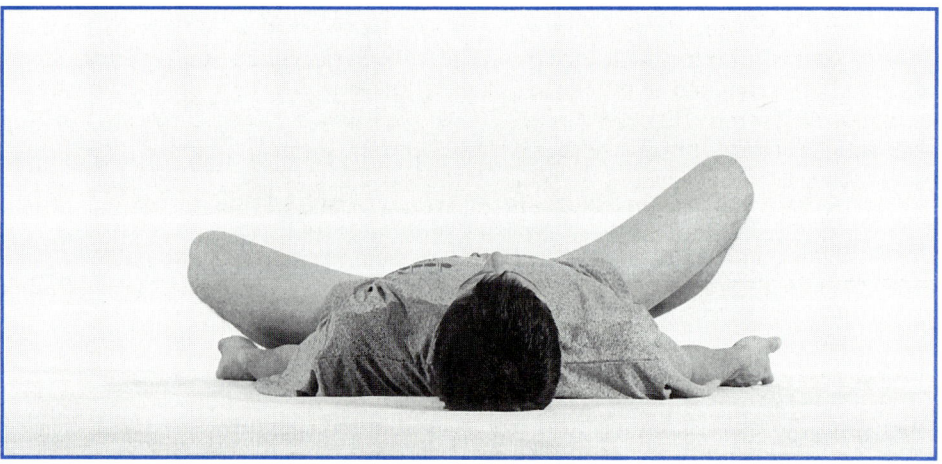

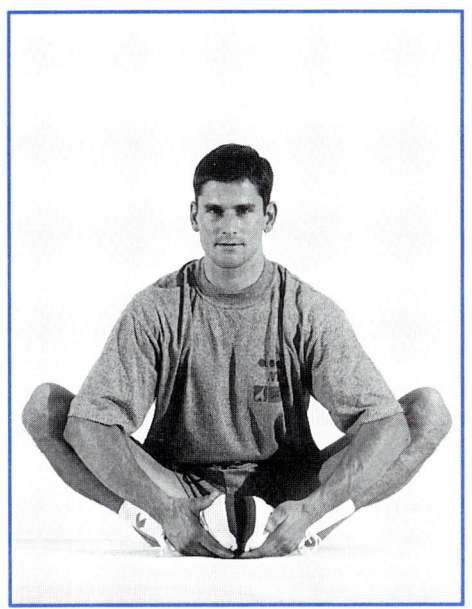

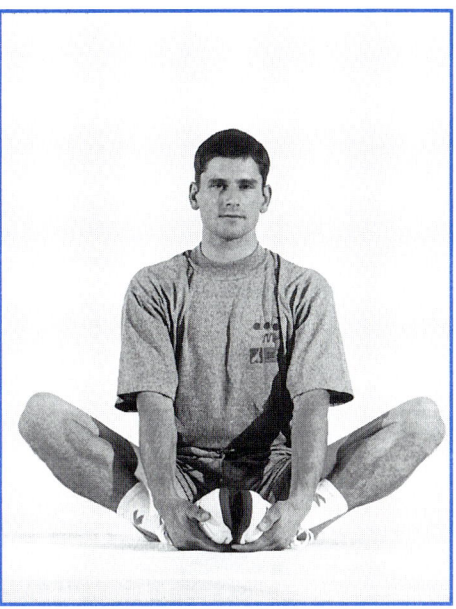

Abb. 292
Im Sitz auf dem Boden
werden beide Fersen
zum Gesäß gezogen.

Abb. 293
Die Wirbelsäule wird
aufgerichtet und dann
die Kniegelenke zum
Boden gedrückt.

Übung

Im Sitz auf dem Boden umfassen die Hände die Sprunggelenke beider Füße und ziehen die Fersen zum Gesäß. Mit dem Zug an den Füßen wird die Brustwirbelsäule etwas nach vorne geschoben, was zu einer Aufrichtung des Oberkörpers führt. Erst jetzt werden die Kniegelenke nach außen in Richtung des Bodens gedrückt. Die aufrechte Sitzhaltung behält man für die Dauer der Dehnung bei.

Übung

In der Rückenlage werden beide Beine so angebeugt, daß die Hände die Unterschenkel dicht an den Füßen greifen können. Nun werden beide Fußsohlen aneinandergelegt und die Beine in Richtung des Oberkörpers gezogen. Die Kniegelenke zeigen dabei nach außen. Das Becken bleibt während der Dehnung liegen, der Kopf und der Schultergürtel sind möglichst entspannt.

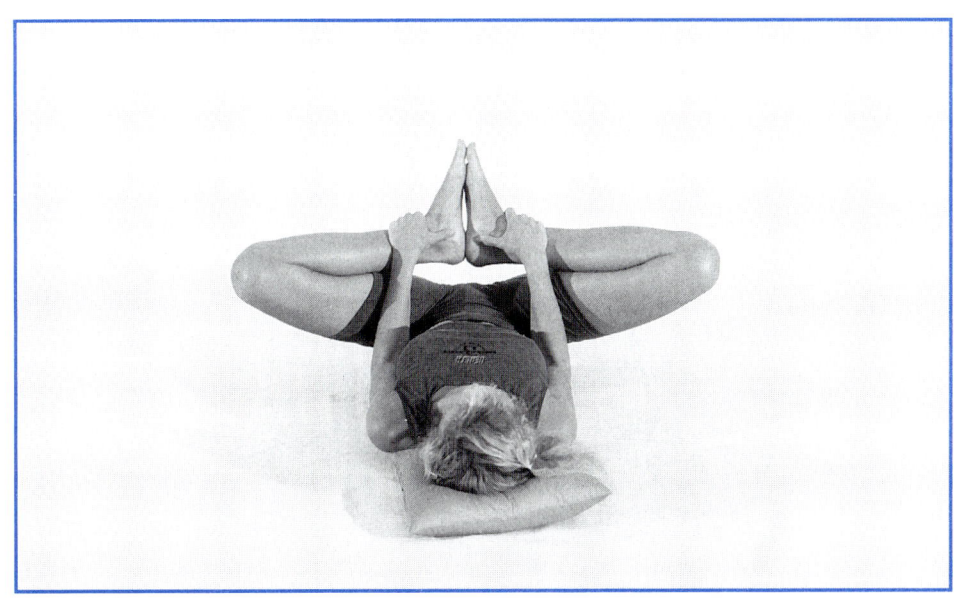

Abb. 294
In der Rückenlage werden beide Beine angebeugt und die Fußsohlen aneinandergelegt.
Die Hände umfassen die Knöchel und ziehen die Füße zum Körper.

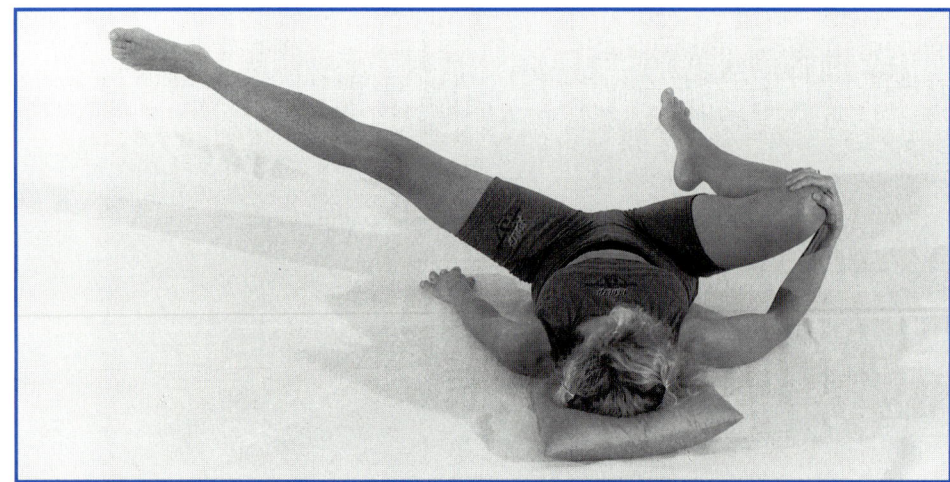

Abb. 295
In der Rückenlage hält
eine Hand das gleich-
seitige angebeugte Bein.
Das andere Bein wird
gestreckt zur Seite geführt.

Übung

In der Rückenlage werden zunächst beide
Beine angebeugt. Eine Hand umfaßt das
gleichseitige Kniegelenk und zieht das
Bein in eine deutliche Hüftgelenkbeugung. Das andere Bein wird gestreckt und
zur Seite geführt. Durch den Zug der
Hand sollte das Becken in der Ausgangsstellung gehalten werden. Das gestreckte
Bein läßt man möglichst entspannt in die
Abspreizstellung sinken. Der Kopf und
der Oberkörper bleiben ruhig liegen.

Übung

Im aufrechten Sitz auf dem Boden werden
beide Beine so weit wie möglich ausein-
andergelegt, die Kniegelenke sind gestreckt. Nun wird der Oberkörper und
das Becken »wie ein Block« nach vorne
abgesenkt. Um diese Hüftbeugung gut
kontrollieren zu können, sind die Hände
zwischen den Beinen auf den Boden gestützt.

In vielen Fällen wird nur eine kleine Bewegung möglich sein. Dies soll jedoch
nicht zu einer Beugung nur des Oberkörpers verleiten.

Werden die Beine in der Ausgangsposition nicht genügend gespreizt, kann sich
die Dehnung auch in den Oberschenkelrückseiten bemerkbar machen, bei
schlechter Dehnfähigkeit dieser Muskelgruppe ebenso.

Abb. 296
Im aufrechten Sitz wer-
den die Beine gegrätscht,
die Kniegelenke sind
gestreckt.

Abb. 297
Der Oberkörper und das
Becken werden mit
geradem Rücken über
die Hüftgelenke zu den
Beinen gebeugt.

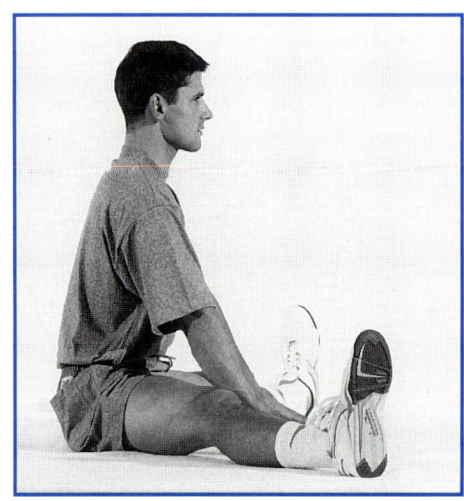

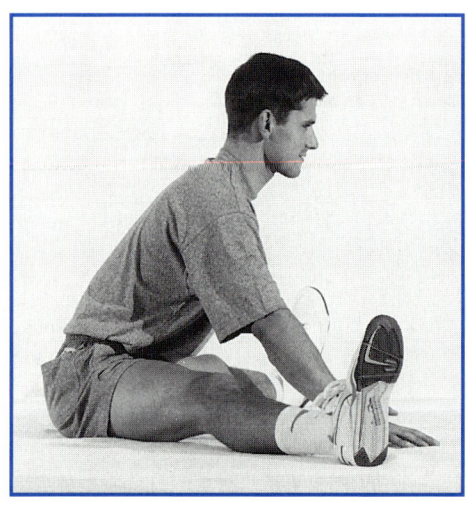

Übung

Die folgende Übung bewirkt eine sehr intensive Dehnung insbesondere der hüftgelenknahen Anteile der Anzieher der Oberschenkel. Sie sollte sehr langsam und genau ausgeführt werden.

Im Stütz auf den Unterarmen und den Unterschenkeln befinden sich die Ellenbogen unter den Schultergelenken, die Knie unter den Hüftgelenken.

Die Knie werden soweit auseinandergesetzt, daß bereits eine leichte Dehnung an den Oberschenkelinnenseiten spürbar wird. Nun läßt man den Bauch zum Boden absinken und begibt sich dabei ganz be-

wußt in eine »Hohlkreuzposition«, was in dieser Ausgangsstellung keine Fehlbelastung mit sich bringt. Ohne den Rücken zu runden, verlagert man das Gewicht zu den Fersen, bewirkt also eine stärkere Beugung der Knie- und Hüftgelenke.

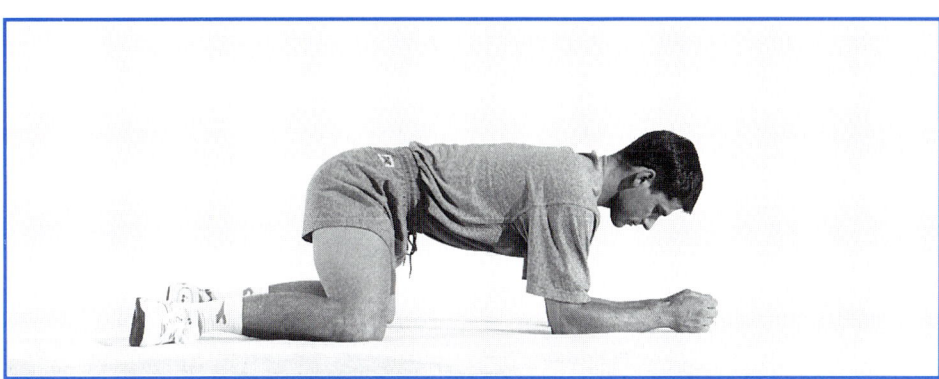

Abb. 298
In der Stützposition auf den Unterarmen und den Unterschenkeln werden die Kniegelenke soweit auseinander geschoben, daß eine leichte Dehnung an den Oberschenkelinnenseiten entsteht.

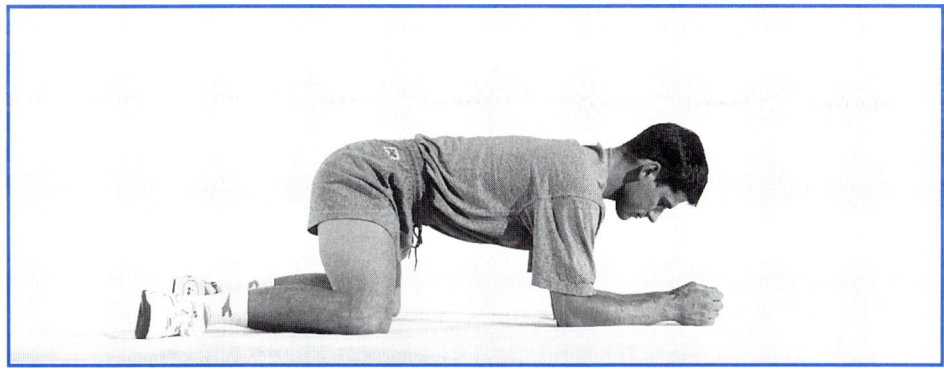

Abb. 299
Die Wirbelsäule gibt etwas in Richtung des Bodens nach, so daß eine leichte »Hohlkreuzposition« entsteht.

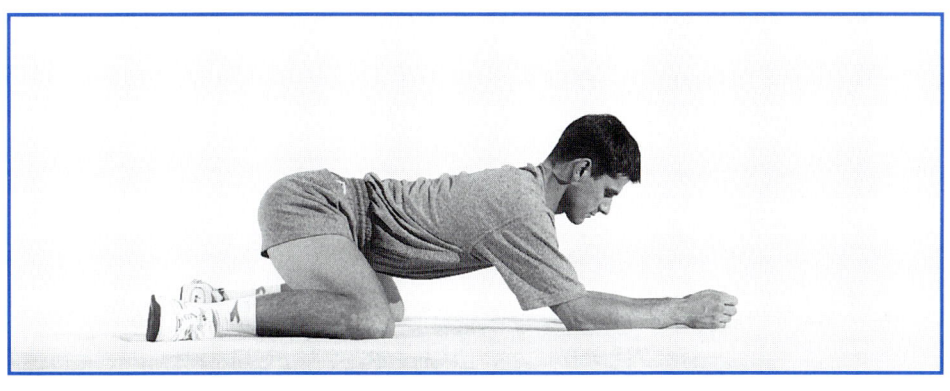

Abb. 300
Das Gewicht wird zu den Fersen verlagert, die Position der Wirbelsäule bleibt unverändert.

Abb. 301
In der aufrechten Seitgrätschstellung wird ein Handrücken an die Lendenwirbelsäule und eine Handfläche auf die Bauchdecke gelegt.

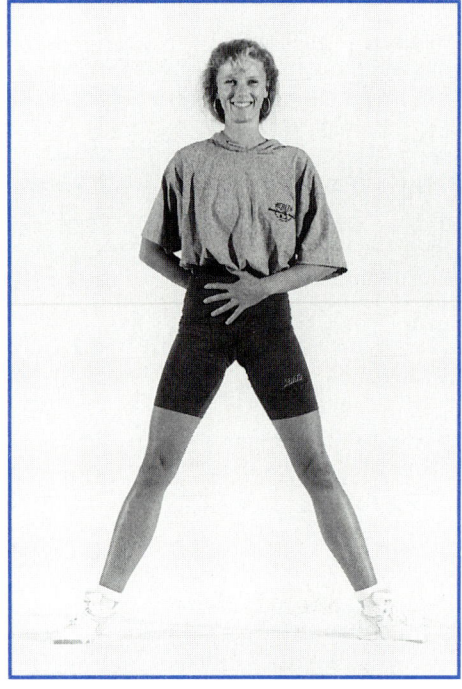

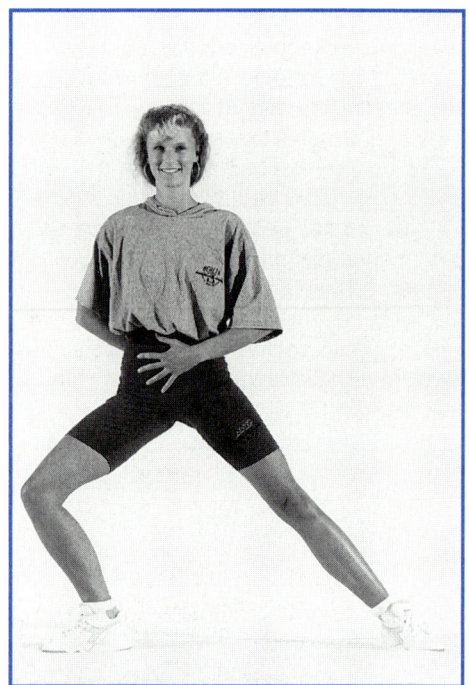

Abb. 302
Bei aufgerichtetem Becken und kontrollierter Lendenwirbelsäule wird das Gewicht zu einem Fuß verlagert.

Abb. 303
Fehlerbild:
Das Abbeugen und Drehen des Oberkörpers ist eine Ausweichbewegung und erlaubt keine Dehnung.

Übung

Im aufrechten Stand sind die Beine mehr als hüftbreit gegrätscht. Während der folgenden Dehnung sollen die Hände die Beckenposition kontrollieren. Hierzu wird eine Hand mit der Handfläche auf den Bauch unterhalb des Bauchnabels gelegt, die andere Hand mit dem Handrücken auf das Steißbein. Wird nun das Gewicht zu einem Fuß verlagert, bleibt das Becken aufgerichtet, was durch eine deutliche Bauchmuskelspannung unterstützt wird.

Ein Drehen des Beckens zum Standbein sollte ebenfalls vermieden werden. Hierbei kann die Vorstellung helfen, »sich zwischen zwei Glasscheiben zu bewegen«, die dem Körper vorne und am Rücken anliegen. Kommt in der Endposition keine Dehnung zustande, muß die Seitgrätschstellung vergrößert werden.
Die zur Gewichtsverlagerung notwendige Kniebeugung des Standbeines sollte so aussehen, daß das Kniegelenk über den Fußrücken geführt wird.
Auf dem Fehlerbild (Abb. 303) ist eine in der Praxis häufig zu beobachtende Ausführungsvariante dargestellt. Hier ist sowohl das Becken gekippt, als auch zum Standbein gedreht. Eine gezielte Dehnung ist hier nicht möglich.

FEHLER

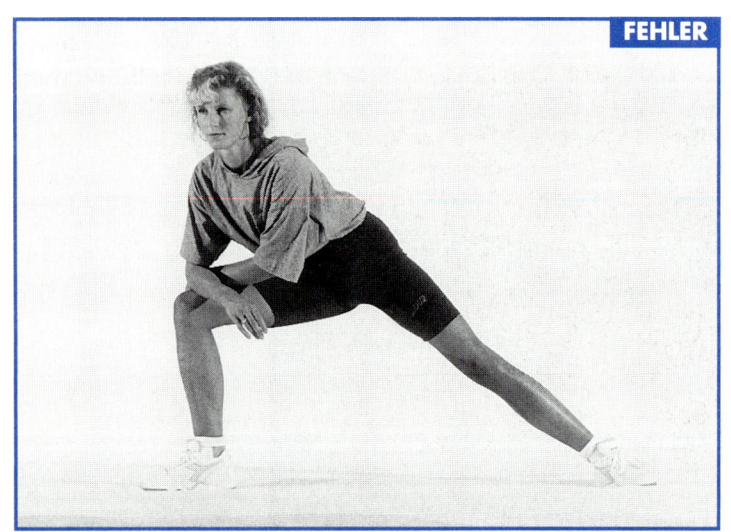

Übung

In der Rückenlage werden beide Beine
gestreckt gegen eine Wand oder eine
andere Unterstützungsfläche gelegt. Mit
dem Gesäß rutscht man so dicht wie
möglich an diese Fläche, die Hüftgelenke
sind also beinahe rechtwinkelig gebeugt.
Läßt man die Beine möglichst entspannt
auseinandergleiten, so wird durch die
Schwerkraft die Dehnstellung bewirkt.
Stellt sich kein deutliches Dehngefühl ein,
so können die an die Oberschenkelinnenseiten gelegten Hände die Dehnstellung
verstärken.

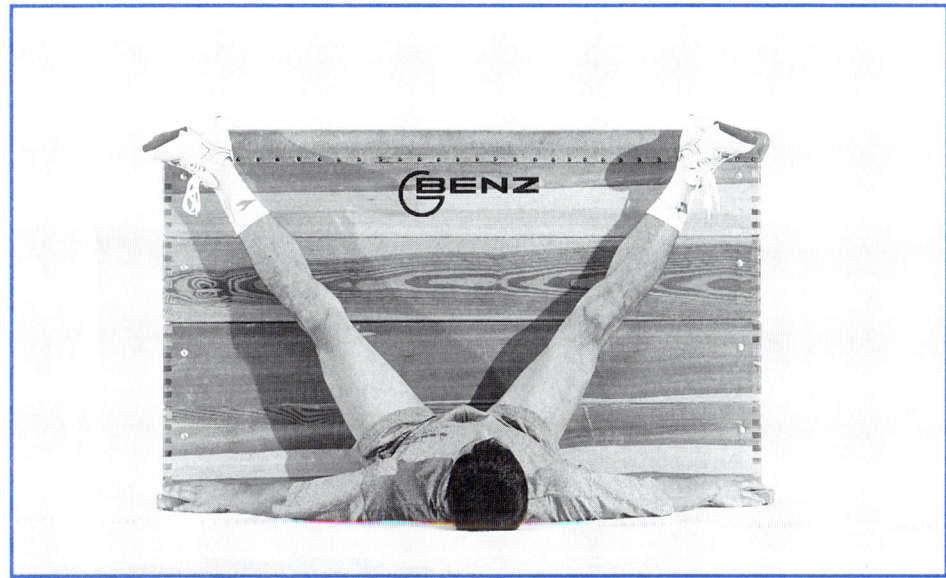

Abb. 304
In der Rückenlage mög-
lichst dicht an einer
Unterstützungsfläche
sind die gestreckten
Beine angelegt und
sinken zu jeder Seite
zum Boden.

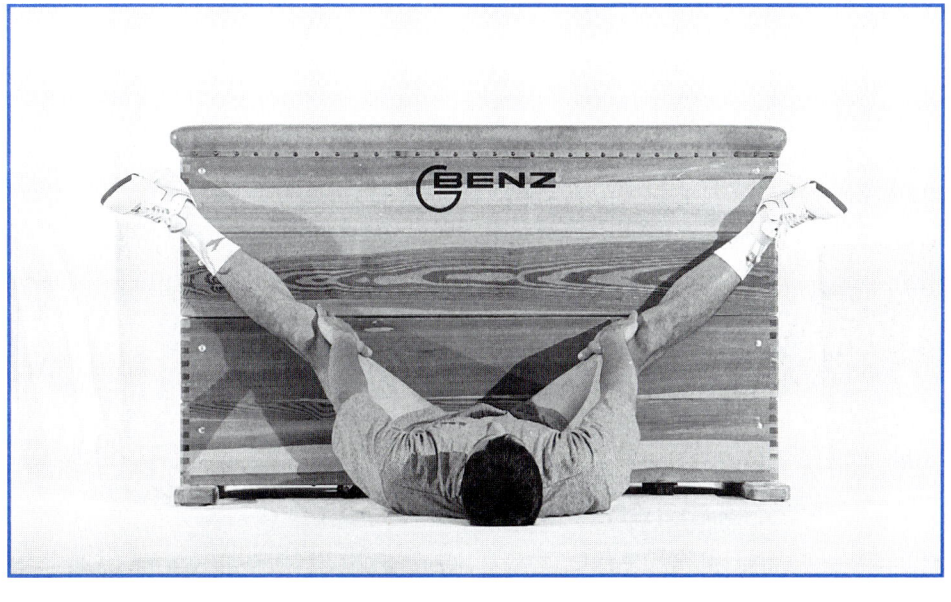

Abb. 305
Zur Unterstützung der
Schwerkraft drücken
die Hände an den Ober-
schenkeln in die
Abspreizposition.

Dehnung der Brustmuskulatur

Die Brustmuskulatur verbindet den Brustkorb und den Oberarm und ist an vielen Bewegungen des Schultergelenkes beteiligt. Die Dehnstellungen erfolgen deshalb auch immer über dieses Gelenk. Dieser Zusammenhang wird bedeutsam, wenn man auf mögliche Ausweichbewegungen während der Übungen achtet. Wenn nämlich auf Grund einer schlecht dehnfähigen Brustmuskulatur der Arm im Schultergelenk nicht weiter rückgeführt werden kann, wird die Bewegung von der Wirbelsäule übernommen. Das äußere sichtbare Zeichen ist dann oft die bekannte »Hohlkreuzstellung«.

Übung

Aus der Stützposition auf den Unterschenkeln und den Händen werden beide Arme soweit nach vorne geschoben, bis die Ellenbogen gestreckt sind. Die Arme bilden dann die gerade Verlängerung der Wirbelsäule. Die Hände liegen etwa schulterbreit auseinander. Nun wird der Oberkörper in Richtung des Bodens gedrückt, ohne daß die Hände verschoben werden. Der Blick bleibt dabei stets zum Boden gerichtet.

Es ist wichtig, darauf zu achten, daß die Dehnung durch die Tiefbewegung des Oberkörpers zustande kommt und keine Ausweichbewegung der Lendenwirbelsäule zugelassen wird.

Variation

In der gleichen Stützposition wie zuvor werden die nach vorne geschobenen Arme weit auseinander aufgesetzt. Zur Dehnung wird nun jeweils eine Schulter nach unten zum Boden gedrückt.

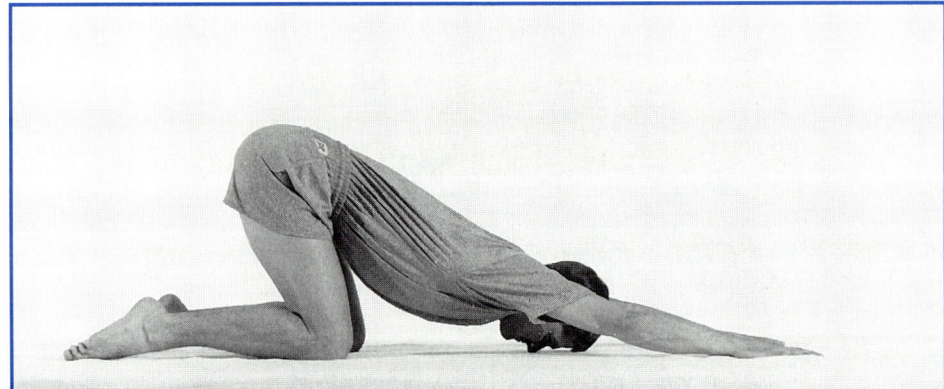

Abb. 306
Im Stütz auf den Kniegelenken sind die Hände bei gestreckten Armen weit vor dem Kopf auf den Boden aufgesetzt. Der Schultergürtel wird zum Boden gezogen.

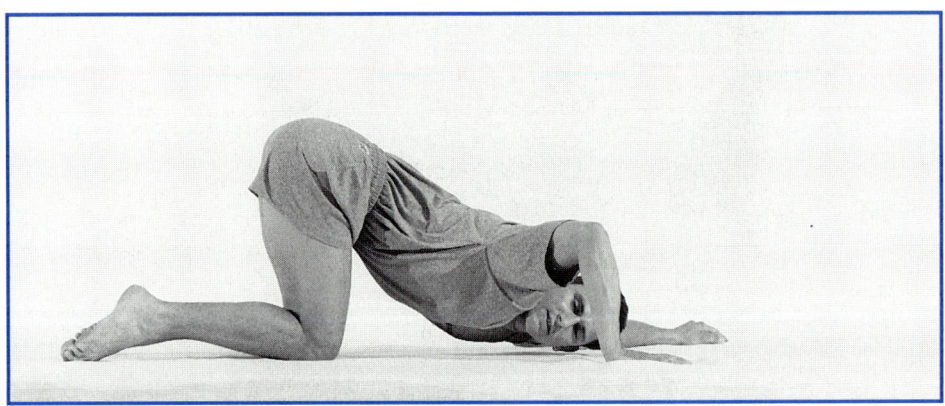

Abb. 307
Die gestreckten Arme sind mehr als schulterbreit mit den Händen aufgesetzt. Jeweils eine Schulter wird zum Boden gedrückt.

Partnerübungen

Die beiden letzten Übungen führen bei mangelnder Stabilisationsfähigkeit sehr leicht zu den beschriebenen Ausweichbewegungen der Wirbelsäule. Deshalb bietet sich hier eine Alternative in Form einer Partnerübung an.

Ein Partner sitzt mit angestellten Beinen auf dem Boden und lehnt sich an die Unterschenkel des stehenden Partners. Der Sitzende hat die Hände hinter dem Kopf verschränkt, seine Ellenbogen werden vom Stehenden gehalten.

Nun werden die Arme langsam rückenwärts gezogen, wobei mit dem angestellten Unterschenkel die Lendenwirbelsäule gut kontrolliert werden kann. Weicht der Sitzende durch die Dehnung bedingt in diesem Bereich aus, so sollte er den Rücken wieder gegen den Unterschenkel drücken.

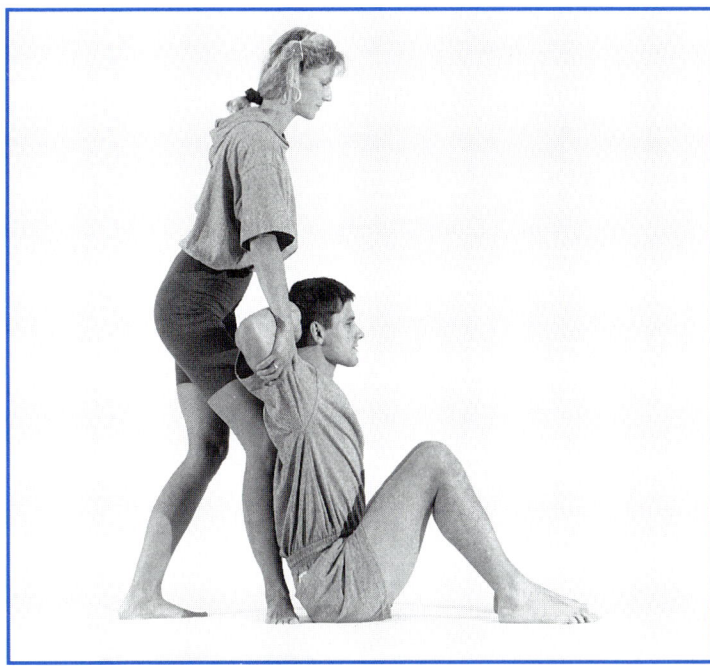

Übung

Mit der folgenden Übung wird neben der Dehnung der Brustmuskulatur auch eine Entlastung der Wirbelsäule erreicht.

Ein Partner liegt in Bauchlage am besten auf einer erhöhten Unterstützungsfläche und verschränkt beide Hände hinter dem Kopf. Der andere Partner steht am Kopfende und faßt beide Ellenbogen. Nun erfolgt ein Zug an den Armen, der leicht nach oben und in Verlängerung der Wirbelsäule gerichtet ist. Dies darf jedoch nicht dazu führen, daß der Kopf des Liegenden nach unten gehebelt wird. Diese Übung ist ohne weiteres auch auf dem Boden auszuführen, für den nun stehenden Partner dann jedoch etwas unbequemer.

Abb. 308
Im Sitz auf dem Boden mit angestellten Beinen wird die Wirbelsäule durch den Unterschenkel eines Partners gestützt. Die Ellenbogen sind hinter dem Kopf verschränkt und werden vom Partner rückenwärts gezogen.

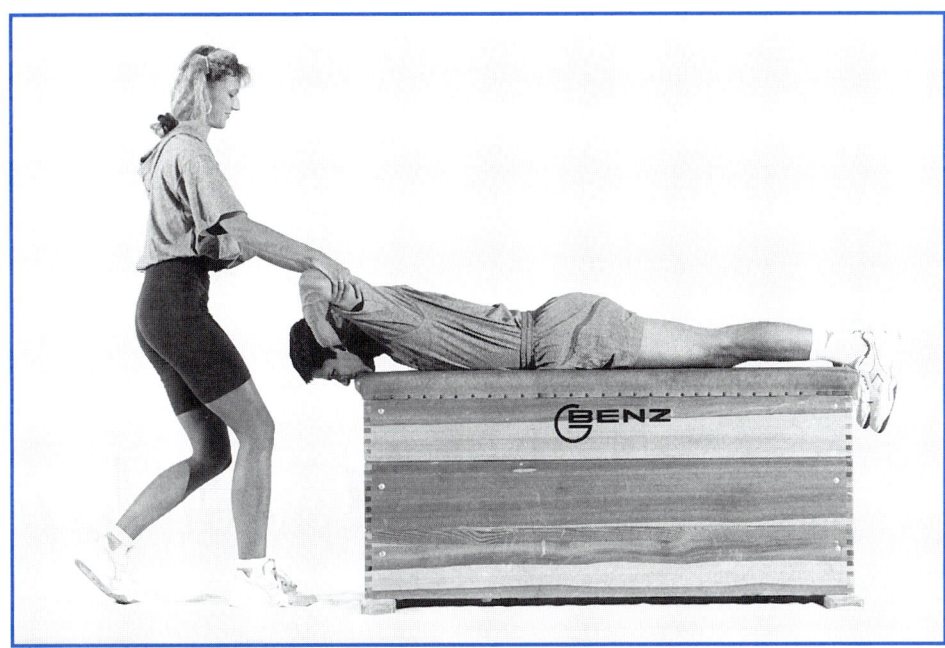

Abb. 309
In der Bauchlage auf einer erhöhten Unterstützungsfläche sind beide Hände hinter dem Kopf verschränkt. Der am Kopfende stehende Partner zieht beide Ellenbogen etwas nach oben und zu sich.

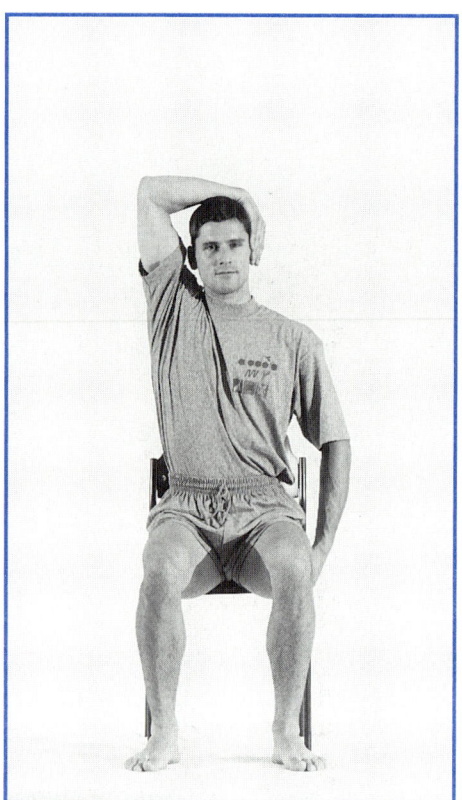

Dehnung der seitlichen Muskulatur der Halswirbelsäule

Die nächsten Dehnungen wirken auf die Muskulatur der Halswirbelsäule. Sie sind alle sehr langsam und ohne Kraftaufwand auszuführen. Dabei ist es ratsam, der Dehnstellung eine leichte Anspannung folgen zu lassen. Dies ist leicht möglich, indem der Kopf aus der jeweiligen Dehnposition gegen den Widerstand der haltenden Hand in die Ausgangsstellung zurückgeführt wird. Eine andere Möglichkeit besteht darin, die am Ende beschriebenen Spannungspositionen folgen zu lassen.

Abb. 310
Im aufrechten Sitz auf einem Stuhl faßt eine Hand über den Kopf, die andere Hand umgreift die Sitzfläche.

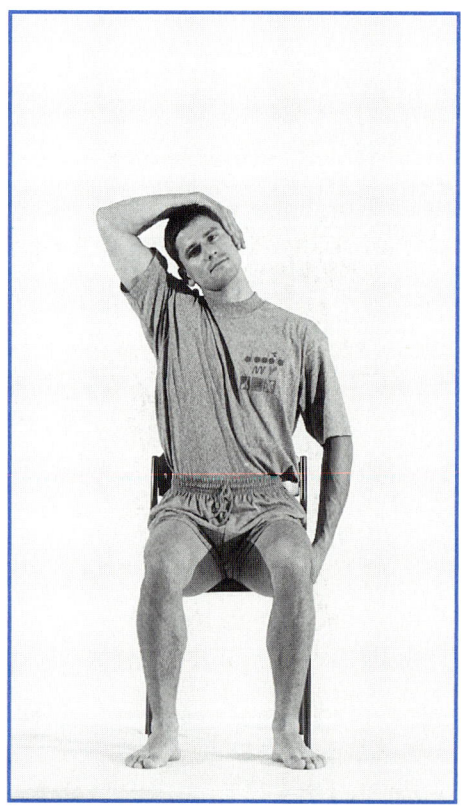

Abb. 311
Der Kopf wird langsam in die Seitneige gezogen, der aufrechte Sitz bleibt unverändert.

Übung

Im Sitz auf einem Stuhl greift eine Hand über den Kopf zum gegenüberliegenden Ohr. Der Kopf wird mit wenig Zug in die Seitneige gebracht, bis eine leichte Dehnung der seitlichen Halsmuskulatur spürbar wird. Dabei bleibt der Oberkörper aufrecht.
Die weitere Dehnung erfolgt durch das Tiefdrücken der freien Schulter nach unten.

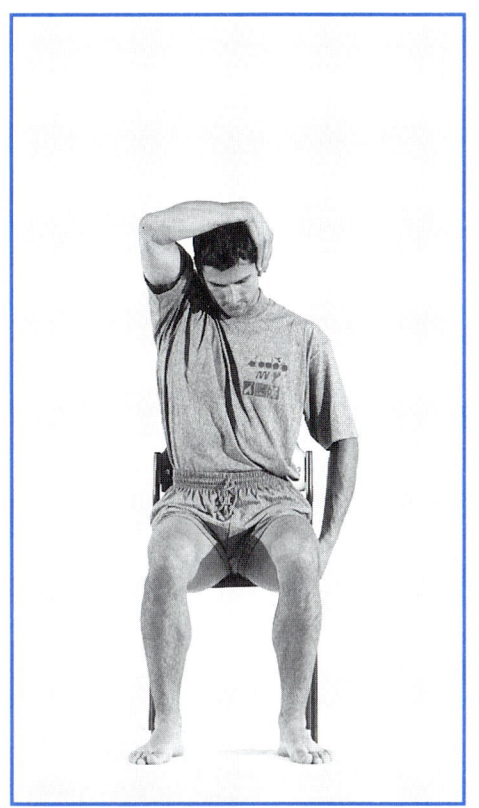

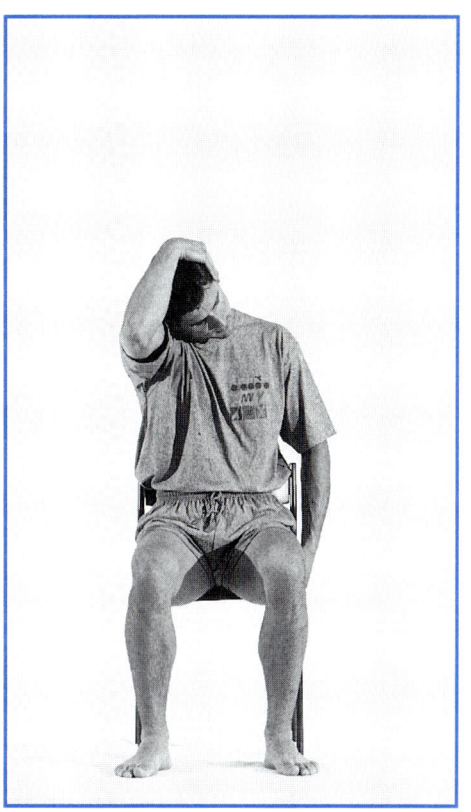

Abb. 312
In der Ausgangsposition
wird der Kopf geneigt,
der Blick zwischen die
Füße gesenkt.

Abb. 313
In der Ausgangsposition
wird der Kopf geneigt
und der zu dehnenden
Seite zugewandt.

Variationen

Um unterschiedliche Anteile der betreffenden Muskelgruppe anzusprechen,
kann die Dehnung folgendermaßen verändert werden:

Variation 1

In der beschriebenen Ausgangsposition
wird der Kopf geneigt, der Blick ist dann
zwischen die Füße gerichtet. Die weitere
Dehnung erfolgt wie zuvor, also über
die Seitneigung des Kopfes und das Tiefdrücken der Schulter.

Variation 2

In der Ausgangsposition wird der Kopf
geneigt und der zu dehnenden Seite zugewandt, also in der Beugung zusätzlich
gedreht. Die Dehnung wird wie gewohnt
erreicht.

Variation 3

In unveränderter Ausgangsposition wird
der Kopf von der zu dehnenden Seite abgewandt. Die Drehung in der Beugestellung erfolgt also zur Gegenseite.

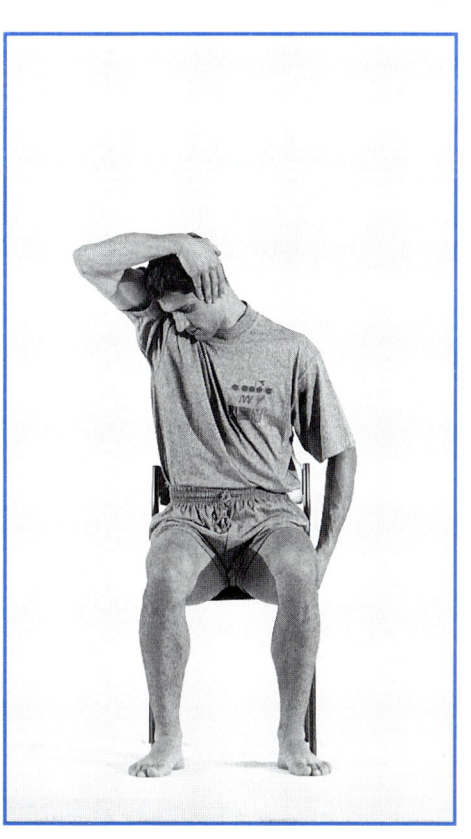

Abb. 314
In der Ausgangsposition
wird der Kopf geneigt
und von der zu dehnen-
den Seite abgewandt.

Abb. 315
Im aufrechten Sitz an
einer Seite der Sitzfläche
faßt eine Hand über den
Kopf, die andere Hand
umgreift die Sitzfläche.

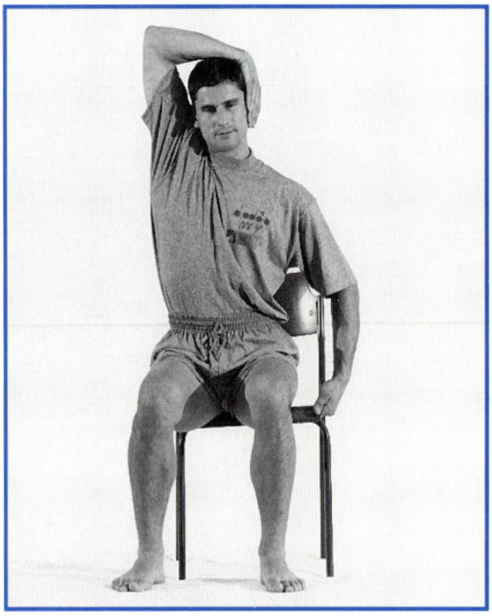

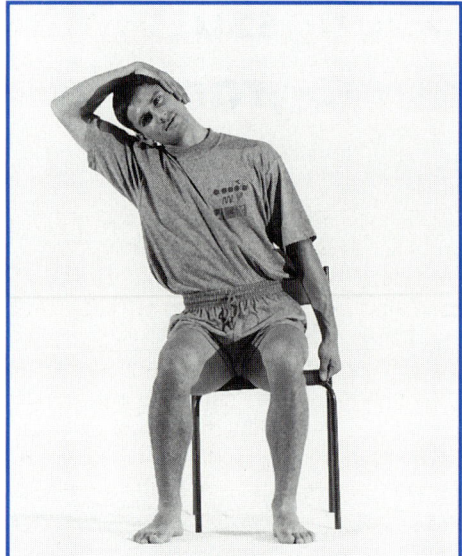

Abb. 316
Der Kopf wird langsam
in die Seitneige gezogen,
der Oberkörper ent-
gegen der haltenden
Hand am Stuhl zur Seite
gebeugt.

Gelingt die Dehnung durch das Tiefer-
drücken der Schulter nur unbefriedigend
oder gar nicht, sollte die Übung wie folgt
abgewandelt werden:
Im Sitz auf einem Stuhl rutscht man so weit
zu einer Seite, daß man die Sitzfläche gut
umfassen kann. Eine Hand greift wieder
über den Kopf zum gegenüberliegenden
Ohr und führt den Kopf langsam in die
Seitneige. Zur Dehnung neigt man sich
nun von der haltenden Hand weg, bis der
Arm gestreckt ist und läßt die Schwerkraft
wirken.
Die Variationen können auf die gleiche
Weise wie vorher durchgeführt werden.

Ausgleichende Stabilisation

Wie zuvor beschrieben, sollte die Dehnung der Halswirbelsäule mit leichten Stabilisationsformen abgeschlossen werden.
Dazu kann man den Kopf gegen den
Widerstand der Finger oder der Hand
drücken, der an verschiedene Stellen des
Kopfes gesetzt ist.
Empfehlenswert ist es, in die verschiedenen Spannungsrichtungen zu wechseln,
ohne dazwischen die Muskulatur zu ent-
spannen.

Abb. 317
Eine Hand drückt mit
wenig Kraft seitlich gegen
den Kopf, der in die Ge-
genrichtung angespannt
wird.

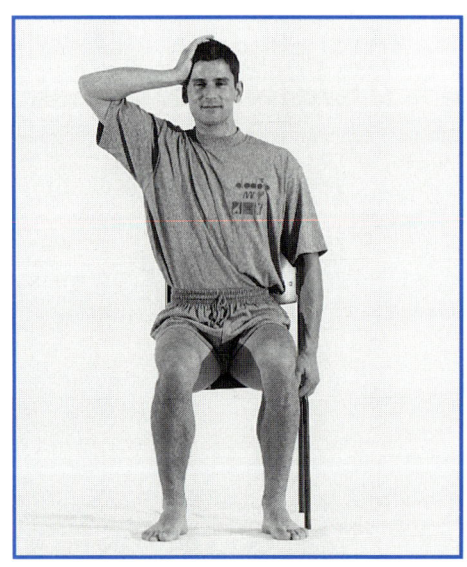

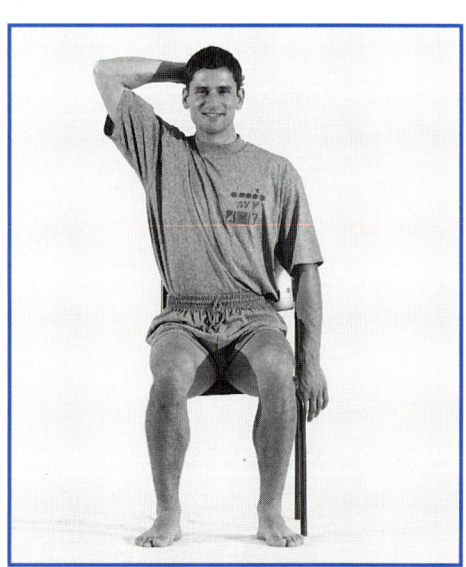

Abb. 318
Eine Hand drückt mit
wenig Kraft von hinten
gegen den Kopf, der in
die Gegenrichtung ange-
spannt wird.

Übungszusammenstellung in Programmform

Mit den folgenden zehn Programmen sind die im Hauptteil beschriebenen Übungsformen unter bestimmten Themenvorgaben in einen sinnvollen Zusammenhang gebracht worden. Die gewählte Kombination der Dehn- beziehungsweise Kräftigungsübungen hat sich in der Praxis bestens bewährt. Aus diesem Grund wird empfohlen, zu Beginn den gemachten Angaben zu folgen und erst später, wenn der Umgang mit der Schongymnastik vertrauter ist, nach individuellen Bedürfnissen zu verfahren.

Die Abbildungen in den einzelnen Programmen sind dabei nur als Gedächtnisstütze zu verstehen. Wenn die beschriebene Übungsform als zu schwer oder zu leicht empfunden wird, kann sie ohne Probleme gegen eine angemessene ausgetauscht werden. An dieser Stelle sei auch nochmals an die auf der Seite 22 beschriebenen Übungsprinzipien erinnert.

Um das Auffinden der Übungen im Hauptteil zu erleichtern, sind bei der Abbildung die zugehörigen Seitenzahlen angegeben. Für die richtige Durchführung der Programme ist es notwendig, die Angaben über den Bildersäulen zu beachten. Wird beispielsweise eine Dehnstellung vor und eine weitere nach einer Kräftigungsübung beschrieben, so sollte diese Reihenfolge auch beibehalten werden. Die erste Dehnung zielt in diesem Fall auf die Muskulatur, welche der zu kräftigenden entgegenwirkt. Damit wird die Kräftigung nicht nur erleichtert, sondern auch effektiver. Die zweite Dehnung beansprucht dann die angespannte Muskulatur. Dies unterstützt erfahrungsgemäß die Erholungsphase.

Wird eine Anspannung vor und eine weitere nach einer Dehnübung beschrieben, sollte auch diese Reihenfolge nicht verändert werden. Mit der ersten Anspannung wird die Dehnung vorbereitet (vgl. hierzu Seite 13), mit der zweiten eine Muskelgruppe beansprucht, die der gedehnten in ihrer Kraftrichtung entgegenwirkt. Diese Vorgehensweise hat sich bei Programmen zur Verbesserung der Beweglichkeit bestens bewährt.

Wird eine Übung in unterschiedlichen Schwierigkeitsgraden angegeben, so ist immer die Ausführungsform aus einer Zeile auszuwählen, welche auch sicher beherrscht wird.

Sind die Ausgangs-, die Endposition und das Fehlerbild in einer Zeile, so soll dies nochmals an die korrekte Ausführungsform erinnern. Die Gymnastik bleibt sonst wirkungslos.

Bauchmuskelprogramm

Muskulatur bzw. Übungsinhalt	Übungsausführung		
	leicht	mittel	schwer
Bauchmuskulatur			
Dehnung Hüftbeugemuskulatur			
Bauchmuskulatur			
Dehnung Hüftbeugemuskulatur			
Beckenstabilisation			
Dehnung Oberschenkelrückseite			
Beckenstabilisation			
Mobilisation			
Bauchmuskulatur			
Dehnung Rückenmuskulatur			

Leichtes Programm für Einsteiger

Beanspruchte Muskulatur (Kräftigung)	Dehnen	Kräftigung	Dehnen
	vor der Übung		nach der Übung
Bauchmuskulatur			
Beckenstabilisation			
Becken-/ Schultergürtel-stabilisation			
Bauchmuskulatur			
Schultergürtel-/ Hüft-gelenkstabilisation			
Rückenmuskulatur Hüftgelenkstabilisation			
Schultergürtel Beckenstabilisation			
Rückenmuskulatur			
Beckenstabilisation Beinmuskulatur			
Rückenmuskulatur			

Ausgleichsprogramm bei einseitig belastenden Sportarten

Muskulatur bzw. Übungsinhalt	Übungsausführung		
	einfach	mittel	schwer
Bauchmuskulatur (Kraft)			
Rückenmuskulatur (Dehnung)			
Rückenmuskulatur (Kraft)			
Hüftbeugemuskulatur (Dehnung)			
Gesäßmuskulatur (Kraft)			
Mobilisation (allgemein)			
Stabilisation (allgemein)			
Schultergürtelmuskulatur (Kraft)			
Nackenmuskulatur (Dehnung)			
Rumpfmuskulatur (Stabilisation)			

Ergänzungsprogramm zum Ausdauertraining an Hometrainern		
Muskulatur bzw. Übungsinhalt	Kräftigung	Dehnung
Beckenstabilisation		
Schultergürtel		
Rumpfstabilisation		
Beckenstabilisation		
Schultergürtel		
Rumpfstabilisation		
Beckenstabilisation		
Schultergürtel		
Rumpfstabilisation		
Rumpfstabilisation		

Ergänzungsprogramm zum Krafttraining an Hometrainern

Muskulatur bzw. Übungsinhalt	Ausgangsposition	Endposition
Rückenmuskulatur		
Bauchmuskulatur		
Rückenmuskulatur		
Hüftbeugemuskulatur		
Oberschenkelrückseite		
Mobilisation		
Mobilisation		
Schulter-/Nacken-muskulatur		
Schulter-/Nacken-muskulatur		
Stabilisation		

Allgemeines Programm Beweglichkeit

Muskulatur bzw. Übungsinhalt (Dehnung)	Anspannung vor der Dehnung	Dehnung	Anspannung nach der Dehnung
Unterschenkelrückseite			
Oberschenkelrückseite			
Oberschenkelvorderseite			
Oberschenkelinnenseite			
Hüftbeuger			
Rücken			
Schulter			
Hals – Nacken			
Schulter – Brust			
Rücken			

Wirbelsäulenprogramm

Muskulatur bzw. Übungsinhalt	Übungsausführung		Dehnung
	leicht	schwer	
Bauchmuskulatur			
Gesäßmuskulatur			
Rückenmuskulatur			
Becken-/Schulter-gürtelstabilisation			
Bauchmuskulatur			
Gesäßmuskulatur			
Rückenmuskulatur			
Schultergürtel-Beckenstabilisation			
Mobilisation			
Stabilisation			

Allgemeines Programm Kräftigung

Muskulatur bzw. Übungsinhalt	Übungsausführung		
	einfach	mittel	schwer
Bauchmuskulatur			
Rückenmuskulatur			
Schultergürtel-stabilisation			
Gesäßmuskulatur			
Beckenstabilisation			
Bauchmuskulatur			
Rückenmuskulatur			
Schultergürtel-stabilisation			
Gesäßmuskulatur			
Beckenstabilisation			

Programm gegen »Kreuzschmerzen«

Muskulatur bzw. Übungsinhalt	Kräftigung (K)	Dehnung (D)
K: Bauchmuskulatur D: Rückenmuskulatur		
K: Gesäßmuskulatur D: Hüftbeugemuskulatur		
K: Gesäßmuskulatur D: Oberschenkel-außenseite		
Mobilisation		
K: Rückenmuskulatur D: Hüftbeugemuskulatur		
K: Bauchmuskulatur D: Rückenmuskulatur		
K: Gesäßmuskulatur D: Oberschenkel-rückseite		
Mobilisation		
K: Rückenmuskulatur D: Hüftbeugemuskulatur		
Stabilisation		

Ausgleichsprogramm für »Vielsitzer«

Muskulatur bzw. Übungsinhalt	Ausgangsposition	Endposition
Unterschenkelrückseite		
Oberschenkelrückseite		
Oberschenkelvorderseite		
Bauchmuskulatur		
Rückenmuskulatur		
Gesäßmuskulatur		
Schulter-/Nackenmuskulatur		
Schulter-/Brustmuskulatur		
Schulter-/Nackenmuskulatur		
Stabilisation		

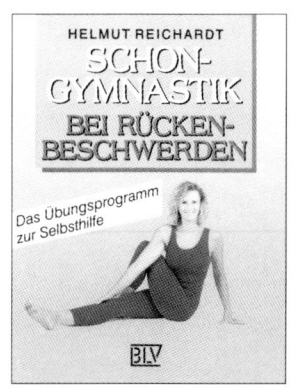
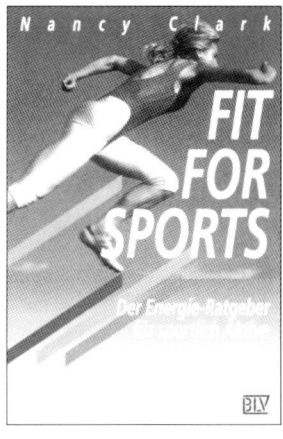